中药材采收加工研究与应用

杨俊杰　张超云　编著

U0343400

郑州大学出版社

图书在版编目(CIP)数据

中药材采收加工研究与应用／杨俊杰，张超云编著. — 郑州：郑州大学出版社，2023.10

ISBN 978-7-5645-5895-6

Ⅰ.①中…　Ⅱ.①杨…②张…　Ⅲ.①中药材 - 采集 - 研究②中草药加工 - 研究　Ⅳ.①R282.4

中国国家版本馆 CIP 数据核字(2023)第 128532 号

中药材采收加工研究与应用

ZHONGYAOCAI CAISHOU JIAGONG YANJIU YU YINGYONG

策划编辑	张　霞	封面设计	苏永生
责任编辑	张　霞　张馨文	版式设计	苏永生
责任校对	薛　晗	责任监制	李瑞卿

出版发行	郑州大学出版社	地　址	郑州市大学路 40 号(450052)
出 版 人	孙保营	网　址	http://www.zzup.cn
经　销	全国新华书店	发行电话	0371-66966070
印　刷	郑州市今日文教印制有限公司		
开　本	787 mm×1 092 mm　1／16		
印　张	14.75	字　数	308 千字
版　次	2023 年 10 月第 1 版	印　次	2023 年 10 月第 1 次印刷

书　号	ISBN 978-7-5645-5895-6	定　价	69.00 元

本书如有印装质量问题,请与本社联系调换。

　　中药材是中医治病救人的物质基础,是中华民族的伟大瑰宝。自《神农本草经》问世以来,无数的先贤医者都在尝试如何把寻常本草转变为灵丹妙药。梁代陶弘景曰"诸药所生,皆有境界",认为中药材只有在特定的环境下感受天地阴阳变化,逐渐积累为自身的特性物质,就是药物的偏性,可用于调寒热、平阴阳、补虚损,纠正人体之偏。唐代孙思邈云:中草药采收"早则药势未成,晚则盛时已歇""夫药采取,不知时节,不以阴干暴干,虽有药名,终无药实,故不依时采取,与朽木不殊,虚费人工,卒无裨益",强调了药物适时采收的重要性。明代陈嘉谟秉承雷公炮炙大法,在《本草蒙筌》中系统介绍了中药炮制原理,"凡药制造,贵在适中,不及则功效难求,太过则气味反失"。在本草成长为中药材的过程中,生境、采收、加工等每一个环节都决定了最终品质的优劣。

　　随着商品经济的兴起,中药材的独特价值成为逐利者眼中的香饽饽,为了攫取最大利润,一些不法商贩对中药材进行染色、增重、掺伪、作假,手段花样层出不穷,严重损害了人民健康,极大地损伤了中医药的声誉。为了规范行业发展,国家对中药材种植实施《中药材生产质量管理规范》(GAP)管理,对中药饮片企业实施《药品生产质量管理规范》(GMP)管理。然而中药材产地加工处于中药材种植和中药饮片加工炮制的交叉边缘,GAP强调要遵循传统方法加工,中药饮片炮制的起点是中药材,因此造成了中药材产地加工处于监管的盲区。近些年,国内的专家和学者已经认识到上述问题的存在,从基础研究和政策法规等多个层面来探索解决问题的方法。国家层面也出台了一系列中药材产地加工指导意见,安徽、河北、甘肃、福建等省已经出台了本省的中药材趁鲜切制指导意见。中药材产地加工迎来了发展红利。

　　本书由杨俊杰(信阳农林学院)、张超云(南阳理工学院)编著,笔者在多年的教学、科研、社会实践的过程中,发现传统的中药材采收加工中有很多环节与现行的规模化、规范化要求有较大的差距，与中药饮片加工炮制有诸多重复环节，经过团队的学习积累，提出了"中药材产地加工与中药炮制一体化"概念，并将其作为团队的研究方向。弹指一挥间，我们团队亲历了中药材产地加工这20年的发展变化，现将这些年的研究成果做一整理，抛砖引玉，期待中药材产地加工迎来更加美好的明天。

本书编纂过程中，参考了大量的典籍、学术期刊和标准，在此对原作者深表感谢！

由于水平有限，如有不妥之处，请批评指正。

编者

2023 年 2 月

目 录

上篇　总论

下篇　各论

上篇

总　论

第一章 中药材采收的历史沿革

采收是中药材生产的一个重要环节。据全国第三次中药资源普查结果得知,我国中药资源种类共12807种,其中药用植物占比87%。药用植物的有效成分积累跟生长年限和采收季节密切相关,适时采收对保证中药材的质量具有重要意义。

一、先秦时期

从神农尝百草开始,先民在采集活动和生活实践中认识到某些野生植物具有药用价值。人们在采集食物的过程中发现了中药,逐渐掌握了保存食物的方法,并用于中药材的处理,产生了中药材的粗加工和干燥方法。在《诗经》中写到采集活动的共有26篇,其中以"采"命名的就有《召南·采蘩》《召南·采蘋》《王风·采葛》《唐风·采苓》及小雅中的《采薇》《采芑》《采菽》《采绿》等8篇。《周礼·天官》有"医师掌医之政令,聚毒药以供医事"的记载,说明西周时期药物的采集已经是常态化,有专人负责。

二、秦汉时期

随着社会的统一和发展,药物知识的积累不断丰富。《神农本草经》是我国第一部本草专著,在序言中有"药有酸咸甘苦辛五味,又有寒热温凉四气及有毒无毒、阴干暴干,采造时月生熟,土地所处,真伪陈新,并各有法"。是中药采集理论的开端。"四民月令"中记载了部分药用植物的采收时月,"四月……收葶苈、冬葵、葸蓍子""七月收柏实""九月采菊花,收枳实"。

《桐君采药录》是我国历史上有文献记载的第一部采药专著,对采药时节已经有了明确的记载,所记载内容如表1-1所示。

表1-1 《桐君采药录》记载药材采收时间汇总

药材名称	采收时间	药材名称	采收时间
署豫(薯蓣)	二月、三月、八月采根	恒山(常山)	二月、八月采
乌缘(乌头)	十月采	续断	七月、八月采根
虎掌	立秋、九月采	鬼箭	正月、二月、七月采

三、魏晋南北朝时期

成书于魏晋时期的《吴普本草》详细记载了部分中草药的采收季节,本书是《桐君采药录》的细化和延伸,补充了《神农本草经》关于采收加工方面的空白,详见表1-2。

表1-2 《吴普本草》记载药材采收时间汇总

药材名称	采收时间	药材名称	采收时间
牛膝	二月、八月采	牡蒙	三月采根
玉竹	二月、七月采	水萍	三月采
房葵	三月三日采根	木防己	二月、八月、十月采根
柴胡	二月、八月采根	牡丹	二月、八月采
麦门冬	采无时	附子	八月采
独活	八月采	虎掌	立秋九月采
薯蓣	二月、三月、八月采根	大黄	三月采根
细辛	二月、八月采根	藜芦	二月采根
徐长卿	三月、四月、八月采根	秦钩吻	正月采
奄闾	七月、九月、十月采	常山	二月、八月采
荞实	五月五日采	蜀漆叶	五月采
芎	三月采根	甘遂	二月、八月采
肉苁蓉	二月至八月采	白及	二月、八月、九月采
防风	二月、十月采根	贯众	三月、八月采根
泽兰	五月采	贯众叶	五月采叶
丹参	三月、五月采根	野狼牙	正月、八月采根
茵陈	十一月采	间茹	三月、五月采根
白沙参	三月采	芫花	三月、五月采花
续断	七月七日采	茯苓	二月、七月采
云实	十月采	枳实	九月、十月采
王不留行	三月、八月采	秦皮	二月、八月采
麻黄	四月、立秋采	猪苓	八月采
通草	自正月采	鬼箭	正月、二月、七月采
狗脊	二月采	巴豆	八月采
石龙芮	五月五日采	莽草	五月采

早在南朝梁代名医陶弘景就非常注重本草的采收时节:本草采药时月,皆在建寅岁首,则从汉太初后所记也。其根物多以二月、八月采者,谓春初津润始萌,未冲枝叶,势力淳浓故也。至秋则枝叶就枯,又归流于下。今即事验之,春宁宜早,秋宁宜晚,其花、实、茎、叶,乃各随其成熟耳。岁月亦有早晏,不必都依本文矣。其中蕴含了自然万物遵循的基本规律"生、长、化、收、藏",认为采收早晚会影响药"势"的积累,即现代认为的治病"物质基础"。既概括了"二月、八月采根,花、实、茎、叶随其成熟采"的共性规律,又指出"岁月亦有早晏,不必都依本文"的个性特点,体现了古人的高超智慧。后世采药基本上都沿用此法,其科学性也得到了现代科学试验验证。

北魏贾思勰著《齐民要术》是我国最早的农业专著,记载了多种药用植物的采收、加工、干燥方法,如兰香"作菹及干者九月收",红蓝花、栀子"滑出,欲日日乘凉摘取"。

《雷公炮炙论》是我国历史上第一部炮制专著,对古代中医传承的炮制技术有着系统性的阐述。本书从提高炮制品药力的角度,对部分中药材的采收提出了特殊要求。薯蓣"勿用平田生二、三纪内者,要经十纪者",即薯蓣要用生长 10 年的入药;紫桂"凡使,勿薄者,要紫色、浓者,去上粗皮,取心中味辛者使",肉桂要用挂甲的老皮;瓜蒂要用"要采取青绿色瓜,待瓜气足,其瓜蒂自然落在蔓茎上",成熟后自然脱落的为佳。桑根白皮"凡使,十年以上向东畔嫩根",要用十年以上的桑树根皮;栀子要用"凡使,勿用颗大者,号曰伏尸栀子,无力。须要如雀脑,并须长,有九路赤色者上",前者为现代的水栀子,不入药,后者为现代的山栀子,入药用。枇杷叶"凡使,采得后秤,湿者一叶重一两,干者三叶重一两者,是气足,堪用",要用厚实的老叶。榉树皮"凡使,勿用三、四年者,无力,用二十年已来者,心空",要用老树皮入药。

四、隋唐时期

隋唐时期政治、经济的稳定繁荣和内外交通的发达,为医药学发展提供了良好的基础条件,中医药达到空前鼎盛。药用植物的种植采收加工经验更加丰富。

唐代孙思邈著《千金翼方》专门对采药时节进行论述:"古之善为医者,皆自采药,审其体性所主,取其时节早晚,早则药势未成,晚则盛势已歇。今之为医,不自采药,且不委节气早晚,只共采取,用以为药,又不知冷热消息、分两多少,徒有疗病之心,永无必愈之效……古之医者,自将采取,阴干、曝干,皆悉如法,用药必依土地,所以治十得九。今之医者,但知诊脉处方,不委采药时节,至于出处土地、新陈虚实,皆不悉,所以治十不得五六者,实由于此。"本书还记载了 233 种中药材的采收期。

唐代农学著作《四时撰要》中按照月份记载药用植物的采收期,"三月收蔓青花,五月收红花子,六月收楮实,七月收角蒿,八月收地黄、牛膝子、牛膝根,九月收枸杞子、梓实,十月收枸杞根"。

《新修本草》是我国历史上第一部以政府名义编纂的药典。该时期我国经济和文化高度繁荣,对外交流发达,海外输入的中药材种类丰富。政府出面向全国广泛征集药物,本草来源广泛,对药材进行多方考证,对以往本草进行校勘修订,学术水平达到了一个前所未有的高峰。书中加入了药物的图谱,更为形象和直观。在产地加工和采收季节方面,比以往更详细和更客观。后世本草基本沿用了本书的采收要求。"五味或爽,时昧甘辛之节,六气斯沴,易愆寒燠之宜",药材采收会影响药物的性味。川芎"以九十月采为佳,今云三、四月者,虚恶非世也"。贝母"四月蒜熟时采,良,若十月,苗枯根亦不佳"。白鲜"根宜二月采,若四、五月采,便虚恶也",详见表1-3。

表1-3 《新修本草》记载药材采收时间汇总

药材名称	采收时间	药材名称	采收时间
(青、黄、白、黑、紫)芝	六月、八月采	赤箭	三月、四月、八月采根
天门冬	二月、三月、七月、八月采根	麦门冬	二月、三月、八月、十月采
术	二月、三月、八月、九月采根	萎蕤	立春后采
黄精	二月采根	干地黄	八月采根
菖蒲	五月、十二月采根	远志	四月采根、叶
泽泻	五月采	薯蓣	二月、八月采根
菊花	正月采根,三月采叶,五月采茎,九月采花,十一月采实	甘草	二月、八月除日采根
人参	二月、四月、八月上旬采根	石斛	七月、八月采茎
牛膝	八月以前、十月以后至正月	卷柏	五月、七月采
细辛	二月、八月采根	独活	二月、八月采根
升麻	二月、八月采根	柴胡	二月、八月采根
防葵	三月三日采根	蓍实	八月、九月采实
奄闾子	十月采实	薏苡仁	八月采实,采根无时
车前子	五月五日采	菥子	四月、五月采
茺蔚子	五月采	龙胆	一月、二月、八月、十一月、十二月采根
菟丝子	九月采实	巴戟天	二月、八月采根
白英	春采叶,夏采茎,秋采花,冬采根	白蒿	二月采
肉苁蓉	五月五日采	地肤子	八月、十月采实
忍冬	十二月采	蒺藜子	七月、八月采实
防风	二月、十月采根	石龙刍	五月、七月采茎

续表1-3

药材名称	采收时间	药材名称	采收时间
络石	正月采	黄连	二月、八月采
沙参	二月、八月采根	丹参	五月采根
王不留行	二月、八月	景天	四月四日、七月七日采
天名精	五月采	蒲黄	四月采
兰草	四月、五月采	决明子	十月十日采
芎	三月、四月采根	蘼芜	四月、五月采叶
续断	七月、八月采	云实	十月采
黄芪	二月、十月采	徐长卿	三月采
杜若	二月、八月采根	蛇床子	五月采实
茵陈蒿	五月及立秋采	漏芦	八月采根
飞廉	七月、八月采花	营实	八月、九月采
薇衔	七月采茎、叶	五味子	八月采实
旋花	五月采	当归	二月、八月采根
秦艽	二月、八月采根	黄芩	三月三日采根
芍药	二月、八月采根	干姜	九月采
蒿本	二月采根	麻黄	立秋采茎
葛根	五月采根	前胡	二月、八月采根
知母	二月、八月采根	大青	三月、四月采茎
贝母	十月采根	瓜蒌根	二月、八月采根
玄参	三月、四月采根	苦参	三月、八月、十月采根
石龙芮	五月五日采子,二月、八月采皮	石韦	二月采叶
狗脊	二月、八月采根	草	二月、八月采根
菝葜	二月、八月采根	通草	正月采枝
瞿麦	立秋采实	败酱	八月采根
白芷	二月、八月采根	杜衡	三月三日采根
紫草	三月采根	紫菀	二月、三月采根
白鲜	生五月采根	白薇	三月三日采根
耳实	实熟时采	茅根	六月采根
百合	二月、八月采根	紫参	三月采根
马蔺子	五月采实	款冬花	十一月采花
牡丹	二月、八月采根	防己	二月、八月采根

续表1-3

药材名称	采收时间	药材名称	采收时间
女菀	正月、二月采	泽兰	三月三日采
地榆	二月、八月采根	王瓜	三月采根
莎草根	八月采	大、小蓟根	五月采
艾叶	三月三日采	水萍	三月
海藻	七月七日采	茳草	五月采实
凫葵	五月采	百脉根	二月、八月采根
白药	九月枝折,采根	大黄	二月、八月采根
桔梗	二月、八月	甘遂	二月采根
葶苈	立夏后采实	芫华	三月三日采花
泽漆	三月三日、七月七日采茎叶	大戟	十二月采根
莞华	六月采花	旋覆花	五月采花
钩吻	二月、八月采	藜芦	三月采根
赭魁	二月采	乌头	正月、二月采
天雄	二月采根	附子	八月采
羊踯躅	三月采花	茵芋	三月三日采叶
射干	三月三日采根	鸢尾	五月采
贯众	二月、八月采根	半夏	五月、八月采根
虎掌	二月、八月采	莨菪子	五月采子
蜀漆	五月采叶	恒山	八月采根
青葙子	五月、六月采子	野狼牙	八月采根
白蔹	二月、八月采根	蛇衔	八月采
羊桃	二月采	陆英	立秋采
茛草	九月、十月采	夏枯草	四月采
鼠尾草	四月采叶,七月采花	赤地利	二月、八月采根
赤车使者	八月、九月采根	格注草	二月、八月采根,五月、六月采苗
野狼毒	二月、八月采根	鬼臼	二月、八月采根
蓄	五月采	女青	八月采
角蒿	七月、八月采	昨叶何草	三月采
茯苓	二月、八月采	松	六月采松脂、九月采松实
桂	二月、七月、八月、十月采皮	杜仲	二月、五月、六月、九月采皮
枫香脂	十一月采脂	干漆	夏至后采

续表1-3

药材名称	采收时间	药材名称	采收时间
牡荆实	八月、九月采实	女贞实	立冬采
桑寄生	三月三日采茎	五加	五月、七月采茎,十月采根
辛夷	正月、二月好采	榆皮	二月采皮、八月采实
酸枣	八月采实	槐实	十月上巳日采
楮实	八月、九月采实	枸杞	冬采根,春、夏采叶,秋采茎、实
浓朴	三月、九月、十月采皮,阴干	猪苓	二月、八月采
枳实	九月、十月采	山茱萸	九月、十月采实
吴茱萸	九月九日采	秦皮	二月、八月
栀子	九月采实,曝干	秦椒	八月、九月采实
卫矛	八月采	芫菁	三月采实
椋子木	八月、九月采木	桑根白皮	采无时
菝萝	五月采	棘刺花	四月采
黄环	三月采根	石南草	二月、四月采叶,八月采实
巴豆	八月采实	蜀椒	八月采实
莽草	五月采叶	鼠李	采无时
栾华	五月采	钓樟根皮	五月五日采
雷丸	八月采根	溲疏	四月采
皂荚	九月、十月采荚	覆盆	五月采实
大枣	八月采	藕实茎	八月采
鸡头实	八月采	栗	九月采
梅实	五月采	杏核仁	五月采
桃核仁	七月采取仁	白瓜子	八月采
瓜蒂	七月七日采	冬葵子	十二月采
苋实	十一月采	苦菜	三月三日采
荏子	九月采	水苏	七月采
香薷	十月中取	蘩蒌	五月五日日中采
葫	五月五日采	腐婢	七月采
马唐	五月采	牛舌实	五月采
羊乳	三月采	鹿良	五月采
雀翘	五月采,阴干	相乌	五月十五日采
九熟草	七月七日采	新雉木	七月采

续表1-3

药材名称	采收时间	药材名称	采收时间
学木核	五月采	木核	十月采
荻皮	十月采	桑茎实	十月采
可聚实	五月采	让实	十月采
白背	采无时	白给	九月采
白并	三月、四月采根	白辛	三月采根
白昌	十月采	赤举	三月三日采叶
赤涅	采无时	黄白支	三月、四月采根
紫给	三月三日采根	地联	三月采
地芩	四月采	地筋	三月三日采根
酸赭	采无时	参果根	三月三日采根
麻伯	九月采根	类鼻	五月采
师系	八月采	并苦	三月采
荆茎	八月、十月采	河煎	八月、九月采
三叶	三月采	五母麻	五月采
疥柏	五月采	丁公寄	七月七日采
庆	十月采	熏草	三月采
别羁	二月、八月采	牡蒿	五月、八月采
麋舌	五月五日采	覃草	七月采
翘根	二月、八月采	屈草	五月采
赤赫	二月、八月采	英豆	四月采

　　《本草拾遗》为唐开元年间陈藏器所著,本书对《新修本草》进行了补充和完善,对药物功用进行概括和分类。所载药物采收时间不多,见表1-4。

表1-4 《本草拾遗》记载药材采收时间汇总

药材名称	采收时间	药材名称	采收时间
桃朱术	五月五日采	百草灰	五月五日采
鼠曲草	三月三日采	枳壳	七月、八月采
仙人杖	五月、六月采	南苈	八月采
兰草	五月、六月采	辛夷	二月采
榆荚	四月采	槐实	七月采
薰草	三月采		

《日华子本草》总结了唐末及五代时期的本草成就,是民间本草的典范,对部分药材的产地、加工炮制有所记载,见表1-5。

表1-5　《日华子本草》载药材采收时间汇总

药材名称	采收时间	药材名称	采收时间
菖蒲	二月、八月采	芫蔚子	九月采
菟丝子	八月、九月前采	前胡	七月、八月采
木通	七月、八月采	败酱	七月、八月、十月采
款冬花	十一月、十二月采	泽兰	四月、五月采
地榆花叶	七八月采	芫花	三月中采
泽漆	四月、五月采	茵芋	五月、六月、七月采
射干	五月、六月、七月、八月采	蜀漆	八月、九月采
连翘	五月、六月采	刘寄奴	六月、七月、八月采
马兜铃	七月、八月采	蔓荆	六月、七月、八月采
桑寄生	七月、八月采		

《开宝本草》是宋代官修本草,本书以唐《新修本草》为蓝本,首次采用了雕版印刷,制定有严谨的体例。该书载药983种,新增133种。中药材的采收沿用了《新修本草》。新增品种如表1-6所示。

表1-6　《开宝本草》新增记载采收时间汇总

药材名称	采收时间	药材名称	采收时间
石香菜	二月、八月采	白前	二月、八月采
荠苨	二月、八月采	高良姜	二月、三月采根
马先蒿	三月、八月采茎叶	蜀羊泉	三月、四月采苗
积雪草	八月、九月采苗叶	蔄草	五月、六月采茎
菟葵	六月、七月采茎	鳢肠	二月、八月采
天麻	五月采根	缩沙蜜	八月采
白豆蔻	七月采	密蒙花	二月、三月采花
伏牛花	三月采	狗舌草	四月、五月采
豨莶	三月、四月采苗	酢浆草	四月、五月采
尚实	九月、十月采	仙茅	二月、八月采根
谷精草	二月、三月采	草三棱	二月、八月采

续表 1-6

药材名称	采收时间	药材名称	采收时间
天南星	二月、八月采	威灵仙	冬月采
枳壳	九月、十月采	乌药	八月采根
郁金香	四月、五月采	木鳖子	七月、八月采
杨梅	四月、五月采	林檎	七月、八月熟
橄榄	八月、九月采	石芸	三月、五月采茎叶
路石	五月、十月采茎叶	柴紫	二月、七月采
鬼目	十月采	马唐	五月采
牛舌实	五月采	羊乳	三月采
雀翘	五月采	相乌	五月十五日采
蛇舌	四月采华、八月采实	离楼草	七月、八月采
神护草	八月采	木甘草	三月三日采
九熟草	七月七日采	英草华	九月采
节华	十月采	新雉木	七月采
学木核	十月采	枸核	五月采
荻皮	十月采	桑茎实	十月采
满阴实	七月成	可聚实	五月采
白给	九月采	白并	三月、四月采根
白辛	三月采根	白昌	十月采
赤举	三月三日采	黄白支	三月、四月采根
地联	三月采	地芩	四月采
地筋	三月三日采根	参果根	三月三日采
对庐	八月采	麻伯	九月采根
师系	八月采	并苦	三月采
荆茎	八月、十月采	河煎	八月、九月采
三叶	三月采	五母麻	五月采
疥柏	五月采	救赦人者	五月、十月采
丁公寄	七月七日采	腜	十月采

五、宋代时期

宋代经济和文化达到了鼎盛时期,中医药发展也达到了鼎盛。宋太祖赵匡胤略通医术，在统兵作战之余，还可以为士兵看病开药。他曾经还使用针灸为弟弟赵光义治病疗伤。宋太宗医术更高，专心钻研经方，即位后，命王怀隐等人，编著了《太平圣惠方》。是我国现存的 10 世纪以前最大的官修方书，汇录了两汉以来各代名方 16834 首。随后政府又多次组织力量普查药物，修编本草，注重中药材的采集季节和加工方法。

《图经本草》是北宋中叶朝廷颁布的图谱性本草著作。该书由朝廷向全国各地下诏，将所产药材详细绘图，并注明药用动植物的生长情况、药用部位、采收时间、药性、主治以及处方，连同标本上交给朝廷，与目前进行的全国中药资源普查工作性质非常接近。中药材的采收更加的科学和规范。如"冬月采者良，夏月采者虚恶"，对《别录》记载的云实"十月采"进行纠正，认为"今五、六月采实，过时即枯落。"

四川当地官府对附子生产做了大量的调查，编写了《附子记》，详细记录了附子的采收加工方法："采擷以秋终九月止……七月采者，谓之早水，拳缩而小，盖附子之未成者。"

《证类本草》是对《图经本草》进一步的补充和完善。《本草衍义》对以前版本记载的性味效验进行补充辨释，纠正疏漏和错误。

沈括所著《梦溪笔谈》中有论采药一文，专门对药物的采收期进行分析，他对前人的采药经验提出质疑："古法采药者多用二月、八月，此殊未当，但二月草已芽，八月苗未枯，采掇者易辨识耳，在药则未为良时。"总结采药规律："大率用根者，若有宿根，须取无茎叶时采，则津泽皆归其根……其无宿根者，即候苗成而未有花时采，则根生已足而又未衰……用叶者取叶初长足时，用芽者自从本说，取花初敷时，用实者成实时采。皆不可限以时月。缘土气有早晚，天时有愆伏。如平地三月花者，深山中则四月花。此地势高下之不同也。如笔竹笋，有二月生者，有三四月生者，有五月方生者谓之晚笔；稻有七月熟者，有八九月熟者，有十月熟者谓之晚稻。一物同一畦之间，自有早晚。此物性之不同也。岭峤微草，凌冬不雕；并、汾乔木，望秋先陨；诸越则桃李冬实，朔漠则桃李夏荣。此地气之不同也。一亩之稼，则粪溉者先芽；一丘之禾，则后种者晚实。此人力之不同也。岂可一切拘以定月哉？"

六、元明时期

元代农学著作《王祯农书》中记录了姜、莲藕、芡、蒜、兰香、乌梅、枣、荔枝、龙眼、橄榄、石榴、木瓜、银杏、橘、山楂、皂荚、红花、紫草、枸杞等药用植物的采收和加工方法。

《本草蒙筌》是继《大观本草》之后《本草纲目》之前的一部著作。每种药物论述条理清楚，均分述其气味、升降、五行属性、有毒无毒、产地、优劣、采集、炮制、藏留、归经，并附记应验诸方及本草图。本书总结了前人的中药材采收经验，形成了完善的采收理论。"草木根梢，收采惟宜秋末。春初。春初则津润始萌，未充枝叶；秋末则气汁下降，悉归根本。今即事验之。春宁宜早，秋宁宜迟，尤尽善也。茎叶花实，四季随宜。采未老枝茎，汁正充溢；摘将开花蕊，气尚包藏。实收已熟味纯，叶采新生力倍……其诸玉、石、禽、兽、虫鱼,或取无时,或收按节,亦有深义""春参无力,虽用一两,不如秋参一钱"。菊花"三月上寅日采苗,六月上寅日采叶,九月上寅日采花"。

《本草纲目》集我国 16 世纪以前药学大成,对中药材采收理论有所论述。李时珍认为"生产有南北,节气有早迟,根苗异收采,制造异法度",各地中药材的采收加工应根据各地的特点有所不同。

七、清代时期

《本草纲目拾遗》对《本草纲目》所载药物备而不详的加以补充,错误处给予订正。采收方面的记载不多,如"冬采者名冬术,汁归本根,滋润而不枯燥,却易油,不能止泻,春采夏采者,藏久虽不易油,却枯燥不润,肉亦不饱满。凡收术,须阴干勿晒,晒则烂"。金钱草"三月采",山海螺"二月采",小将军"三月采、五月枯",半娇红"五月采",野马兰"三月采",玉净瓶"十月采",辟瘟草"端午采嫩者",水茸角"六七月采",草棉"八九月采",荔枝草"三月采",狗卵草"二、三、四月",兔耳一支箭"七月采"。

《四川通志》记载了冬虫夏草的采收:"采药者须伏地寻择……每岁唯四月杪及五月初旬可采,太早则蛰草未变,太迟则变成草根,不可辨别矣。"

《荥经县志》记载了黄连的采收情况:"穷民觅利,采挖黄连殆尽,近不能多得",从侧面反映由于滥采造成野生资源枯竭的局面。

八、民国时期

1935 年,由陈存仁编写的《中国药学大辞典》在世界书局印行出版,该书收录历代本草文献所载药目 4300 条,分别介绍命名、古籍别名、外文学名、基本、产地、形态、性质、成分、效能、主治、历代述考、辨伪、近人学说、配合应用、用量、施用宜忌、参考资料等 21 项。汇集古今有关论述、附图、功效、主治、剂量,以及用科、属、种名表示中药基源等。资料丰富全面,表述较准确,为中药史上第一部大型集成辞典版。

九、新中国成立后

新中国成立后,我国政府非常重视对中草药资源的保护开发和利用,1975 年由国家卫生部牵头,以中国中医研究院中药研究所、中国医学科学院药物研究所、中国药品生物制品鉴定所为主的编写组,出版了《全国中草药汇编》。在药材项下设有"采集加工"条目,重点写采收季节和产地加工方法,野生品和栽培品采收时间不同者均做说明。

中国医学科学院药物研究所编纂的《中药志》于 1959 年在人民卫生出版社出版。该书共收载药物 627 种,每一位药物介绍了历史、原植物(动物)、采制、药材及产销、化学成分、药材鉴别、性味及功能、药理作用及临床应用、附注等。

　　江苏新医学院编纂的《中药大辞典》于 1977 年在上海科学技术出版社出版。全书载药 5767 种,该书以中药的正名为辞目,下列异名、基原植物(动物、矿物)、栽培、采集、制法、药材等 19 项。该书内容丰富、体例严密、检索便捷,应用价值高。先后在中国香港、日本、韩国出版发行。

　　自 1987 年开始,由国家中医药管理局主持、南京中医药大学总编审、全国 60 多家单位协作编写,于 1999 年出版了《中华本草》,全书共 34 卷,载药 8980 味,填补了《本草纲目》问世 400 年来对本草系统研究的空白。该书第一卷总论中有"中药采集章节",详细记述了中药采集的历史沿革、采集标准和适收标志、采收期、采收年限、收获期等内容。是目前记载中药材采收最为详实的典籍。

第二章 中药材产地加工历史沿革

　　药用植物采收后多呈鲜品,含水量高,易于霉烂变质,有效成分亦易分解散失,影响质量和疗效,所以必须进行产地加工。中药材产地加工又被称为产地初加工,是药用植物(动物、矿物)成为中药材的最后一个环节,直接影响中药材的质量和商品品质。但目前对于整个中药产业链而言,从中药材种植到加工炮制再到制剂加工的各个环节,中药材加工是最薄弱的环节。为了加强对中药材加工的研究,现对其历史沿革进行探讨。为了与传统加工炮制有所区别,本章所选文献均是由新鲜药材制成中药材的过程,临方炮制(修制)不在本章探讨范畴。

一、先秦到两汉时期

　　中国医学伴随中华民族先祖的活动而诞生,经过夏商周的医巫并存阶段的医药知识积累,春秋战国时期医学趋于专业化的发展,到秦汉时期,基础医学、药物方剂学和临床医学都推向了一个新的阶段,达到中国医学史上的第一次高峰。我国最早有文献记载的本草方书出现在这个时期。此时期内中药材加工只是零星记载,处于萌芽时期。

　　《五十二病方》是我国目前发现最早的方书,该书记载有"取虒鼠,乾而冶""取鱥鱼,燔而冶""冶术若暴有所燥""阴干百日""毒堇不暴……阴干""东向灶炊之,令鸡蛇尽燋"等多种中药材干燥方法;"稟兰""茅杏""枣种䴗屑""屑芍药""削春木臼中""咀薤"等药材破碎方法;"术根去皮";"毒堇"应在夏至到冬至之间特别是在冬至前"六七日"采收,并认为"岁更毒堇",药材放置一年后需要更换,不仅指出了采收时间,而且标明了有效期。

　　《神农本草经》是我国目前存世最早的本草专著,该书并没有对中药材加工有专门的要求,只有少量零星记载。桑螵蛸"采蒸之",蛇蜕"火熬之良",蜣螂"火熬之良",贝子"烧用之良"。表明人们已经意识到加热处理可以提高药材的质量。

　　《桐君采药录》据考证成书于东汉末年,是我国最早的中药材采收加工专著。该书原书轶失,现有马氏考证辑校。该书还记载中药材的一些加工方法,如"门冬蒸,剥去皮……虽暴干,犹脂润难捣,必须薄切,暴于日中,或火烘之也""鬼箭……阴干",由此可见,当时人们的中药材加工经验已经相当丰富,不再局限于基本的干燥处理。

二、魏晋南北朝时期

魏晋南北朝时期,我国长期处于动乱割据的状态,学术思想领域也较纷杂,医药典籍的注释、整理、官办医学教育的出现,中外医药进一步交流,为医学的全面发展积累了相当丰富的经验。人们的中药材采收加工经验积累逐渐增多,中药材加工理论开始形成。

《吴普本草》在《神农本草经》基础上增加了采收条目。玉石类如朱砂、矾石、禹余粮、白石英、五石脂、黄符、凝水石、阳起石等“采无时”。干燥方法有“阴干、日干”之分。日干的有鬼督邮、防风、水萍、牡丹等;阴干的有荸实、肉苁蓉、丹参、枳实、鬼箭等。此书收载“初出芽”,制备大豆黄卷。

《本草经集注》首次将“阴干、曝干,采治时月生熟”作为药材的属性与“四气”“五味”并列,强调中药材采收加工的重要性。陶弘景在此书中还描述了当时中药材加工的不良做法:“有钟乳酢煮令白,细辛水渍使直,黄芪蜜蒸为甜,当归酒洒取润,螵蛸胶着桑枝,蜈蚣朱足令赤”,是中药材加工掺伪作假的最早记载。本书对中药材的“去皮”、“去心”、“去栓皮”、除杂及非加工工艺、“阴干曝干”都有详细的论述,奠定了中药材加工的理论基础。兰香加工方法:“作干者,大晴时,薄地刈取,布地曝之,干乃捋取末,瓮中盛,须则取用。”在各类药材条目下记载有“蒸”“煮”“炙”等特殊加工方法,还记载了“出于丹砂者,是今烧粗末朱砂所得”水银制法、“当烧令汁沸出”朴硝制法、“以暖汤淋朴硝,取汁清澄煮之减半,出着木盆中,经宿即成”芒硝制法等多种矿物药的加工方法,一直沿用到后世。

三、隋唐至五代时期

隋唐至五代时期,此时期内,国力强盛,文化繁荣,中国医学得到了全面的发展,医学家们在各自的研究领域获得了更为丰富的成果,这是中国医学发展史上第二次高峰。中药材加工理论得到了进一步的完善。

《新修本草》对中药材加工理论有了进一步的论述:“乖于采摘,乃物是而时非”“干者有法,捣汁和蒸,殊用工意;而此直云阴干,色味乃不相似,更恐以蒸作为失乎”“八月以前采者,皆晒干、火其十月以后至正月,乃可阴干”。本书除了有常规的加工方法外,还记载了“酒洗”“火炙”“蒸”“九蒸九曝”等特殊加工方法,并描述了阿魏的产地加工:“阿魏捣根汁,日煎作饼”,和现在产区的方法吻合。

药王孙思邈对中药材的采收加工非常重视。在其所著《千金要方》在“药藏”条目中记载了中药材的干燥贮藏方法,认为“凡药皆不欲数数晒曝,多见风日,气力即薄歇”。本书中记载有“淡竹断两头节,火烧中央,器盛两头,得汁”,即鲜竹沥的制法;乌麻“九蒸九曝”;“深掘大根,浓削皮至白处,寸切之,水浸,一日一易,水经五日,取出烂捣,研,以绢袋盛之,澄滤,令极细如粉,去水"天花粉的制作方法。《千金翼方》中有"采药时节"条目中进一步强调采收加工的重要性:"夫药采取不知时节,不以阴干暴(曝)干,虽有药名,终无药实,故不依时采取,与朽木不殊",并将238种常用药物的采收加工方法进行梳理,这在我国医药史上绝无仅有,推动了中药材采收加工理论的发展。

《日华子本草》中记载有黄精"九蒸暴(曝)"、乌桕根皮"以慢火炙,令脂汁尽,黄干"、青粱米"百蒸百暴(曝)"等加工方法。

《四时撰要》中详细记载了山药的加工方法:"洗土,刮黑皮,削去第二重白皮厚约2分,竹箔上晒,夜间收回微火养,次日又晒,阴天用微火养,干为度,久阴,用火焙干。"生干地黄加工:"取地黄一百斤,捡好者二十斤,半寸长切,每日曝令干,余者埋之,待前者二十斤全干,即候清明日出埋者五斤或十斤,捣汁浸前干二十斤,曝之,其汁每须支料令当日浸尽,隔宿及醋恶,天阴即停住,慎勿令尘土入,八十斤尽为度,成一十斤干地黄。"

《蜀本草》条目下药材大多有采收和加工方法,和以前本草比更加系统和详细,说明人们已经把采收和加工当作中药材的重要属性。本书还记载了附子的加工"以生、熟汤浸半日,勿令灭气,出以白灰裹之,数易使干",桑螵蛸加工"以热浆水浸之一伏时,焙干,于柳木灰中炮令黄色用之",蛤蟆的加工"刳去皮、爪,酒浸一宿,又用黄精自然汁浸一宿,涂酥炙干用之"。与以往加工相比更加复杂,将几种加工方法糅合在一起,是现代复制法的雏形。证明人们当时的中药材产地技工技术已经很娴熟。

四、宋元时期

宋元时期是中医药学发展的重要时期。北宋政府比较重视医疗事业和医药学术,组织人员编纂方书和本草书,设立校正医书局对宋以前医籍进行校正,以广流传,医事制度及其律令也较前代有所进步,科学技术成果在中医药各领域得到了充分的应用。中药材加工朝着多样化、多元化发展。

宋开宝年间,政府刊印的《开宝本草》,以《新修本草》为蓝本,对中药材加工方法进一步的校勘。"黄精以九蒸九晒为胜,而云阴干者,恐为烂坏"。地黄"蒸干则温补,生干则平宣"。

宋嘉祐年间,政府组织掌禹锡等人以《开宝重定本草》为蓝本编写,新增药物99种。后由苏颂整理编辑,名为《图经本草》。"系产药去处,令识别人,仔细详认根、茎、苗、叶、花、实,形色大小,并虫、鱼、鸟、兽、玉石等,堪入药用者,逐件画图,并一一开说,着花结实,采收时月,及所用功效;其番夷所产,即令询问榷场市舶商客,亦依此供析。"本书各条目下的药物大都注明了采收时间、加工方法,也不再拘泥与以前本草记载,对采收加工进行了考证:"采根者,须晚秋以后,初春以前,欲其苗梗枯落,至未萌芽时,气味正完,乃可采耳。然其他药类,生长及枯死有早晚,采之自随其时,不必拘以春、秋也。"

寇宗奭"考诸家之说参之实事,有未尽厥理者,衡之以臻其理",针对《嘉祐本草》《嘉祐本草图经》之疏误进行了订正与发挥,撰写《本草衍义》一书。该书记载的有"以细碎者洗出,研取汁,将粗地黄蒸出曝干,投汁中,浸三二时,又曝,再蒸,如此再过为胜,亦不必多"熟地黄加工方法,"冬月取生葛,以水中揉出粉,澄成垛"葛粉制法、"收时折其未开花,煮一沸,出之釜中,有所澄下稠黄滓,渗漉为饼"槐饼制法等加工方法。

《太平惠民和剂局方》中记载有天南星的加工方法:"一斤,每个重一两上下者,用温汤浸洗,刮去里外浮皮并虚软处令净。用法酒浸一宿,用桑柴蒸,不住添热汤,令釜满,甑内气猛,更不住洒酒,常令药润,七伏时满取出,用铜刀切开一个大者,嚼少许,不麻舌为熟,未即再炊,候熟,用铜刀切细,焙干""一斤,先用炭火三十斤,烧一地坑通红,去炭,以酒五升倾坑内,候渗酒尽,下南星在坑内,以盆覆坑,周回用灰拥定,勿令走气,次日取出为末""每个切作十数块,同半夏先用水浸三日,每日易水,次用白矾二两,研碎,调入水内,再浸三日,洗净,焙干"。如果再加上"生用""醋煮""牛胆制""炮用"等加工炮制方法,共有7种之多,可见人们当时的中药材加工经验已经相当丰富,可以根据需要有目的进行加工。本书记载何首乌"用铜刀或竹刀切",忌用铁器,说明人们已经认识到铁器可以让新鲜药材变色,现代研究也表明铁离子能够与鞣质、蒽醌等化学成分反应变色,证明当时的加工方法已经非常科学。

王好古在《汤液本草》中将其老师李东垣用药经验总结为"东垣先生用药心法",在"药味专精"条目下记载"凡药之昆虫草木,产之有地;根叶花实,采之有时。失其地,则性味少异矣;失其时,则性味不全矣。又况新陈之不同,精粗之不等,倘不择而用之,其不效者,医之过也",强调中药材采收加工的重要性。本书药物条目并未记述药材采收加工。

五、明清时期

明清时期,我国传统医学体系相对完善,医学趋于普及与升华发展时期,中药材加工技术日益成熟,理论趋向完善。

陈嘉谟在《本草蒙筌》总结了中药材的加工藏留规律:"凡药藏贮,宜常堤防。倘阴干、曝干、烘干未尽去湿,则蛀蚀、霉垢、朽烂不免为殃。当春夏多雨水浸淫,临夜晚或鼠虫吃耗。心力弗惮,岁月堪延。见雨久着火频烘,遇晴明向日旋曝。粗糙悬架上,细腻贮坛中。人参须和细辛,冰片必同灯草。麝香宜蛇皮裹,硼砂共绿豆收。生姜择老砂藏,山药候干灰窖。沉香、真檀香甚烈,包纸须重;茧水、腊雪水至灵,埋阱宜久……辛烈者免走泄,甘美者无蛀伤。陈者新鲜,润者干燥。"

咀片分根梢:"古人口咬碎,故称㕮咀。今以刀代之,惟凭锉用……诸药锉时,须得要法。或微水渗,或略火烘。湿者候干,坚者待润,才无碎末,片片薄匀……根梢各治,尤无混淆。生苗向上者为根,气脉行上;入土垂下者为梢,气脉下行。中截为身,气脉中守。"

白术"采根秋月俱同,制度烘曝却异。浙者大块旋曝,每润滞油多,歙者报薄片顿烘,竟干燥白甚。"

　　《本草品汇精要》在《证类本草》的基础上改编而成,是我国古代最大一部彩色本草图谱,药物条目分 24 项,其中"地、时、收"分别表示中药材的产地、采收时间及加工方法,开创历代本草的先河。

　　《本草纲目》在多数药材条目下都有加工方法记载。

　　清代 400 余部本草著作,大多是普及性书籍。影响较大的《本草纲目拾遗》《本草从新》《本草崇原》《本草述钩元》等比以前本草有所增补和订正,但药材条目下没有采收加工分项,只有部分药材记载有加工方法。《本草纲目拾遗》记载"凡收术,须阴干勿晒,晒则烂"。《本经逢源》记载银柴胡"勿令犯火,犯火则不效"。金钱草"勿见火"。辟瘟草"阴干用,勿见火"。

　　我国历代中药材加工技术整理汇总见表 2-1。

表 2-1　我国历代中药材加工技术汇总

历史时期	加工方法				
	净制	切制	热处理	干燥方法	特殊处理
先秦到两汉	去皮		蒸、熬、烧、炊	干、曝、阴干	
魏晋南北朝	去皮、去甲	切	烧、火炙、蒸	阴干、日干、曝干、干、火干、晒干、日煎	出芽、结晶、煮胶
隋唐至五代时期	去皮、去甲	忌犯铁器	烧、煮、火炙、蒸、燔、炮	曝干、干、阴干、火干、晒干、日干、日煎	结晶、煮胶、九蒸九曝、百蒸百曝、煮后火熏
宋元时期	去皮、去芦、去核壳、去芯、去甲	切、破、细锉、忌铁器	烧、煮、蒸、炮、焙、煮烫、炙、日煎、煎炼	曝干、阴干、火干、晒干、日干、风干、焙干	结晶、煎膏、熬胶、酒洗、醋洗、盐渍、复制、蒸焙、焙熏
明清时期	去毛、刮皮、去皮壳、去芦、去蒂去梗、去芯	薄切、忌犯铁器、忌犯铜器、粗杵、细锉	蒸、焙、煮、火炙	曝干、阴干、火干、风干、日干、晒干、焙干	九蒸九曝、灰杀、汤洗、酒蒸、蜜蒸、姜汁浸蒸、明矾水浸、甘草水浸、打浆沉淀复制、起花、米泔水浸

六、近现代时期

自鸦片战争后,西方列强对我国的侵略,对我国的中药事业造成严重摧残,药材资源遭到掠夺,药材经营遭到破坏。民国成立以后,在西方思潮的影响下,多次制定限制甚至废除中医药政策,虽然在全国中医药界的奋力抗争下政策没有实施,但对中医药的发展造成巨大危机。学术界对中医药展开深入研究,涌现出一大批中药专著。

药学著作中除了传统本草内容外,还引入药理学、化学等内容。记载内容与产地加工相关的有蒋玉伯所著《中国药物学集成》,全书收 400 余种,分总论、各论两篇,总论包“用药须分时节地宜”等内容,分论药下设气味、形状、功用、制法等内容。刘文英所著《药物学备考》正文药物介绍产地、气味、功用、品类、采取等条目。

民国时期出现了一批药用植物栽培著作,代表有史公山所著《药用植物栽培法》,收录了人参等 28 种中药的学名(拉丁名)、别名、性状与来历、药效、气候、地质、土质、栽培法、收获调制、副业与其价值等内容。周太炎编写《药用植物实验栽培法》,收录药物 50 种,其中“栽培法”一项复分土宜、整地、播种、移植、灌溉、中耕、施肥、采种、收获等条目。后世药用植物栽培著作大多沿用了上述著作的条目。从此以后,中药材产地加工就成为药用植物栽培环节固定下来。

七、新中国成立后

新中国成立后,我国的中药事业得到全面发展。出版的《药材学》《全国中药草汇编》《中药大辞典》等著作中都详细记述了每种中药材的产地采收加工方法。专著方面具有较大影响的有肖定辉编写《常用中草药加工手册》、张振凌编写《中药加工炮制与商品规格》等。

吉林农业大学在国内首先开药用植物栽培专业,该单位李向高主编《中药材加工学》(农业出版社,1991 版)重点描述了东北特产人参和鹿茸的产地加工技术。后来各地的农业院校和中医药院校陆续开办了中药栽培相关专业,开设有中药材加工相关课程。影响较大的有龙全江主编《中药材加工学》(中国中医药出版社,2006 版)、秦民坚与郭玉海主编《中药材采收加工学》(中国林业出版社,2008 版)、陈随清与秦民主编《中药材加工与养护学》(中国中医药出版社,2013 版)等。

第三章　中药材产地加工与道地药材

"道地药材"或称"地道药材",它是具有中国特色的、对特定产区的名优正品药材的一种特称。由于其品质佳,疗效好,历来备受各医家重视。在当前的中药材产业中,占据着举足轻重的地位。其道地性的形成和产业的发展一直是人们研究和关注的重点。产地加工作为中药材生产的一个环节,也是道地药材形成道地性的因素之一。但人们研究时,却往往忽视了产地加工的作用。特别是现阶段道地药材规模化、产业化的迅速发展,落后的加工经验和加工水平已经成为制约其发展的瓶颈。笔者认为有必要将中药材产地加工与道地药材相关性加以分析,探明产地加工在道地药材道地性的形成和产业的发展过程的作用,促进产地加工科学化、规范化发展,从而更好地为道地药材产业化发展服务。

一、产地加工对道地药材道地性的积极作用

1. 产地加工是道地药材形成道地性的因素之一

我国古代对道地药材道地性的论述可见于历代名家本草文献中。《神农本草经》记载的药物:巴豆、秦皮、蜀椒、吴茱萸等都以古国命名药材,表明产地。梁代陶弘景所著《本草经集注》中描述道:"诸药所生,皆有境界",论述了药材的产地分布,何处所产为胜。初步形成"道地"的概念。唐代陈藏器所著《本草拾遗》记载:"凡五方之气,俱能损人,人生其中,即随气受疾。虽习成其性,以各有所资,乃天生万物以与人,亦人穷急以致物。今岭南多毒,足解毒之物,即金蛇、白药之属也;湖多气,足破气之物,即姜、橘、吴茱萸之属是也……各随所生。"

明代李时珍所著《本草纲目》在继承前人的"道地"思想的基础上,明确指出产地加工的作用:"生产有南北,节气有迟早,根苗异采收,制造法异度",其中的"制造法异度"就是产地加工。古代人们就认识到了道地产区的独特产地加工技术对道地药材形成道地性的重要作用。

胡世林从生物多样性的角度提出了狭义的"中药材道地性":"同一物种由于生态环境差别极大,或因物种的性别、年龄、栽培、生理病理、生长阶段或因加工技术使得该物种所形成的药材质量发生了真伪优劣的变化。"他把道地性的成因归为"产地不同,野生与栽培、养殖的区别,性别不同,生产阶段不同,加工技术水平的影响"6个方面。谢宗万从

道地药材的成因角度认为:"道地药材是指在一定自然条件、生态环境的地域内所产的药材,且生产较为集中,栽培技术、采收加工也都有一定的讲究,以致较同种药材在其他地区所产者品质较佳、疗效好,为世人所公认而久负盛名者称之。"在这些论述中,都把产地加工作为道地性形成的一个因素。

2. 独特、优良的加工技术是道地药材道地性的保证

在道地药材产区形成过程中,积累了大量的加工技术和经验,这些技术和经验保证了道地药材与非道地药材的品质差异,形成自己的道地性优势。例如:川附子的加工,通过用胆巴水浸泡,然后煮沸、水漂、染色等步骤制成盐附子、黑顺片、黄附片等品种,制成的加工品毒性低,品质优,在市场上占绝对统治地位。怀牛膝的道地产区在古怀庆府,现在的河南焦作武陟县一带,当地将收获的植物药材剪短芦头,去除须根,扎成把,倒置沾冷水后,硫黄熏,取出后分等(头肥、二肥、平条、杂条),扎成把,修剪,晒干,将其按头朝外,尾朝里堆成圆垛,堆放 20~30 d,分等级装箱。加工出来的产品加工后药材色泽好,平直,柔润而且易于贮藏。而其他产区采用直接晒干或直接晾干,加工出的药材色泽欠佳,弯曲,质地硬,易折断。质量远不及道地产区的产品。

3. 产地加工是道地药材道地产区变化的一个因素

道地药材产区并不是一成不变的,随着时间的推移,道地产区也在不断地变化,例如人参历史上以上党为最佳,但随着自然环境的破坏,上党不再产人参,道地产区变为东北地区。在现在的道地药材发展中,也存在这样的现象。而产地加工也是其变化的一个因素。河南四大怀药之一的怀菊花,产地加工方法为:等花大部分都开放后,收割地上部分,分成小把,倒挂在木架上阴干,然后剪下花朵。这种加工方法造成了怀菊花容易散瓣,产量低,当地药农不愿意种植,面积逐渐减小。在 2000 年版《中华人民共和国药典》(简称《中国药典》)中,已经删除怀菊花。怀菊花失去了其道地地位。怀药中的怀地黄也因其加工烦琐,年轻一代的农民不愿生产,而造成种植面积锐减,如果不改进其加工方法,也很有可能步怀菊花之后尘。其他的一些道地产区,也存在这样的问题。

二、产地加工对道地药材产业发展的积极作用

1. 道地药材的生产遵循"水桶理论"

周成明、靳光乾等人提出中药材产业发展的经济学原理——遵循"水桶理论",在其生产过程中,影响其经济效益的因子有栽培环节、采收、加工等因子组成。因一个因子表现不好,其经济状况按最低水平计算。道地药材的生产同样也遵循此理论,如果产地加工环节没有解决好,就会影响整个产业的发展。

2. 科学的产地加工技术保证了道地药材产业发展

随着商品经济的冲击和农村产业化结构的调整,过去单一的粮食作物产区和经济作物产区大多都在改革种植模式,很多地方都兴起了种植中药材热,"南药北移,东药西栽"

的情况相当普遍。据不完全统计,我国的中药材种植面积(1~3年生)每年34万公顷左右,最高年份达45万公顷。除了传统的道地产区外,新增许多非道地产区,加剧了中药材市场的竞争。道地产区凭借自身的优势,大多都迅速地发展壮大起来,其中精良科学的加工方法是一个重要原因。例如:前文所提及的怀牛膝,在适合生长牛膝的古黄河泛滥区内,除了怀药道地产区外,还有山西、山东邻近黄河地区。近些年这些地区也都在推广怀药的种植,有超过道地产区的趋势。但怀牛膝道地产区凭借精良的加工技术,产品品质上占绝对优势,在产业竞争中保持领先地位。

3. 不科学的产地加工技术严重阻碍了道地药材产业的发展

在一些道地产区内,由于其加工的不科学,影响了其产业的发展。阳春砂仁是广东省阳春县的特产药材,云南砂仁是指从广东引种的阳春砂仁,其总产量1987年即达阳春县砂仁的产量,被列入国家星火计划。云南砂仁的自然生态环境为原始森林下开垦的山地,荫蔽度达85%,土壤潮湿疏松,是黑色腐殖质土壤,且具昆虫授粉的独特条件,非常适合砂仁的生长,是一个新兴的道地产区。但由味酸泛甜等原因,四川、上海等地曾提出不用,山东、东北等地曾怀疑有问题。问题出在采收加工上,由于云南砂仁采收过晚,导致味酸甜,且加工不及时,处理不当。当地加工方法又五花八门,或蒸后炕干,或热水烫后炕干,或发汗后晒干,或盖湿麻袋炕干等,其中尤以热水烫后酸甜昧最明显。云南砂仁产业因此也受到了严重影响。

三、产地加工在道地药材产业中目前存在的问题

1. 加工方法混乱,缺乏统一标准

道地药材在其道地性形成的同时,结合本地区的风俗文化、用药习惯,形成了自己独特的加工方法,一直沿用至今。但正是这种差异造成了各地产的药材质量良莠不齐,甚至不合格,再加上中药材所含成分比较复杂,给市场监管带来很大难度,影响人们的生命健康。例如:同为天麻道地产区的四川、湖北、吉林等地,产地加工差异很大,采用的方法有蒸后干燥、直接烘干、明矾水煮后干燥、小米粥煮后干燥等,所得成品天麻素的含量相差非常悬殊。白芍道地产区加工方法有煮后去皮和去皮后煮两种,两种加工方法加工出的药材外观和有效成分的含量存在很大差异,而且是色泽较差的加工品有效成分的含量很高。人们在加工过程中为了追求外观色泽的好看,却忽视了有效成分含量的高低,势必会影响其疗效。

2. 加工方法落后,技术含量低

目前我国的道地药材产区大多采用传统的加工方法,但有的方法已经落后于时代发展要求,却没有创新,仍沿用至今。牛膝、山药、贝母、白芷等药材道地产区的产地加工采用硫黄熏,造成硫残留量的超标,危害人们身体健康。大部分的道地产区仍然沿用日晒和炕烘的干燥方法,与道地药材产业化发展中将采用的机械化、规模化生产极不协调。

我国传统名贵道地药材人参和鹿茸的生产也存在这样的问题:我国人参道地产区长白山地区和韩国的人参产区环境基本相同,但加工方法落后于韩国,导致我国长白山所产人参价格不及同等规格的韩国高丽参的1/10。我国所产的鹿茸由于产地加工的落后,在国际市场的地位日益下降,现在排在加拿大、俄罗斯、澳大利亚之后,成为档次最低的品种。我国正在实施《中药材生产质量管理规范》(GAP)中第五章为"采收和初加工",对提"产地加工规范化"出要求。但在实施过程所用的操作规程(SOP),大多沿用传统加工方法,很少经过科学的分析和论证。造成了"产地加工规范化"不规范。

　　产地加工是道地药材的道地性的一个重要因素,直接影响道地药材体系的形成与产业的发展。中药材产地加工与道地药材存在密切的相关性,在发展道地药材时要重视产地加工的地位和作用。

第四章 中药材采收理论

中药材的采收是中药材生产的关键环节之一,直接关系到中药材的产量和质量。合理的采收对保证中药材质量、保护中药材资源具有十分重要的意义。不合理的采收会造成中药材质量下降或不合格,一方面给生产者带来经济损失,另一方面不合格中药材一旦流入社会,直接会影响中医药的疗效和用药安全,造成巨大的社会危害。

一、中药材采收标准

中药材采收标准是指人们在长期生产实践和临床验证中形成并得到广泛认可的准则。人们在野外采集或种植中药材过程中,发现药用植物(动物)在生长到某个阶段后,外观上达到了固有色泽和形态特征,性味达到药用要求,化学成分积累达到了一定标准,适宜采收。药用部位的成熟与植物生理上的成熟是不同的概念,前者是以合乎药用为标准,后者是以能延续植物生命为标准。所以,药用部位的成熟与植物生理上的成熟常常是不同步的,如酸橙果实以黄熟为生理成熟,而药用却以幼果和绿熟果实为成熟,前者不堪入药,后两种一个药名枳实,另一个药名枳壳;又如辛夷、款冬花以花蕾入药,开放的花生理成熟反而不能入药。

为了确保中药材质量,达到新版《中药材生产质量规范》提出的"六统一"要求,中药材生产企业或行业组织应制定统一的采收标准。

二、中药材的适收标志

药用部位成熟与否,外部的标志较易判断,内在的因素,特别是有效成分的积累是否达到药用要求就较难判别。人们通过千百年生产实践与临床观察,发现药用部位内部的成熟,在植株生长发育、形态等方面也呈现一定的特征。根据这些特征来判断药用部位的成熟程度,确定适宜的采收期,是保证药材品质、产量的重要措施。药用植物的适收标志,因植物种类、药用部位不同而有差异,如种子类药用植物大部分以种子完全成熟为适收标志,山茱萸以果实红熟为适收标志,枳实以绿色幼小的果实为适收标志。

三、采收期与采收年限

药用植物的采收期,是指药用部位在一年中收获的具体日期。古时采收期:①季节确定,比如春末、冬初、秋季等;②采用节气确定,比如惊蛰、清明、谷雨、秋分、寒露等;③采用特殊日子比如三月三日、五月五日、七月七日、九月九日等。

药用植物的收获年限是指播种(或栽植)到采收所经历的年数。收获年限的长短取决于以下因素:①植物特性,如木本、草本,一年生、二年生或多年生等。木本比草本收获年限长,草本收获年限一般与其生命周期一致。②环境条件,同一植物因南北气候或海拔高度的差异,采收年限往往不同,如红花在南方是二年收获,北方多为一年收获,三角叶黄连(雅连)海拔2000 m以上栽培的,5年以上收获,海拔1700~1800 m栽培的,4年即可采收。③药材的品质要求,即收获年限短于该植物的生命周期,如川芎、附子、麦冬、白芷、浙贝母、姜等是多年生植物,药用部位的收获年限却为1~2年。

《中国药典》中药材采收期的表述包括年限、季、月、全年及采收物候期(生物体的生长发育程度)等,如"栽培品于种植后第3年9月中旬或第四年4月中旬采挖""夏、秋二季采挖""6月下旬至8月上旬采挖""立冬后至次年清明前采挖""冬季茎叶枯萎后采挖",而全年均可采收,对药材质量无影响者,则描述为"全年均可采收"。

由于我国幅员辽阔,野生中药资源和药用植物栽培分布广,各地气候、环境、栽培技术等又有差异,同一药用植物在不同地区的采收期也很难统一。各地的GAP种植规范都应该制定自己的采收期。确定最佳采收期的主要依据是采收标准与适收标志。

四、采收期和采收年限的确定

根据《中药材生产质量管理规范》,药材采收应"坚持质量优先兼顾产量原则,参照传统采收经验和现代研究,明确合适的采收年限,确定基于物候期的适宜采收时间"。中药材采收年限和采收期要根据有效成分的积累动态与植株生长发育期结合起来考虑。药用植物有效成分含量与产量在植株生长发育期间都有显著的高峰期。①双峰期,即有效成分含量高峰期与产量高峰期基本一致时,共同的高峰期即为适宜采收期。如莪术、郁金、姜黄、天花粉、山药等。②当有效成分的含量有一显著的高峰期,而药用部分的产量变化不大时,此含量高峰期,即为适宜采收期。③有效成分含量无显著变化,药材产量的高峰期应为最适宜采收期。④有效成分含量高峰期与产量不一致时,有效成分总含量最高时期即为适宜采收期,如人参。⑤有些药材,除含有效成分外,尚含有毒成分,在确定适宜采收期时应以药效成分总含量最高、毒性成分含量最低时采收为宜。

五、各类中药材的采收期

1. 根及地下茎类药用植物的采收期

在药用植物进入休眠期时采收。这时根或地下茎生长充实,地上部分生长停滞或者枯萎,完成年生育周期,根或地下茎中积累的有效成分含量最高。药材的产量和加工折干率也高。例如,不同采收期内的桔梗,其桔梗皂苷的含量存在较大差异,各检测月份结果依次为:4月0.34%、5月0.55%、9月0.64%、10月0.57%、11月0.30%,以9月和10月含量高,此期采收桔梗品质较好。牛膝在10月底至11月中旬期间,其蜕皮甾酮含量最高,随着生长时间的增长,其含量基本保持稳定但具有逐渐降低的趋势,到12月底其含量最低。

此外,有些药用植物在抽薹开花前采收,如当归、白芷、川芎、川明参等伞形科植物。因为抽薹开花大量消耗营养物质,根或地下茎的组织木质化,质地松泡,品质变劣,甚至不堪入药。也有些药用植物在生长发育盛期采收,如附子、麦冬等。

2. 全草类药用植物的采收期

在植株生长最旺盛时采,一般在现蕾或花初期采收。现蕾前植株生长正进入旺盛阶段,营养物质尚在不断积累,植物体组织幼嫩,此时采收产量、品质和加工折干率都低。花盛期或果期,体内营养物质已被大量消耗,这时采收产量、品质也随之下降。例如,益母草叶期时,叶中生物碱和黄酮类成分的含量最高。花初期时,以叶中盐酸益母草碱、槲皮素和山奈酚含量最高,之后为花序,枝中的含量最低;盐酸水苏碱的含量在花中维持在较高的水平,然后在叶中和枝中递减。花盛期时,各部位的生物碱均明显降低,但仍以叶最高。果熟期时,叶的部位已经完全脱落消失,各部位的生物碱降低更为明显。因此,这类药用植物多数在夏、秋季采收。

此外,有少数药用植物如茵陈蒿、白头翁等,必须在幼苗期采收,显蕾前采收就已成为次品。因此,多在早春季节采收。谚语"三月茵陈,四月蒿,五月六月当柴烧",也说明适时采收的重要性。

3. 皮类药用植物的采收期

皮类中药材通常指来源于裸子植物或被子植物(主要是双子叶植物)的茎干、枝和根形成层以外的部分,由内向外包括次生韧皮部、初生韧皮部、皮层以及周皮等次生保护组织部分。其中以木本植物茎干皮为多,如厚朴、杜仲、秦皮等;少数为根皮、枝皮,如远志、地骨皮、五加皮等。皮类中药材的采收,一般在春末夏初,此时树皮养分增多,形成层分裂旺盛,皮部和木部易剥离,伤口易愈合,如黄柏、厚朴、秦皮等。少数皮类中药材分两季采收,如肉桂,第一期于4—5月,第二期于9—10月,以第二期产量大,质量佳;有的以冬季采收为好,如川楝皮,此时的川楝素含量最高;有的全年均可采收,如海桐皮。根皮类中药材通常在春、秋季挖取根部,如桑白皮、香加皮、白鲜皮等;有的全年均可采挖,如地骨皮,但以清明节前采收为佳,此时皮厚易剥取。

4. 叶类药用植物的采收期

在花刚开放或开花盛期采收。这时叶色深绿,叶肉肥厚,叶片已不再增大,有效成分含量和产量都高。花期前叶片还在生长,积累的有效成分较少,产量也低。花期后叶生长停滞,质地变苍老,有效成分含量降低,产量也随之下降。例如,荷叶在花含苞欲放或盛开时采收的,干燥后色绿,质地厚,清香气浓烈,品质好;花期前采收的,干燥后叶薄,色淡绿,品质差。开花盛期采收的薄荷叶,油与脑的含量最高。

叶类药用植物的有效成分、产量等不仅随生长发育产生变化,有的还受季节、气候的影响,甚至 1 d 内都有变化。因此,这类药用植物的采收对时限的要求很严。据测定薄荷叶连晴一周在露水干后至下午 2 时采收的,挥发油含量最高;阴雨后 2～3 d 采收的,挥发油含量降低 3/4。颠茄、毛地黄、大枫艾等,都有类似的现象,除了要求选晴天外,每天以10—16 时采收为宜。

此外,也有少数叶类药用植物几乎一年四季都可以采收,如侧柏叶、枇杷叶等。还有经霜后采收的,如霜桑叶。叶是副产品的其采收期则与主产品的采收期相同,如参叶、三七叶、紫苏叶等。

5. 花类药用植物的采收期

花类药用植物的采收期,因植物种类和药用部位不同而有差异。无论是以花蕾、花朵、花序、柱头、花粉或雄蕊等入药,采收时都应注意花的色泽和发育程度。因为色泽和发育程度是花的质和量发生变化的重要标志。花蕾一般在含苞未放时采收,不宜过早,过早则花未成形,气味不足,如金银花、辛夷、丁香、槐米。也有一些在花正开放时采摘,不宜在花完全盛开后采收,否则易致花瓣脱落和变色,有效成分含量降低,影响了药材质量。如玫瑰花、旋覆花、洋金花要求在花初开时采收;又如红花要求在花冠由黄变红时采摘,而且要在早晨露水未干、太阳未升高时进行采摘,因此时总苞上的刺比较柔软,不会刺手;而菊花、番红花则要求在花盛开时采收。对花期较长,花朵陆续开放的中药材,应分批采摘,以保证质量。有些药材如蒲黄、松花粉等则不宜迟收,过迟则花粉会自然散落,又会影响产量。少数在秋季采收,如菊花;或在冬季采收,如蜡梅花、款冬花等。以花朵入药的一般在花初放期采收,如月季、玫瑰、芙蓉花、蜡梅花等,花盛开时采收,花易脱落、散瓣、破碎,而且色泽、香气不佳。以花序、柱头、花粉入药的则宜花盛开时采收,如菊花、旋覆花、番红花、蒲黄等。

6. 果实类药用植物的采收期

果实中药材的采收,除较特殊的如覆盆子、青皮、枳实等少数可用未成熟果或幼果者在果实未成熟时采收外,绝大部分中药材以果实充分成熟或完全成熟时采收。多汁液的浆果容易损伤,所以宜在清晨或傍晚时采收,并注意轻摘轻放,避免破损。一般干果在果实停止增大、果壳变硬、颜色褪绿、呈固有色泽时(7—10 月)采收,如薏苡仁、连翘、马兜铃、巴豆、阳春砂、草果、使君子等。肉果的采收期因药用要求不同而异:以幼果入药的,多在 5—7 月收获,如枳实、乌梅等;以绿熟果实入药的,应在果实不再增大,并开始褪绿时采收为宜,一般在 7—9 月上旬收获,如枳壳、香橼、佛手、瓜蒌、木瓜、青皮等;以完整果实入药的,多在 8 月开始收获,如枸杞子、山茱萸、五味子、枣、陈皮、龙眼等。

一些中药材可考虑在有效成分含量最高时采收,如诃子以 12 月采收为宜,此时所含没食子酸含量最高,为27.8%,鞣质含量也最高,为56.47%;而10月和11月采收的鞣质含量分别为49.46%和51.91%。又如枳壳在直径35~40 cm时采收,品质佳,产量也提高了4倍。再如五味子在9月采收,此时挥发油、总酸、浸出物、五味子素等含量都大于8月的含量,说明过早采收质量不好。

7. 种子类药用植物的采收期

种子类药用植物一般在种子成熟期采收。此时种子干物质积累已停止,达到一定硬度,并呈现固有色泽时采收。成熟过程中的种子与果实,是各类有机物质综合作用最旺盛的部位,营养物质不断从植物的其他组织输送到种子和果实中去。所以完熟期采收的种子有效成分含量最高,而且产量、加工折干率也高。采收过早,种子含水分多,加工折干率低,产量与品质也低,有的种子呈瘪粒,干燥后种皮皱缩。采收过迟,种子易脱落损失。研究表明随着酸枣果实成熟,黄酮类成分和皂苷类成分的含量逐渐增高,9月下旬至11上旬上述成分含量基本稳定。成熟期斯皮诺素的含量约是8月下旬含量的3倍,"抢青"采收严重影响酸枣仁药材中黄酮类和皂苷类含量,应严格控制酸枣仁的"抢青"采收。

8. 菌藻、孢子类中药材的采收期

这类药材在菌核或孢子成熟期采收。如冬虫夏草在5月初,高原冰雪融化时采收;茯苓宜在6月采收;瓜蒌7月采收;马勃、海金沙等应在成熟期采收,过早幼嫩未成熟;过迟则孢子飞散。

第五章　中药材产地加工理论

一、中药材产地加工的目的与意义

1. 干燥药材,利于贮藏,保持有效成分

此处主要指"干制"的过程。即要使产品含水量降低到微生物无法生活,体内的酶类活动受到抑制的地步,从而防止生霉、腐败、有效成分分解等,以便于贮藏和运输。药用植物采收之前大多含有生长需要的水分,新鲜的药材不耐贮藏。采收后,富含糖类、淀粉等营养成分的药材如果不及时加工除去水分,就会腐烂、变质,例如:山药、地黄等肉质根茎类药材就会发黏、腐败,甚至向外渗出汁液,最终坏掉;山楂、山茱萸、五味子之类的浆果类药材会酸败,腐烂掉。桔梗、人参、党参之类的纤维性比较强的根茎类药材会因为水分的排出不及时造成所得的药材,质地松泡,而降低药材的质量和商品的等级。全草类、花类等质地柔软的药材会发热发酵,最后导致变色、霉变,例如:薄荷、青蒿、益母草之类的药材在水分存在的情况下,叶子会首先腐烂,变成泥状,不堪入药;菊花、红花之类的药材会色泽变暗或者褪色,更严重的会发霉、腐烂。

含有苷类的药材一般都含有共存的水解酶,如果没有及时干燥,酶的活性就会表现出来,作用于苷类,使其水解破坏。经过初步的加工干燥后,就可以抑制其活性,从而可以保存疗效。动物类药材因为其成分比植物类药材成分更为复杂,如果不及时加工干燥。会寄生大量微生物,导致生成异味、腐败。药材来源中的脊椎动物的组织成分中,水分含量最多,肌肉中含水量为70%,皮肤中含水量为60%,骨骼中含水量为12%~15%,再加上肉中营养物质丰富,在屠宰和加工过程中,入药部位的表面受到微生物的污染,进而进入组织部。如果不及时除去水分的话。这些部位组织就会腐败变质,出现发黏、变色、长霉斑、变味等现象,如果入药,就会危害人体健康,失去药用价值。例如:海狗肾、牛鞭、牛筋、鹿产品、骨骼产品之类。无脊椎动物类药材,如地龙、水蛭、全蝎、蜈蚣、斑蝥之类,虽然没有脊椎动物含有那么多的营养成分,但如果不及时加工干燥的话,所含的肉类蛋白也会被微生物分解产生恶臭味,不能入药。

2. 利于干燥

新鲜的药材含的水分大多存在于细胞内,作为生命活动所必需的物质条件之一。有些种类的药材由于细胞壁致密而不容易干燥,通过一定手段的加工处理后,就可以加速干燥。例如：三七的加工过程中通过揉搓，加速水分从里向外渗出；天麻、白芍加工过程中要将其煮透心，百合要煮烫软，然后干燥，就可以缩短干燥时间；地黄在烘干过程中和茯苓在加工过程中，让其"发汗"，里面的水分不断渗出。从而加速干燥。鹿茸在加工过程中经过煮炸，可以排除茸内残存的血液，加速干燥。

3. 改变药材质地

新鲜的药材，由于水分的存在，大都以保持一定的形态，但失水之后，很多药材质地松泡。通过特定的加工处理之后，让其变得坚实，质地致密，以便以后中药材的运输、贮藏以及饮片加工。例如：三七的加工过程中。经过反复的揉搓，可以使加工后的药材坚实而且可以增加光滑度；毛山药加工成光山药时，通过用木板搓圆，可以使其质地变得坚硬。外表光滑。麦冬加工过程中经过反复的揉搓。可以使成品麦冬由原来的质脆变为油性糖质。天麻、百合加工过程中在经过蒸煮后干燥。质地变得坚硬，而且断面具有蜡样光泽。

动物类药材，经过加工处理后，使其蛋白质变性。从而可以防止腐烂，而且可以保持一定的形状。例如：鹿产品加工过程中，鹿茸通过炸煮，生茸煮熟，可以保持茸皮的固有形状。海狗肾、鹿鞭、牛鞭之类的药材通过干燥处理，使其角质化而且质地坚硬，防止生虫。无脊椎动物如全蝎、蜈蚣、僵蚕、蛤蚧等也通过加工处理使其硬化和角质化。从而便于贮藏。

4. 杀酶保苷

含有苷类的药材中，大多含有共生的水解酶，在干燥的情况下，其活性暂时被抑制。但遇到阴雨季节或潮湿的天气，空气中的湿度大，会造成药材吸潮，酶的活性被活化或者增强，导致苷类被酶解破坏。像这样的药材在加工过程中，均需通过加热处理，杀灭作为蛋白质的酶类的活性，达到保存有效成分的目的。例如：天麻用不同方法加工后，测定天麻素的含量，结果发现经过蒸煮处理的样品中天麻素含量远高于烘干品，就是这个原因。人参的加工品中，红参含有甘油糖脂，生晒参则不含；红参中的甾醇苷脂肪酸酯的含量明显高于生晒参。通过研究发现，鲜人参中含有酯酶，红参在蒸制过程中，这种酶破灭活，使甘油糖脂和甾醇苷脂肪酸酯得以保存，而生晒参没有经过加热处理，酯酶等酵素均未被灭活，因而在酶的作用下，生晒参中的甘油糖脂可完全被水解，甾醇脂肪酸酯则部分被酶解破坏，含量降低，而分解产物甾醇混合物的含量相对增加。

动物组织中一般都含有自解酶，如不及时处理，则容易使组织胺含量增高，造成危害。

5. 产生新的有效成分，或者产生新的用药品种

有些种类的中药材，在加工过程中，一些大分子分解，产生了新的有效成分，增强疗效。例如：人参加工成红参的过程中，丙二酸单酰基人参皂苷 Rb_1、Rb_2、Rc、Rd 受热分解，脱去丙二酸形成对应的人参皂苷 Rb_1、Rb_2、Rc、Rd，一些成分继续分解生成次级产物。部

分天然 S-构型的人参皂苷转变成 R-构型,增强了疗效。鲜人参中含有的麦芽糖和共存的氮基酸在蒸制过程中,产生复杂的化学变化,生成麦芽酚,是红参补益性成分之一。

一些中药材属于加工品,通过加工,把一些不能入药或者与加工品不同药效的物质加工成中药材,扩大了用药种类,满足中医临床用药的需要。例如:把鲜苍耳草、鲜辣蓼、鲜青蒿、面粉、赤小豆、杏仁 6 种成分,通过一定手段的加工,发酵,制成神曲,可消食积。半夏曲、建神曲等曲类的加工都属于这一类。大青叶经过加工,制成青黛,改变了疗效。甘草通过粉碎,压制,浸于便池中,制成疗效完全不同的人中黄。

6. 改变药物性能,满足中医临床用药需要

中药是以寒、热、温、凉(即“四气”)和辛、甘、酸、苦、咸(即“五味”)来表示性能的。根据不同的病情需要选择不同药性的药物。一些种类的药材在加工过程中,改变了药性。例如:鲜人参的加工品中生晒参、冻干参性偏凉,大力参、烫参、糖参药性平和,红参类性偏温。这样,临床上就可以根据不同的症状,选用不同性质的品种。

7. 降低或消除药物的毒性或副作用

有的药物虽具有很好的疗效,但因毒性或副作用较大,通过加工处理,降低其毒性或副作用。例如:附子含有剧毒类生物碱,在产区里,为了除去附子的剧毒性成分,保证医疗作用安全有效,可以通过胆巴溶液浸泡,煮沸,清水浸泡,制成黑顺片或黄附片,或者通过胆巴、食盐浸泡,日晒浸盐,沸盐水浸泡,制成盐附子。

矿物类药材一般都伴生有其他矿物,有的矿物还是剧毒性成分,通过净制加工,可以除去有害成分,保证用药安全有效。

8. 纯净药材,利于以后的炮制加工和贮藏保管

中药材大多是药用植物的某个部位、组织、器官入药,或者药用动物的某个器官、组织、分泌物、病理产物等成分入药。所以大都存在药用部分和非药用部分之分,或者不同入药类型之分。通过加工可以去除采收时附带的泥沙杂质,除去非药用部位,或者分开不刚的入药部位,以便药材的商品流通、贮藏和炮制加工。例如:根茎类药材要除去地上部分;花、果实类药材要除去枝柄、茎叶;皮类药材要除去里面木质部分;动物类药材中的骨骼类药材要除去残留的筋肉,海狗肾、鹿鞭、牛鞭、鹿筋等药材要除去多余的残肉;矿物类药材一般都伴生有其他矿物,经过加工以后可以除去其中的矿石类杂质,纯净药材。

9. 分档精制,提高商品的等级价位和经济效益

中药材是特殊的商品,一方面保证其安全有效,另一方而又具有商品的性质。通过分档可以拉开价位。适当的精处理(例如精包装)可以提高中药材的价位,增大中药材的附加值,从而可以提高中药材的经济效益。

我国的中药材根据传统习惯,不同的品种分为不同的档次。例如:人参品种中的红参分为普通红参和边条红参。普通红参分为 20 支、32 支、48 支、64 支、80 支、小货 6 种规格。每一种分为 3 个等级。边条红参分为 16 支、25 支、35 支、45 支、80 支、边条、小货

7 种规格,每一种也分为 3 个等级。三七根据大小分为 20 头、40 头、60 头、80 头、120 头、160 头、200 头等规格。麝香根据形态分为蚂蚁香、蛇头香、银皮香、油香、元寸香、心结香、毛香等品种。每一种都有特定标准,价格相差悬殊。良好的加工可以保证药材的等级,提高经济效益。

在国际市场上。我国中药材的出口贸易额只占世界天然药物市场的 3%～5%。其中有一个方面的原因,就是我国的中药材大多以通货的形式出口,技术含量低,附加值低。和日韩的同类产品相比,缺少竞争力。而且价格上特别是一些传统贵重药材(如人参)远远低于日韩的产品。这样造成了我国的中药材浪费了大量的人力、物力,但经济效益上不去。如果能改善我国的中药材加工模式,加大技术投入,将能够提高国际竞争力。从而提高经济效益。

二、中药材产地加工通则

(一)植物类药材

植物类药材除少数如鲜生地黄、鲜石斛、鲜芦根等鲜用外,大多数药材在采收后需要根据不同药用部位进行适当加工。

1. 根及根茎类　根及根茎类中药一般于采挖后除去泥沙杂质和地上茎叶、须毛等非药用部位,采用一定的干燥手段,使含水量降低和规定标准;有的需先刮去或撞去外表皮,使产品达到用药习惯,比如桔梗刮去外表皮,土茯苓削去鳞片状外皮,山药需要刮去外皮和须根;质地坚硬或较粗的中药材,难以干燥或干燥后后期加工困难,可采用趁鲜切片、切断、剖瓣,然后再干燥的方法,如天花粉、大黄、商陆等;一些富含黏液质或淀粉类的中药材干燥过程容易变质,且不容易干燥,或者干燥后干物质流失造成质地松泡,需用开水稍烫、蒸、煮后再干燥,如郁金、天麻、沙参、白芍等;有的中药材需要特殊处理,比如山药传统加工需要用硫黄熏蒸变软后,沥水,干燥。

2. 皮类　皮类中药一般在采收后需修切成一定规格干燥;一些中药材卷成单卷筒、双卷筒状,如厚朴、肉桂等,一些中药材需要削去栓皮,如桑白皮、黄柏;一些中药材需要抽取木芯,如远志和牡丹皮;一些中药材要压平,如肉桂加工成企边桂、板桂等。

3. 叶类及全草类　此类药材蓬松,不便于加工处理,需要捆成把,如枇杷叶,扎成捆。徐长卿、半枝莲、薄荷,这类中药含挥发油的较多,故采后宜置通风处阴干,不宜曝晒。

4. 花类　新鲜花类中药材宜薄摊于干燥媒介上干燥,干燥温度不宜过高;有些花类需要蒸烫杀青后干燥,比如杭菊;金银花采用微波杀青,不仅可缩短干燥时间,而且可提高指标性成分含量。

5. 果实类　果实类中药材采收后直接干燥;有的需经烘烤、烟熏等加工过程,如砂仁、乌梅等;有些中药材为了加速干燥,可在沸水中微烫或隔水蒸后干燥,如木瓜、女贞子等;有些中药材需要特殊处理,比如山茱萸,需要蒸烫后除去内核,然后干燥。

6.种子类　种子类中药通常在采收的果实干燥后取出种子,或直接采收种子干燥。

(二)动物类药材

药用动物药材采集后,需要尽快干燥,防止腐烂变质。为了便于干燥和整形,蜈蚣和蛤蚧用竹片撑开,全蝎和土鳖虫需要用开水烫死,鹿茸需要反复用开水烫后晾干,直到积血排尽。

(三)矿物类药材

矿物类药材的产地加工主要是清除泥土和杂质,以保持药材的纯净度。

三、常用的加工方法

1.洗涤　除去中药材表面的泥沙、污垢等杂质及须根、表皮等非药用部位。可以用箩筐盛药材置流水中冲洗,适当揉搓。工厂化生产可采用滚筒清洗机、籽实类清洗机等设备。一些有效成分容易随水流失及清洗后干燥不及时容易腐烂的药材不宜用水洗,直接干燥,如丹参、黄连、姜黄、栀子、地黄等;具有芳香气味的药材一般不用水淘洗,如薄荷、细辛等。

2.挑拣　进一步除去混入的杂质和非药用部位,或分开不同的药用部位,并进行初步分级。比如姜黄和郁金、乌头和附子、麻黄茎和根等需要分开加工分别入药;丹参截去芦头作为种栽,主根加工成成品药材;玄参摘取带芽的芦头,作为繁殖材料,块根加工成成品;人参要进行外观、大小分档,品相好的加工成红参,其余的按照大小分档,便于统一干燥和商品分级。

3.去皮　除去外皮或表皮,以便于整形或干燥。根与根茎类药材需要除去外表皮,果实种子类需要除去皮壳,皮类药材刮去外层栓皮。去皮的方法有手工去皮、工具去皮和机械去皮。手工去皮可用刀、竹刀、瓷片等工具刮去外皮。工具去皮可在干燥过程中或者干燥后,将药材装在撞笼、木桶、筐里,反复冲撞,除去外皮及须根,比如黄连、知母、当归。机械去皮可采用脱皮机、削皮机等设备除去外皮,例如半夏、天南星、泽泻等。有些根类中药材商品要求去皮,可利用刀具趁鲜或蒸煮后刮去外皮。干后难以去皮的中药材如山药、牡丹皮、半夏、桔梗等,一般要趁鲜刮去外皮;有些药材如天冬、明党参、白芍等蒸煮后才容易脱皮,可将净制的中药材放入沸水中蒸煮片刻,捞出后趁热刮去外皮,然后晒干。去皮的目的是使药材内部水分容易向外渗透,加快干燥速度,因此去皮应完全以去净表皮为度。同时为了保证药材的品质,去皮还应厚薄均匀一致,表面光洁无粗糙感。

4.修整　运用修剪、削切、整形等方法,去除非药用部位和不合规格的部分,或使药材整齐,呈现某种形态特征或利于捆扎、包装等。修整的工艺要根据药材的规格等级、质量要求来确定。有的应在干燥前完成,有的则在干燥后完成。而剪除残根、芽苞,切削或打磨表面使平滑等,则在干燥后完成。表面有毛须的药材可用竹刷把或塑料刷去除药材表面绒毛;也可将药材靠近火以烧烫表面,用于去除根及根茎类中药材表面的毛须。要注意控制燎的时间,以免破坏中药材的有效成分,以火大、时间短为好。鹿茸一般也用燎法去除其表面绒毛。

药用部位为果皮和根皮的,采摘或采挖后应趁鲜剥取果皮和根皮。还有些药材用的是树皮,采收过程中要利用刃具剥取树皮。

某些中药材的鳞片、芦头、粗皮及须根不容易去除,可选用木桶、竹篓、麻袋、撞笼、撞兜等工具进行冲撞处理。将药材盛放在以上工具里进行振摇、晃动,通过药材间的相互摩擦、翻滚、撞击,可去除粗皮、芦头、须根和鳞片。撞搓一般在药材干燥过程中或干燥后进行,如黄连可用撞笼撞去根茎表面的大量须根。

有些果实类药材表面有毛刺,可以利用搓法去除。将药材放置在洁净的石板上,手用力搓动,如金樱子去毛刺。

一些中药材需要去除果瓤或果核,可用刀挖去,如枳实去瓤。

5. 鲜切 鲜切药材是指在中药材产地按照传统加工方法将采收的新鲜中药材切制成片、段、块、丝或去皮、去芯等非药用部位的初加工中药材。产地加工(趁鲜切制)只能改变中药材形态,不应改变中药材性质。如土茯苓、大黄、葛根等药材应在采收后及时除去泥沙、残茎和毛须,趁鲜切片、块或丁,再晒干或烘干。而某些含挥发性成分的药材和有效成分容易氧化的药材,不适宜在产地进行切制加工,以免造成活性成分的损失。如常山、川芎、当归、槟榔等。

切制方法可分为手工切制法和机械切制法。手工切制的工具有切药铡刀、片刀等。用于切制的机械有剁刀式切药机、旋转式切药机、多功能切药机。

6. 蒸、煮、烫 在中药材进行干燥之前,将新鲜的药材进行蒸、煮、烫加热处理。可以除去药材内部的空气,破坏氧化酶及水解的活性,避免药材氧化变色和分解,从而降低有效成分的损失量,使药材的性味不发生质的变化;使药材细胞内原生质凝固,产生质壁分离,促进水分蒸发,便于药材干燥,主要用于含水分、黏液、浆汁、淀粉或糖分较多的肉质根及根茎类中药材,如太子参、石斛、黄精、山药、地黄、何首乌、玄参、白芍等;使药材易于刮皮、剥皮和抽心,如明党参、北沙参;杀死虫卵或蚜虫,防止孵化,如桑螵蛸、五倍子等;利用高温破坏药材中的有毒物质,去除毒性,如乌头、附子;使块茎、球茎或鳞茎类药材含有的淀粉糊化而增加角质样透明度,如黄精、天麻等;使药材产生特有的色泽而符合质量要求,如延胡索。

加热时间的长短及采取的方法,视药材的性质而定,如明党参煮至透心、红参蒸透、太子参置沸水中略烫等。药材经加热处理后,不仅容易干燥,而且可以改变药材质地,还有利于进行其他方面的加工,保证药效。

7.硫熏　为了使药材色泽洁白,防止霉烂,常在干燥前后用硫黄熏制,如白芷等。但是硫熏残留会对人体健康造成危害,该方法已经被其他方法替代。

8.发汗　发汗是将某些药材用微火烘至半干或微蒸煮后,堆置起来发热,使其内部水分外溢,这种方法习称"发汗"。发汗的目的:①能促使药材内部水分向体表转移,有效地避免干燥过程中产生结壳现象,加快后续干燥速度,使药材内外干燥一致,达到干透程度,如玄参、茯苓、白芍。②促使某些中药材内的挥发油渗出或化学成分发生正常变化,从而使得药材变色、变软,药材干燥后显得更油润、有光泽,刺激气味减少或者香气更浓烈,如肉桂、杜仲、厚朴等。

9.干燥　干燥是除去药材中的大量水分,避免发霉、虫蛀以及有效成分的分解和破坏,利于贮藏。常用的干燥法有晒干、烘干、阴干、焙干、远红外加热干燥、微波干燥等。各种干燥方法的采取,因药材的性质而异。

10.挑选分等　挑选分等是指对以上加工后的药材,按药材商品区分规格等级的加工方法。这是产地加工的最后一道工序。药材的规格等级是药材质量的标志,也是商品"以质论价"的依据。药材采购人员必须熟知商品规格、等级标准,把住药材进入流通领域的第一道质量关。

第六章 中药材产地加工与中药炮制一体化研究

中药材产地加工和中药炮制是中药生产加工产业链中两个密切相连的环节。两者的目标产物不同,前者为中药材,后者是中药饮片,故导致了中药材产地加工与中药炮制在政策、法律法规、管理、行业划分等多方面产生很大差异;但是两者又密切相关,在某些中药材生产中无法明确划分,同时两者在生产工艺上有一些重复环节,例如净制、切制等。近些年,国家加大了中药饮片的监管力度,但问题饮片屡禁不止,很大程度上是由于加工混乱,故意掺杂、掺假等造成的。所以,有一些学者提出"中药材产地加工与中药炮制一体化"(简称"一体化")概念,旨在从源头抓起,杜绝问题隐患,确保饮片质量及临床安全和疗效。现从中药材产地加工与中药炮制的发展历史与现状进行分析,为一体化的发展提供依据。

一、中药材产地加工与炮制历史沿革中的内在联系

(一)中药材产地加工与炮制历史起源

1. 中药材产地加工与炮制技术的产生

随着食物加工经验的积累和中药材的发现和应用,产生了中药材的产地加工与炮制技术。早期人类社会,人们在同自然界斗争和觅食过程中,发现了药物。早在商代时期的甲骨文中有"疛,用鱼""有疟,秉枣"及用"艾"等记载,证明了"药食同源"。从火的使用,酒的发明到汤液的诞生,人们不再满足于基本的"炮生为熟",烹饪技术呈多样化发展。出土的商代大量青铜器食物器具表明人们当时已经具备高超的烹饪技能。食物的采收贮藏加工技巧用于中药材是很自然的事情。1973 年河北藳城台西商代遗址中出土的桃仁、郁李仁经过了去壳处理,现代研究推断这些种仁是当作药物贮藏。当时人们已经有意识地收集药物以供不时之需,起源于西周的《诗经》有大量采集药物的描述如"参差荇菜,左右流之""采采卷耳(苍耳)""采采芣苢(车前草)""于以采蘩(白蒿),于沼于沚""陟彼南山,言采其薇""摽有梅,倾筐塈之""爰采唐(菟丝子)矣,沫之乡矣""山谷有蓷(益母草)""山有扶苏,隰有荷华"等。

2. 中药材产地加工与炮制专业人员的产生

医药技术的发展,产生了专门从事中药材产地加工与炮制人员,远古时代,由于对自

然认识有限,人类部落出现了"巫",在占卜、祭祀的同时为人治病。我国最早的医生出现于商代,《世本》中有"巫咸做医"记载。当时医巫并存,从甲骨文的卜辞中看以看出人们生病时求助于占卜,商代后期逐渐减少。《山海经·海内西经》云:"开明东有巫彭、巫抵、巫阳、巫履、巫凡……皆操不死之药。"《山海经·大荒西经》云:"大荒之中……有灵山。巫咸,巫即、巫盼、巫彭、巫姑、巫真、巫礼、巫抵、巫谢、巫罗十巫,从此升降,百药爰在。"由此可见,收集药材是巫的一项重要职能。

西周时出现建立专门的医疗机构。《周礼》中《天官冢宰第一》有"医师掌医之政令,聚毒药以供医事""疾医……以五味、五谷、五药养其病""疡医……凡疗疡,以五毒攻之"。由此可见,专业医疗机构中有专门从事药物的收集、贮藏的人员。"五毒"即胆矾、朱砂、雄黄、砒石和磁石的炼制品,说明人们不仅仅从自然界获取药材,而且有目的地制备成加工品。

(二)中药材产地加工与炮制的专业分化

1.中药商品的出现

中药商品出现导致中药材产地加工和炮制产生行业分化。随着医疗技术的发展,医生用药种类逐渐增加,不再局限于野外自采和本地出产,药材贸易往来在各地展开。成书于西汉时《范子计然》记载82种药材,有100个产地,分布于黄河流域、长江流域的25个郡、郡国和县。同时该书还将药材分档,标以不同价格。是我国第一部供采购销售人员使用的"药材商品学"辞典。由此可见,当时药材已经成为专门的商品流通经营。药材要作为商品,必须具备一定的品相、卖点以及独特特征等特点,以便非医药专业人员的采集、识别以及经营。而产地加工是保证中药材商品属性的重要因素,现用的中药材例如粉白的白芍、"铜皮铁骨"的三七等,其商品特征都依赖于产地加工方法。更重要的是产地加工的目标产物为中药商品,所以产地加工以中药商品为指引,不断地发展和完善。而中药炮制则属于医药专业人员以临床需要为目的专门采取的加工技术,随着医学技术的发展而不断进步。中药商品的出现,让中药材产地加工和炮制在加工时间和加工场所上逐渐分开,分别发展,形成自己的行业。

2.医药分工的发展

医药分工的发展,导致从事中药材产地加工和炮制的人员分工。早在周代的医疗机构中就有专门负责藏药的人员,是医药分工的最早雏形。随后医学逐渐向民间普及,涌现大量医生,其中不乏名医,例如扁鹊等。医生分为游方郎中和坐堂医生两种,前者诊病施治给方,由患者自行抓药;后者有自己的"诊堂",前堂诊治,后坊抓药,"前堂后坊"模式一直延续到新中国成立。随着人口的增多,用药量的增大,要求医生必须有相对稳定的供药系统,于是就出现了专门负责采收加工中药材的人员。梁代陶弘景在《本草经集注》中记载当时中药材加工的不良做法:"有钟乳酢煮令白,细辛水渍使直,黄芪蜜蒸为甜,当归酒洒取润,螵蛸胶着桑枝,蜈蚣朱足令赤。"说明当时用药和加工非同一批人完成,而且加工者看重的是药材的外观而非疗效。随着后世医学的发展,医药分工越来越明确,甚至达到了"医不知药"的地步,直接影响治疗效果。唐代孙思邈在其所著《千金要方》中记载"古之善为医者,皆自采药,审其体性所主,取其时节早晚,早则药势未成,晚则盛势已歇。今之为医,不自采药,且不委节气早晚,只共采取,用以为药,又不知冷热消息、分两多少,徒有疗病之心,永无必愈之效……古之医者,自将采取,阴干、曝干,皆悉如法,用药必依土地,所以治十得九。今之医者,但知诊脉处方,不委采药时节,至于出处土地、新陈虚实,皆不悉,所以治十不得五六者,实由于此",从侧面反映出这种状况的存在。

(三)中药材产地加工与炮制在发展中的联系

1. 中药材产地加工与炮制历史发展比较

由中药材产地加工与炮制在历史各个阶段的发展分析(表6-1)可以看出,中药材产地加工和炮制都经历了从起源、发展到成熟的过程,但是两者发展不平衡,特别是中药材产地加工到明清后期得不到行业重视,后又从医药行业中分离出去,造成中药材产地加工与炮制差距越来越大。

表6-1 中药材产地加工与炮制历史发展比较

历史时期	中药应用情况	两者发展情况
先秦到两汉	以鲜药、食物、易采得药物为主	有产地加工,无专门炮制
魏晋南北朝	用药种类增多,生熟分开	加工为生品,炮制为熟品
隋唐至五代	用药种类丰富,一药多效增多	加工多局限于干制药材,炮制种类多样化
宋元	加工炮制理论成熟,指导用药	加工炮制互相渗透,产地趁鲜炮制品增多,工艺复杂化
明清	药材供、用分开,医生逐渐脱离采药实践,用药纯理论化	前期加工炮制并存,后期有炮制而无加工
近现代	西方医学冲击,促使行业深入中药理论研究,化学、药理引入中药研究	加工成为中药栽培环节,炮制保留在医药环节

2. 中药材产地加工与炮制理论形成比较

由中药材产地加工与中药炮制的理论发展过程可以看出(表6-2),两者都经历了从经验上升到理论再到完善的过程,但中药材产地加工没有系统的理论专著,更谈不上理论的创新和发展,这也是目前中药材产地加工研究远远落后于中药炮制研究的原因之一。

表 6-2 中药材产地加工与炮制理论形成比较

项目	产地加工	中药炮制
最早专著	《桐君采药录》	《雷公炮炙论》
理论生成	《本草经集注》	《汤液本草》
理论系统化	《千金方》	《本草蒙筌》
理论完善	无,零星于少量医书及本草中	《炮炙大法》《修事指南》

3. 中药材产地加工与炮制相互交叉

产地加工与中药炮制分化后,虽然开始由不同的人群进行操作,但在历史上并没有明显的界限。以《雷公炮炙论》为例,如表 6-3 所示,在其记载的 184 种草木类药材中,趁鲜加工炮制药材有 61 种,尚有 79 种是否趁鲜加工炮制不祥,加工炮制完全分开的只有 35 种。可见当时趁鲜加工炮制是药材加工炮制的主流。

表 6-3 《雷公炮炙论》所载草木类药材加工炮制方法统计

加工炮制方法	所载药物	数目合计
有产地加工,无炮制	木香、五花皮(五加皮)、瓜蒂、蛇含、桃花	5
趁鲜加工炮制,加工炮制一体	黄精、菖蒲、天门冬、干地黄、菟丝子、葳蕤、柴胡、独活、升麻、车前草、薯蓣、络石、蒺藜子、续断、营实、茜根、大泽兰、杜若、徐长卿、云实、王不留行、鬼督邮、白花藤、槐实、枸杞根、茯苓、酸枣仁、桑寄生、楮实、耳实(苍耳子)、玄参、白芷、紫菀、败酱、白薇、恶实、桑根白皮、猪苓、虎杖、白荷、香薷、醍醐菜、附子、草蒿、旋覆花、藜芦、钩吻、甘遂、大戟、芦根、角蒿、仙茅、骨碎补、赤地利、皂荚子、椿木根、郁李仁、毒木叶、檞树皮、卖子木、胡葱	61
加工与炮制明确分开	人参、防葵、薏苡仁、龙胆、蒲黄、五味子、茵陈蒿、肉桂、丁香、橘皮、巨胜(胡麻)、瓜子、瓜子霜、芍药、女萎、昆布、阿魏、百部、款冬花、牡丹、豆蔻、莎草根、枳壳、浓朴、山茱萸、鬼箭、木瓜、枇杷叶、蜀漆、草金零、马兜铃、刘寄奴、楝实、胡椒、鬼髑髅	35

续表 6-3

加工炮制方法	所载药物	数目合计
加工与炮制是否分开，无明确记载	甘草、牛膝、泽泻、远志、细辛、石斛、巴戟天、黄连、黄芪、肉苁蓉、漏芦、飞廉、蛇床子、柏子仁、侧柏叶、柏木、蔓荆实、辛夷、杜仲、蕤仁、草豆蔻、覆盆子、瓜蒌、瓜蒌根、苦参、当归、麻黄、瞿麦、秦艽、知母、贝母、淫羊藿、狗脊、紫草、前胡、海藻、小泽兰、防己、天麻、御风草、荜茇、补骨脂、蓬莪术、白前、茱萸、槟榔、栀子、密蒙花、紫苏、乌头、天雄、半夏、大黄、葶苈子、桔梗、莨菪子、射干、常山、青葙子、章陆、蓖麻子、蒴、赤车使者、巴豆、蜀椒、皂荚、诃黎勒、墨石子、雷丸、白杨树皮、苏方木、橡实、桃仁、杏仁、石榴壳、石榴叶、石榴根、石榴枝	79
无"加工与炮制"内容记载	沉香、金樱子、侧子、马齿草	4

二、中药一体化加工的现代研究

（一）中药材产地加工与炮制的行业界定

明清以来，我国各地出现经营当地特色中药的药行，后来形成著名的"十三帮"，以祁州、禹州、亳州等地为集散地经营药材，各地设有"切药棚"，各地药商采购原药材后，就地切制加工，净货打包运输，这种情况一直延续到新中国成立。1956 年国家实行公私合营制度之前，各大中药店自行加工原药，自制自售。到 20 世纪 80 年代，药店仍然有代客加工的服务。直到 1985 年国家开始执行《中华人民共和国药品管理法》，结束了药店自行制作药剂饮片的历史。在这之前的时期内，中药材产地加工与中药炮制没有明确的划分，是行业的自发行为。1985 年以后，饮片作为药品，按照药品管理，逐步规范化，2008 年实施饮片厂强制 GMP 认证，后又施行饮片批准文号管理，直至现在。而中药材作为农副产品允许在各地药市经营。从此，中药材产地加工与中药炮制由于产品的性质不同而截然分开，但是在 2002 年左右的各地药市门口仍然有扛着切刀打零工的药工，可见历史影响深远。

（二）一体化的背景分析

1. 中药材产地加工处于无序状态

中药材产地加工作为中药材生产的一个环节，在《药用植物栽培学》中一带而过，目前多数药材的加工尚停留在传统加工工艺和手段上，传统加工工艺绝大多数是科学的，在当时也是先进的。随着科学的发展,技术的进步,需要进一步完善加工工艺,在保证加工质量的基础上,不断提高药材加工机械化、自动化的能力。于 2002 年起试行《中药材生产质量管理规范》(GAP)中第五章"中药材采收与加工"只给出了加工的一般原则,强调遵循传统经验,没有任何的量化和参数,具体实施过程中传统经验五花八门,就会造成中药材质量参差不齐。同时 GAP 的实施并不顺利,一直处于试行状态,而且由于一些自身原因,自 2016 年起取消认证。据 2013 年有关人员调查全国通过认证的 113 家企业,GAP 运行良好的只有 29 家,占总数的 25.44%,不少更像是中药企业用来摆设的"形象工程",说着好听,看着好看,却起不到太多实质性的作用。而更多的不在 GAP 监管下的中药材种植基地和分散的药农就更无从谈起中药材产地加工的规范化。因此,可以说中药材产地加工大多处于无序状态。

2. 中药材产地加工处于"无监管"状态

按照我国目前状况,中药种植领域的主管部门为农林部门,中药材市场监管属于工商部门,中药饮片、中成药的生产由药监部门监管,而医院用药由国家卫健委和国家中医药管理局主管,中药对外贸易由商务部主管。而这种多部门监管的格局,将会导致中药领域在基础科研方面很难做到相互协调和有步骤、有计划地开展,在相关法律、法规和标准的制定上也难以统一,在监管上具体部门的具体职责可能出现重合交叉或者真空地带;中药材和饮片的质量监管包含了种植、采收加工、炮制、贮运保管、市场销售和使用等环节。作为一种特殊商品,中药材既具有农副产品的属性,又具有药品的属性,这也决定了对它的监管非常复杂。而药材产地加工恰好处于监管的交叉环节,这是目前对中药材产地加工环节监管不力的主要原因。

3. 中药材质量堪忧,产地加工环节是因素之一

一直以来,我国中药材市场混乱,问题屡禁不止。除了种植和来源问题外,产地加工是一个严重的问题。例如:栀子染色,红参掺糖增重,用滑石粉为僵蚕、橘络增重,用硫酸镁为猪苓、小通草、桔梗、北沙参增重,黄柏、延胡索用金胺 O 染色,丹参用赤铁矿、红砖头粉末增重染色,山茱萸抛光染色等。硫熏、加铝、加镁、加铅、加盐、加糖、加色素、掺杂掺假已成中药材市场的"潜规则"。问题多出自从种植收获到中药材出售之间的加工环节,而这一环节一直得不到有效监管。

(三)一体化的设想与提出

20 世纪 80 年代以来,我国学者已经意识到上述问题的存在。陈江河认为一些药材可采用"鲜切制法"以减少材"软化"过程中成分的损失;药材在产地加工成饮片,给包装的改革带来了有利条件。郭双庚等人认为加强中药趁鲜切制的研究,在中药产地逐步推广,对于提高中药饮片的质量,改善中药包装,减少人力物力及能源的消耗,都具有十分重要的意义。张家骏认为把饮片切制与产地加工结合起来,这样既可以节省切制时浸润

等操作程序,又可以提高饮片内在质量,减少有效成分在切制过程中的流失;在比较集中的专业性生产基地,传统的中药材集散地都可以提倡一次性切成饮片。靳光乾等人认为中药材炮制应与产地加工结合起来;中药材炮制应分为产地加工和炮制两个阶段,变原来的产地粗加工为精加工,直接在产地生产饮片。需特别炮制的再分别进行;这样许多药材均可趁鲜切制成不同规范的饮片,省去了干药材再浸润软化工序,减少了有效成分的损失,改善饮片质量,节约工时,减少浪费。笔者在2004年全国炮制年会上提出了中药产地加工与中药饮片炮制"一体化",认为中药材的产地加工和中药炮制从早期的萌芽、产生、共同发展,到后来产生分工,各自独立发展,再到将来的一体化,协同发展,符合中药行业发展的规律,产业化和一体化将是其发展的必然趋势。

(四)发展一体化的积极意义

1. 打破行业藩篱,摒除中药材作伪掺假的滋生空间

自从中药材和中药饮片明确划分以后,两者的行业属性有了根本的区别。中药材属于农副产品,而饮片属于药品。而两个行业的管理、法规等都有很大的区别。就如前文所述,在行业交叉地带,监管薄弱,产生了中药材掺伪作假滋生的土壤。中药饮片企业没能力完全确保原料中药材的质量,这就造成现在中药饮片事故屡禁不止的局面。事后的处理落在能够追溯的饮片企业身上,而作伪掺假者却逍遥法外。一体化的实施从形式上将加工至炮制纳入同一监管体系内,从而根除这一顽疾。

2. 减少重复环节,缩减成本,提高饮片质量

中药材产地加工有净制、干燥等工序,有些药材需要蒸煮处理。而中药炮制有净制、浸润、切制、干燥等工序,同样也有蒸煮等加热处理手段。从加工到炮制过程中,中药材经过反复处理程序,势必会影响饮片有效成分含量。以土茯苓为例,干土茯苓药材要用水浸漂,夏日每日换1次水,春秋2 d换水1次,冬日可3 d换水1次,防止发臭,以泡透为度,捞出。长时间的浸泡会造成有效成分的大量流失。一体化后可将这些损失减低最小。同时工序的减少可以免去重复的厂房设施投资和能耗,降低成本。

3. 提高产地加工的机械化、规模化程度

传统的中药材产地加工大多由各地药农分散进行,干燥基本上靠日晒,环境卫生很难保证。加工的药材质量差异很大。一体化的实施,可以将饮片厂直接建在药材种植集散地,将药材集中加工,可引入大型加工设备,提高产地加工的机械化、规模化程度,同时又可以保证药材质量均一、可控。

4. 改变传统的中药材质量评价模式,构建以疗效为目标的质量评价体系

传统中药材以药材个头、质地等外观特征进行分档定价,但是随着野生变家种的过程中,药材发生了变异。例如家种的丹参根肥大,但有效成分含量却很低。另外,中药材作伪掺假的一个巨大动力就是模仿传统评价的优质药材或道地药材的外观而达到以次

充好的目的,从而赚取高额利润。而一体化的饮片产品以外观、有效成分含量、药理作用等指标来综合评价,突出药品的最终功能,即有效性。因此一体化可更客观地体现出中药材质量的优劣,更具科学性。

5. 一体化的当前进展

吕文海等人试验了黄芩饮片产地加工的方法,确定了产地加工饮片的工艺,分析了不同药用部位的醇溶性浸出物和黄芩苷含量,证明种植黄芩具备在产地加工成饮片的条件;产地加工黄芩饮片与按药典法制备的饮片具有相同的紫外谱线组图,在内在质量上完全一致。谢云龙等用高效液相色谱仪,对白芍药材产地加工与药典法加工进行芍药苷含量的测定,结果提示 2 种加工方法的芍药苷含量无显著性差异,认为白芍药材鲜货产地加工是可行的。金传山等人采用高效液相色谱法测定芍药苷的含量及饮片的平整度,考察白芍煮制工艺、饮片切制工艺的影响因素,认为可在其含水量为 28% ~ 32% 时,切1.5 ~ 2.0 mm 薄片后,干燥(晒干或 80 ℃烘干)。徐建中等人通过采用不同的一体化加工工艺,并与传统的加工炮制工艺进行对比,测定各样品中折干率、水浸提物和芍药苷含量,认为杭白芍产地加工炮制一体化工艺较传统的加工炮制工艺具有减少有效成分流失的优越性。

经过国内学者的不断呼吁,引起了国家层面的高度重视,2015 年国家中医药管理局启动了以南京中医药大学为牵头单位,国内 20 多家科研单位参与的“30 种中药饮片产地加工与炮制一体化关键技术规范研究”行业专项,作为首批试点,今后有望推广至更多中药材。

三、一体化目前面临问题分析

(一)一体化的行业归属和界定存疑

一体化产品打破了过去的农业和医药行业的藩篱,但是目前面临着由谁来监管、产品如何界定的问题。就目前而言,除了少量《中国药典》允许趁鲜切制的药材外,很多一体化产品不符合现行《中国药典》规定,合法性存在问题。

(二)一体化的品种筛选和程度把握缺少依据

面对中药行业目前的困境,很多人寄希望于一体化。但是中药材种类繁多,来源复杂,应区别来对待,不能盲目扩大一体化品种范围。同时,一体化并非简单的趁鲜切制加工,有很多中药材都有特殊的产地加工工艺,对保证药材的优良品质起到决定性作用,并不能轻易替代或省略。中药材产地加工与炮制环节对接中,如何来把握一体化的程度,选择完全一体化、部分一体化或是简单对接,是一体化亟待解决的问题。

（三）一体化研究基础薄弱

目前虽然已经开始开展了一体化研究工作,但对于整个中药产业而言,显得微不足道,近千种的常用药材中已经开展一体化研究的不足百种,而且多集中在产地趁鲜切制加工的简单对比。一体化对中药材的化学成分、药效等指标的影响没有系统的研究。

四、一体化发展建议

通过对中药材产地加工与中药炮制的历史发展分析可以看出,两者具有密切联系,一体化是中药材加工炮制的历史回归;从一体化的提出背景、发展意义和研究现状来看,一体化是解决目前中药材市场混乱、作假掺伪严重等问题一个有效途径。因此,发展一体化是中药材加工炮制发展的历史趋势。虽然一体化引起行业的高度重视,但是目前存在着一体化的行业归属和界定存疑、一体化的品种筛选和程度把握缺少依据、一体化研究基础薄弱等问题。为促进中药一体化加工的有序发展,建议开展下列相关工作。

（1）加强基础研究,系统研究并验证一体化发展的合理性。从中药材的采收加工到饮片炮制生产的整个产业链的各个环节入手,揭示中药材加工过程中化学成分、外观品质与药效活性的动态变化规律,为一体化的推行奠定理论基础。

（2）深入行业调研,进一步科学探讨论证一体化发展的对策。对中药材加工行业和中药炮制行业的行业需求进行深入调查研究,探讨两者面临的共性问题和交叉问题,找出两者的结合点,从行业需求方面论证一体化发展的可行性。

（3）推动行业立法,促使一体化发展的合法化。针对目前一体化产品大多无法可依,而现实中确实存在,但不得不通过饮片企业贴牌等形式合法化的状况,积极开展各层面的研讨,加强呼吁和宣传,争取让一体化早日取得合法地位。

（4）贯通行业监管,确保一体化发展的秩序化。改变以往多部门分头、分段监管的状况,集中至药品监督部门来监管,保障一体化能够健康有序发展。

第七章　中药材贮藏养护发展沿革

由于中药材具有"一地产全国销,一季产全年销"的特点,因此在产区和经销过程中需要对其采用一定的手段进行贮藏和养护,防止变质。自中药材被发现和应用以来,人们尝试采用干燥、密闭、杀虫杀菌等方法延长中药材贮存时间,后又尝试采用硫黄熏蒸来保质,至今还屡禁不止。随着现代仓储技术的发展,冷藏、气调、辐射等现代技术的广泛使用,中药材贮藏养护难题逐步得到解决。

一、起源

中药材是人类长期生活、生产实践和不断与疾病做斗争的过程中逐渐被认识和熟悉。随着生产力水平的提升,现采现用的食物已经不能满足生活需求,需要将食物贮藏起来以备不时之需。早在母系社会,以1973年出土的河姆渡遗址为代表,发掘了多种植物标本,包括各种树类、菱角、酸枣和芡实等,证明了当时人们已经有意识的贮藏食物(药物)和生活用品。人们在渔猎过程中发现了动物药,在采矿和冶炼过程中发现了矿物药。在殷墟出土的甲骨文中有"疒,用鱼""瘕(瘕),秉枣"等记载,说明商代已经有成熟的医疗经验。同样是1973年在河北藁城县台西村出土的商代遗址中发现30余枚蔷薇科植物种子,以桃仁居多,并且均剥壳贮藏。

"药"字出现最早在钟鼎类铜器的铭文中,在西周时代的《周礼》中记载有"医师掌已之政令,聚毒药以供药事",说明当时官方已经有专门人员来管理药物,《书经》有"药不瞑眩,厥疾弗瘳"的类比,表明药物治疗已经成为日常生活常态。

产生于周初至春秋的早期诗歌总集《诗经》中记载的植物药有50种。同时期的《山海经》中收录植物药、动物药和矿物药共162种。产生春秋战国时期、抄书于西汉初期的汉简《万物》于1977年在安徽阜阳出土,收载药物约70种。战国时屈原所著《离骚》中记载芳草类药物55种。1972年在长沙马王堆汉墓出土的帛书《五十二病方》中记载药物达247种,并出土有签牌上写有"臧(藏)棘(枣)笥",说明当时人们已经有中药材贮藏的经验和成熟做法。从大量的中药应用和出土的文物可以看出,最迟至战国时期,中药材贮藏养护的知识积累已经初步形成。

二、采收加工技术对中药材贮藏的影响

随着用药经验的积累,人们发现需要采取适宜的采收加工才能够确保中药材的疗

效。中药材的采收目前能追溯最早的专门著作是《桐君采药录》，所记载的根茎类药材采收时间大多是农历的二、八月，后事的本草基本沿用了上述的采药原则。事实证明此时的有效物质积累达到一个稳定的高度，加工后的中药材疗效才能够保证，而违背采收期的药材加工后品质低劣。不堪入药。中药材的来源中绝大部分是鲜活的药用植物和药用动物，含有大量的水分和营养物质，采收后容易变质，需要采用一定的方法将其稳定下来。《五十二病方》是我国目前发现最早的方书，该书记载有"乾""燔""暴有所燥""阴干百日""燋"等多种中药材干燥方法。并记载有"岁更毒堇"，说明毒堇的贮藏期限为1年。《神农本草经》记载有"采蒸之""火熬""火熬""烧用"。表明人们已经意识到加热处理可以延长中药材的贮藏时间，确保其质量。因此合理的采收给中药材贮藏提供一个高起点，适宜的加工可以延缓中药材贮藏过程中衰败的速度。

三、中药炮制技术对中药材贮藏养护的影响

中医药由最初的用药经验日益成熟完善，建立了以《黄帝内经》为代表的中医药理论体系，形成了中医药的两大特色：辨证施治和中药炮制。中药材经过炮制成为中药饮片才能为临床服务。我国现存最早的炮制专著《雷公炮炙论》中论述了182种药物的炮制方法，后世总结为"雷公炮炙十七法"，包括炮、燇、煿、炙、煨、炒、煅、炼、制、度、飞、伏、镑、摋、曝、曝、露。代表性制法如下。

1. 火制　将药物经火加热处理的方法。主要有炒、炙、煅、煨等方法。炒是将药物置锅中不断翻动，炒至一定程度。有炒黄、炒焦、炒炭的不同。有便于粉碎加工并缓和药性的作用。炙是用液体辅料拌炒药物，能改变药性，增强疗效，减少副作用。煅是将药物用猛火直接或间接煅烧，使药物易于粉碎，充分发挥疗效。煨是用湿面粉或湿纸包裹药物，置热火炭中加热的方法，可减少烈性和副作用。

2. 水火共制　用水又用火的炮制方法。主要有蒸、煮等。蒸是利用水蒸气和隔水加热药物，有增强疗效，缓和药性的作用。煮是将水或液体辅料同药物共同加热，可增强疗效，减低副作用。是将药物快速放入沸水中，立即取出，目的是在保存有效成分的前提下除去非药用部分。

这些方法对中药材贮藏具有重要意义，如蒸、煮、炮等加热方法可以破坏药物体内的酶，防止有效成分分解，同时可以杀灭微生物，防止腐败，使药能较长久地保存。忌用铁器处理知母、茜草、商陆，防止了所含鞣质、黄碱素成分的变色反应。用醋处理药物，使生物碱变成醋酸盐，增加了在水中的溶解度。

中药炮制技术的形成，使得中药材贮藏养护成为一个必备环节。

四、中药材商贸对中药材贮藏养护的影响

随着社会生产力的发展，医药由官办外延至民间，并在民间兴起。《后汉书·方术

传》中记载一老翁在肆头悬一壶（葫芦）卖药，即"悬壶济世"的典故。皇甫谧著《高士传》中记载："韩康字伯休，一名恬休，京兆霸陵人"。常游名山采药，卖于长安市中，口不二价者三十余年。中药铺在社会的普及带动了中药商贸流通。形成了从农村集市、庙会逐渐集中，再走向大的集散市场，最后流通至终端的商业形式。唐高宗李治时期形成的四月初八百泉庙会成为太行山药材的集散地，至明朝洪武八年正式形成以药材为主的定期商品流转市场，明清时期药材贸易十分昌盛，百泉药材市场素享"春暖花开到百泉，不到百泉药不全"之盛誉。北宋太平兴国年间祁州建立"药王庙"，逐渐成为著名的药材集散地。明洪武元年朱元璋诏令全国各地药商在禹州集结，开始形成全国的中药材集散地。中药材贮藏和养护是中药材商贸的前提条件，因此中药材商贸的繁荣极大地促进了中药材贮藏养护技术的发展。

五、中药材贮藏养护理论的形成

唐孙思邈著《千金方·诸论·论药藏第九》中总结前人的中药材贮藏养护经验，形成了系统的中药材贮藏养护理论："存不忘亡，安不忘危，大圣之至教。救民之瘼，恤民之隐，贤人之用心。所以神农鸠集百药，黄帝纂录《针经》，皆预备之常道也。且人疗多起仓猝，不与人期，一朝婴已，岂遑知救，想诸好事者，可贮药藏用，以备不虞。所谓起心虽微，所救惟广。见诸世禄之家，有善养马者，尚贮马药数十斤，不见养身者有蓄人药一锱铢，以此之类，极可愧矣。贵畜而贱身，诚可羞矣。伤人乎？不问马，此言安用哉？至如人，或有公私使命，行迈边隅，地既不毛，药物焉出？忽逢瘴疠，素不资贮，无以救疗，遂拱手待毙，以致夭殁者，斯为自致，岂是枉横，何者？既不能深心以自卫，一朝至此，何叹惜之晚哉？故置药藏法，以防危殆云尔。"

石药、灰土药、水药、根药、茎药、叶药、花药、皮药、子药、五谷、五果、五菜、诸兽齿牙、骨、角、蹄、甲、皮毛、尿屎等药，酥髓、乳酪、醍醐、石蜜、砂糖、饴糖、酒、醋、胶、曲、豉等药。上件药根据时收采以贮藏之，虫豸之药不收采也。

称、斗、升、合、铁臼、木臼、绢罗、纱罗、马尾罗、刀砧、玉槌、瓷钵、大小铜铫、铛、釜、铜铁匙等。上合药所须极当预贮。

凡药皆不欲数数晒曝，多见风日，气力即薄歇，宜熟知之。诸药未即用者，俟天大晴时，于烈日中曝，令大干，以新瓦器贮之，泥头密封，须用开取，即急封之，勿令中风湿之气，虽经年亦如新也。其丸散以瓷器贮，密蜡封之，勿令泄气，则三十年不坏。诸杏仁及子等药，瓦器贮之，则鼠不能得之也。凡贮药法，皆须去地三四尺，则土湿之气不中也。

明代陈嘉谟所著《本草蒙筌·藏留防耗坏》进一步总结了中药材贮藏养护理论："凡药藏贮，宜常提防。倘阴干、曝干、烘干未尽去湿，则蛀蚀、霉垢、朽烂不免为殃。"

当春夏多雨水浸淫，临夜晚或鼠虫吃耗。心力弗惮，岁月堪延。见雨久着火频烘，遇晴明向日旋曝。粗糙悬架上，细腻贮坛中。人参须和细辛，冰片必同灯草（《本经》云：成和糯米炭相思子同藏,亦不耗蚀）。麝香宜蛇皮裹,硼砂共绿豆收。生姜择老砂藏,山药候干灰窖。沉香、真檀香甚烈,包纸须重;茧水、腊雪水至灵,埋阱宜久。类推隅反,不在悉陈。

庶分两不致耗轻,抑气味尽得完具。辛烈者免走泄,甘美者无蛀伤。陈者新鲜,润者干燥。用斯主治,何虑不灵。

清代吴仪洛著的《本草从新》中也有关贮藏的记载:"用药有宜陈久者,有宜精新者收藏高燥处,不必时常开看,不会霉蛀",指出"天南星、半夏、大黄、麻黄、木贼、棕榈、芫花、枳实、佛手柑、石灰、诸油、诸胶……之类,皆以陈久者佳……用药有宜陈久者,有宜精新者。用陈久者,或取其烈性减,或取其火候脱;用精新者,若陈腐而久,则气味不全,服之,必无效。"

六、中药材贮藏过程中的变异现象

1. 发霉　指药物受潮后,在适宜温度下造成霉菌的滋生和繁殖,在药物表面布满菌丝的现象。引起的原因主要有:①自身发热;②受潮。

2. 虫蛀　指中药及其炮制品被仓虫啮蚀的现象。引起的原因:①采集时污染;②容器污染;③贮藏过程中外界虫侵入。中药材含有含淀粉、糖、脂肪、蛋白质等成分,在满足虫类生长的条件(温度 16 ~ 35 ℃;湿度≥60%),虫类就会大量繁殖。造成的危害是药物被污染、药物失去部分或大部分有效成分。

3. 变味　指中药材口味的变浓、变淡或失去,或变为其他味;另外就是气味的散失。引起的原因:①口味的改变多是由于泛油、泛糖、发霉、虫蛀等造成的;②气味散失多数是由于含挥发油类药材中挥发性成分散失所导致。

4. 风化　指某些含结晶水的矿物类药物,经风吹日晒或过分干燥而逐渐失去结晶水成为粉末的现象。会造成中药材质量和药性也随之改变。

5. 潮解　指某些盐类固体药物容易吸收潮湿空气中的水分,使其表面慢慢溶化成液体状态。造成的危害是一旦变异后更难贮存。

6. 粘连　指某些熔点比较低的固体树脂类或动物胶类药物,受潮、受热后容易黏结成块。

7. 泛油　又称走油。是指含有挥发油、脂肪油的药物,在一定温度、湿度的情况下,造成油脂外溢,质地返软、发黏、颜色变浑,并发出油败气味的现象引起的原因:①温度高;②贮藏过久。一些富含糖类的药材会造成泛糖,原因与泛油一样。

8. 气味散失　某些含挥发油的药物,因受温度和空气的影响及贮存日久,使挥发油挥散,气味散失或变淡。

七、传统贮藏技术

1.通风　库房的潮湿空气换出去,但又不能把外部的潮湿空气放进来以保证库房的空气相对恒定。

2.吸湿　通过保管技术来改变库房的小气候,或利用自然吸湿物,如生石灰等在密封不严下吸湿养护。

3.密封　使中药及其炮制品与外界的空气、温度、湿度、光线、细菌、害虫等隔离。

4.对抗贮藏　是采用两种以上药物同贮或采用一些有特殊气味的物品同贮而起到抑制虫蛀、霉变的贮存方法。例如:如牡丹皮、山药、泽泻、白术、天花粉同贮可防虫蛀、变色;花椒与蕲蛇、白花蛇、蛤蚧、海马、全蝎同贮可防虫蛀;鹿角胶、阿胶、龟胶与滑石粉同贮可防止粘连;蜜拌桂圆、肉桂可保色味;大蒜与土鳖、斑蝥、僵蚕、芡实、薏苡仁同贮可防生虫;人参悬于高度白酒上用瓷坛密封,可以长期保存。

5.化学熏蒸法　采用具有挥发性的化学杀虫剂杀虫的一种养护方法。常用的有二氧化硫(SO_2)、氯化苦(Cl_3NO_2)、磷化铝(AlP)等。

八、现代贮藏技术

1.气调贮藏技术　是一种通过充加 N_2 或 CO_2 等气体,或放置气调剂,通过降低环境中氧气含量,杀灭害虫和好氧性霉菌,抑制中药材自身的一些氧化反应,来保持中药材的品质。该方法无毒、无污染,节能,保存质量好等优点,适用于于易生虫中药材及贵重、稀有中药材的保管。

2.低温冷藏技术　是利用机械制冷设备产生冷气,使中药材处于低温状态下,防止中药材的霉变、虫蛀、变色、走油等现象的发生,较好地保存了药材的品质。低温冷藏由于受到设备限制,费用较高,主要适用于一些量少贵重、受热易变质的中药材。

3.气体灭菌技术　利用环氧乙烷或环氧乙烷混合气体与细菌蛋白质分子中的氨基、羟基等活跃氢原子加成反应,使细菌正常代谢途径受阻,达到杀灭细菌的作用。该方法灭菌效果好,操作简便,有较强的扩散性和穿透力,对各种细菌、霉菌、昆虫、虫卵等都有杀灭作用。但是环氧己烷有致突变和致癌变作用,使用时有最高允许浓度。

4.$^{60}Co-\gamma$ 射线辐射灭菌技术　利用$^{60}Co-\gamma$ 射线辐射穿透力强的特点,在安全辐射剂量范围内,对贮藏的中药材进行辐射处理,可以有效地杀灭中药材中各种细菌、霉菌,而且对药材成分影响较小。

九、硫黄熏蒸技术

由于中药材贮藏过程中容易发霉变质,在 20 世纪初人们发明了硫黄熏蒸技术。中药材硫黄熏蒸方法的应用最早见于 1900 年《温县志》对光山药的加工与贮藏养护技术的描述,该方法的引入与当时西方医药知识和技术的传播密切相关,被认为是中药材加工和贮藏养护技术进步的体现。后来这种技术由于操作成本低,作用明显,在中药材加工方面得到了广泛的应用。

1. 硫黄熏蒸的作用

(1) 利于防腐、防霉、杀虫。硫黄是一种黄色或淡黄色粒(粉)状或片状物,易燃烧。硫黄熏蒸中药材通过加热使硫黄升华,释放出的硫黄分子均匀地分布在中药表面而形成一层均匀的保护膜,以起到防霉变作用。硫黄燃烧后产生大量的二氧化硫,并于药材及饮片中解离成亚硫酸。亚硫酸能消耗组织中的氧,抑制喜氧性生物的活性,并能抑制某些微生物活动所必需的酶的活性。从而可起到防腐防霉作用。有研究表明硫熏后的中药材可以保存 2 ~ 6 年,而不发霉腐烂,而常规中药特别是含糖类和油脂等营养成分多的药材,经过夏天后,大多会发霉变质。因此老百姓在药材卖出之前防止发霉腐烂先用硫黄熏一遍,经销商囤货后,为防止变质又熏一遍,结果造成硫残留严重超标。例如山银花本身价格便宜,产地采收粗犷,加上花期短,容易造成大量积压,引起腐烂变质,所以当地老百姓大多选择成本低廉的硫熏方法。

过去由于中药材加工技术落后,贮藏条件差,药材保管困难,硫熏的上述优势具有不可替代。现在产区引进大型机械化的加工设备和现代化的包装设施,中药材贮藏技术也越来越先进,硫熏不再是唯一的选择。

(2) 利于干燥。有些根茎类药材依靠传统的日晒方法很难干燥,通过硫熏后,破坏细胞结构,有利于水分深处,利于干燥,缩短干燥时间,同时又可以避免长时间干燥过程中腐烂变质的产生。例如山药硫熏后,堆闷,就可以渗出大量水分,这是其他任何替代方法都没办法实现的。葛根药材粗大,水分散失困难,老百姓甚至认为根本晒不干,经过硫熏以后,就很容易干燥。

(3) 利于漂白、美观。硫黄在燃烧过程中会与氧结合,产生二氧化硫,二氧化硫解离成亚硫酸,亚硫酸在被氧化时,将着色物质还原,而呈现强烈的漂白作用。药材的褐变,多与氧化酶的活性有关,而亚硫酸是一种强还原剂,对氧化酶的活性有很强的抑制作用,防止酶促褐变,这有利于中药材的贮藏。褐变的另一原因是药材中的葡萄糖与氨基酸发生糖氨反应,反应产物为褐色。亚硫酸与葡萄糖能进行加成反应,其加成物不酮化,因此阻断了含羰基的化合物与氨基酸的缩合反应,进而防止了由糖氨反应所造成的非酶性褐变。有些根茎类中药材在长期的使用过程中,形成以粉白为优的用药习惯。不法商家为了迎合消费者的心理,会选择硫熏,而且屡禁不止。例如山药、白芍、白芷、葛根、贝母、白术等药材。

中药材硫熏除了能漂白外,还能美化药材商品外观。例如党参以外表黄白色、质润为佳,非硫熏品颜色暗淡,黝黑,质地硬脆,硫熏以后就能很好地改变形质。山药饮片以粉白、粉性足、质坚为佳,如果不用硫熏,则色泽发黄、有暗斑,外表干强,容易有抽沟。葛根硫熏后切片断面齐整,色白,卖相很好,而非硫熏品断面粗糙,品相差。

硫熏的上述优势被不法商贩充分利用,以达到以次充好的目的。经过调查发现非硫熏党参市场很罕见,而且价格卖不上去,硫熏葛根比非硫熏品贵20%左右,其他药材也有此现象。因此造成了"劣币驱逐良币"的不正常现象。

(4)利于保水增重。中药材硫熏以后,干燥迅速,折干率高。我国目前对中药材的现行标准中没有对所有药材进行水分控制。例如党参,不法商家用硫黄熏蒸后,水分可达20%~30%而外表不发霉,延长保存期,而一般不经硫黄熏蒸的药材水分超过15%,就容易长霉、霉烂变质。葛根硫熏后折干率能够提高10%~15%,山药硫熏后折干率能提高10%。这也是产区和不法商贩硫熏药材的直接动力。

2.药材硫黄熏蒸后有害物质及其危害

硫黄熏蒸中药材后,过量的SO_2可能与中药材中含有酮基、羟基的成分发生化学反应,导致某些有效成分的破坏;SO_2还能与水生成具有酸性的亚硫酸,使中药材饮片水煎液的pH值下降,从而引起药物有效成分的流失。硫黄熏蒸后中药材中有害重金属含量有所升高,部分有害重金属超标并且残留大量的硫。多数中药材硫黄熏蒸后有效成分含量会降低,Zn、Fe、K、P等一些对人体有益的微量元素含量会降低。此外,硫黄熏蒸产物还可能改变药物的性味,破坏或改变方剂的功效,从而直接影响中药饮片的质量,降低药物的功效,影响临床疗效。

中药材中残留的有害物质不仅会通过影响临床疗效而间接影响人类的健康,还直接对人体有害,长期服用硫黄熏蒸的中药材会导致抽筋、痉挛、腹泻、腹胀、胃灼热、胃肠道功能紊乱。从毒理学上来说,硫黄本身也是一种有毒危化品,可引起眼结膜炎、皮肤湿疹等疾病,且对皮肤有弱刺激性。长期服用硫黄熏蒸的药物,升华硫在人体内大量蓄积,危害身体健康。此外,硫黄对血液细胞还有毒性作用,甚至可以导致肝硬化、心脏病、致盲。

3.我国相关规定

1995年及之前版本《中国药典》在药材来源项中,收载需要用硫黄熏蒸药材有山药、怀牛膝、白附子、白附片、金银花、葛根6个品种;2000年版《中国药典》中只是在药材"山药、葛根、湖北贝母"来源项下标明硫黄熏;直至2005年版《中国药典》鉴于国际上对硫黄熏蒸的争议,删除了山药加工中使用硫黄熏蒸的方法,表明中药材已不允许使用硫黄熏蒸以漂白、增色、防虫;此外,2010版《中国药典》收录了二氧化硫残留量的检测方法,对其进行了限量。随后,国家对于"在中药材及饮片中控制二氧化硫残留量检测限度"进行了公示,根据相关专著及文献记载的传统习用硫黄熏蒸中药材及饮片品种情况,考虑到山药、牛膝、粉葛、天冬、天麻、天花粉、白及、白芍、白术、党参等10种鲜药材质地的特殊性,其在产地加工过程中干燥十分困难,易腐烂生虫等,制定了该10种中药材及其饮片中亚硫酸盐残留量(以二氧化硫计)不得过400 mg·kg^{-1}的限量;对其他中药材及饮片,增加了"除另有规定外,中药材及饮片二氧化硫残留量不得超过 150 mg·kg^{-1}"的规定。

硫黄熏蒸中药材的危害受到社会越来越多的关注,国家加强了硫黄熏蒸的监管,标准也逐步提高。《中国药典》中硫黄熏蒸中药材品种逐步减少。然而,与《中国药典》收载的需要采用硫熏的中药材数量逐年减少不同,在中药材生产加工和流通仓储领域等相关行业代表性著作如:《中药材手册》《中国药材商品学》《中药材产销》等书中记载,在产地加工中需要采用硫熏中药材的数量相对稳定。

第八章 中药材产地鲜切进展情况

中药材产地鲜切是中药材产地加工的一个环节,自第一部《中国药典》颁布以来,就在大黄、土茯苓、茯苓等大型根茎类药材项下收录有产地鲜切加工方法。但由于中药材和中药饮片的不同属性,造成了产地鲜切片的身份认同出现争议,甚至对簿公堂,给企业、行业和执法监管机构带来严重困扰。但是随着行业的集约化发展和对中药材品质的要求逐步统一和规范,各地的行业和企业对开放中药材产地鲜切品种的呼吁越来越高,最终推动了中药材产地鲜切政策的落地。

一、国家指导方针

国家药监局综合司关于中药饮片生产企业采购产地加工(趁鲜切制)中药材有关问题的复函(药监综药管函〔2021〕367号)对安徽省药品监督管理局《关于允许中药饮片生产企业采购临泉县中药材产地趁鲜切制产品的请示》(皖药监中化〔2020〕28号)和甘肃省药品监督管理局《关于允许中药饮片生产企业采购甘肃省大宗地产中药材产地加工切片产品的请示》(甘药监发〔2020〕201号)进行回复,标志着国家在中药材鲜切政策的实施。同时提出了实施要求:

(一)产地加工属于中药材来源范畴,趁鲜切制是产地加工的方式之一,是按照传统加工方法将采收的新鲜中药材切制成片、块、段、瓣等,虽改变了中药材形态,但未改变中药材性质,且减少了中药材经干燥、浸润、切制、再干燥的加工环节,一定程度上有利于保障中药材质量。中药饮片生产企业可以采购具备健全质量管理体系的产地加工企业生产的产地趁鲜切制中药材(以下简称鲜切药材)用于中药饮片生产。

(二)采购鲜切药材的中药饮片生产企业,应当将质量管理体系延伸到该药材的种植、采收、加工等环节,应当与产地加工企业签订购买合同和质量协议并妥善保存,应当严格审核产地加工企业的质量管理体系,至少应包括以下内容:

1. 产地加工企业应当具备与其加工规模相适应的专业技术人员及加工、干燥、包装、仓储等设施设备,并具备配合中药饮片生产企业落实药品质量管理要求的能力。

2. 鲜切药材应当是列入所在地省级药品监管部门公布的鲜切药材目录品种,其基原和质量(形态除外)应当符合《中国药典》等国家药品标准或者省(自治区、直辖市)中药饮片炮制规范中的相应规定,种植、采收、加工等应当符合《中药材生产质量管理规范》要求。

3. 产地加工企业应当根据所在地省级药品监管部门公布的趁鲜切制加工指导原则,结合鲜切药材特点和实际,制定具体品种切制加工标准和规程。鲜切药材的切制加工应当参照《药品生产质量管理规范》及其中药饮片附录(以下称中药饮片 GMP)相关规定实施,应当有完整准确的批生产记录,且切制加工规程应当有传统经验或者研究验证数据支持。

4. 鲜切药材应当有规范的包装和标签,并附质量合格标识。其直接接触药材的包装材料应当符合药用要求,标签内容应当包括:品名、规格、数量、产地、采收日期、生产批号、贮藏、保质期、企业名称等。

5. 产地加工企业应当建立完整的中药材质量追溯体系,能够保证中药材种植、采收、加工、干燥、包装、仓储及销售等全过程可追溯。

(三)中药饮片生产企业对采购的鲜切药材承担质量管理责任,对鲜切药材应当入库验收,按照中药饮片 GMP 要求和国家药品标准或者省(自治区、直辖市)中药饮片炮制规范进行净制、炮炙等生产加工,并经检验合格后,方可销售。中药饮片生产企业应当在产地加工企业质量追溯基础上进一步完善信息化追溯体系,保证采购的鲜切药材在种植、采收、加工、干燥、包装、仓储及生产的中药饮片炮制、销售等全过程可追溯。

(四)中药饮片生产企业不得从各类中药材市场或个人等处购进鲜切药材用于中药饮片生产;也不得从质量管理体系不健全或者不具备质量管理体系的产地加工企业购进鲜切药材用于中药饮片生产;不得将采购的鲜切药材直接包装后作为中药饮片销售。

(五)请你局结合本省中药材生产实际,在组织论证鲜切药材合理性和必要性的基础上,遵循传统加工习惯,按照保证质量、利于储存、便于运输的总体要求,研究制定鲜切药材品种目录及趁鲜切制加工指导原则。列入目录的中药材,应当是本省一定区域内有较大规模种植和产地加工传统,适宜趁鲜切制,且有依据支持趁鲜切制对质量无不良影响的优势品种。

鲜切药材目录、趁鲜切制加工指导原则及其制定的关键过程等信息应当通过官方网站等方式及时公开,接受社会监督。

(六)请你局督促本行政区域内中药饮片生产企业,落实质量管理主体责任,强化对产地加工企业的质量管理体系审核,切实做好鲜切药材质量评估和监测,加强对中药材规范化种植、采收、加工、干燥、包装、仓储等环节的管理。

(七)请你局结合中药材产地需求实际,配合产地市县级人民政府建立和完善地方政府负总责,农业农村、市场监管、卫生健康等部门各负其责的工作机制。协助产地市县级人民政府及相关机构,制定科学的中药材产业发展规划,推动中药材规范化种植,建立产地加工企业遴选、退出机制,加强产地加工企业监管,建立中药材追溯信息化平台,采集种子种苗来源、种植面积、农药使用记录、产量、销售数量等关键信息,为中药材种植、采收、加工等提供信息化服务,并与各地药品监管部门及相关中药饮片生产企业共享。

（八）请你局加强本省相关中药饮片生产企业监督管理,严防不符合要求产品,甚至假冒伪劣产品流入药用渠道。发现存在药品质量安全风险隐患的,应当依法依规采取暂停生产销售等风险控制措施;发现生产销售假劣药品等违法违规行为的,要依法依规严厉查处;发现中药饮片生产企业采购鲜切药材工作存在重大问题的或者有重大完善建议的,请及时报告国家药监局。

二、《中国药典》(2020 年版)载产地趁鲜切制中药材品种目录

1.药材切片(共 29 个品种)　干姜、土茯苓、山奈、山楂、山药、川木通、三棵针、片姜黄、乌药、功劳木、附子、地榆、皂角刺、鸡血藤、佛手、苦参、狗脊、粉萆薢、浙贝母、桑枝、菝葜、绵萆薢、葛根、紫苏梗、黄山药、竹茹、桂枝、狼毒、鸡血藤。

2.药材切段(共 18 个品种)　大血藤、小通草、肉苁蓉、青风藤、钩藤、高良姜、益母草、通草、桑寄生、黄藤、锁阳、槲寄生、颠茄草、野木瓜、广东紫珠、首乌藤、桃枝、铁皮石斛。

3.药材切块(共 3 个品种)　何首乌、茯苓、商陆。

4.药材切瓣(共 4 个品种)　木瓜、化橘红、枳壳、枳实。

5.药材切瓣或片、段(共 11 个品种)　丁公藤、大黄、天花粉、木香、白蔹、防己、两面针、虎杖、香橼、粉葛、大腹皮。

6.去心(共 3 个)　远志、莲子、牡丹皮。

7.去粗皮(共 2 个品种)　苦楝皮、椿皮。

三、各地的中药材产地鲜切政策

1.福建省(16 个)　铁皮石斛、巴戟天、黄精、灵芝、显齿蛇葡萄、荷叶、盐肤木、穿心莲、福建胡颓子叶、养心草、满山白、肿节风、福建山药、三叶青、绞股蓝、泽泻。

2.安徽省(26 个)　2021 年 12 月 9 日,安徽省药监局发布安徽省第一批产地趁鲜切制中药材 26 个品种目录。白芍、白术、桔梗、知母、丹参、板蓝根、桑白皮、紫菀、射干、何首乌、天麻、灵芝、蒲公英、墨旱莲、马齿苋、半枝莲、白花蛇舌草、穿心莲、大蓟、藿香、马鞭草、佩兰、仙鹤草、紫苏、桑枝、杜仲。

3.湖北省(7 个)　2021 年 12 月 3 日,湖北省公开征求《湖北省中药材产地加工(趁鲜切制)指导意见》的通知。意见包含湖北省产地加工(趁鲜切制)7 个中药材品种目录。

湖北省产地加工(趁鲜切制)中药材品种目录(第一批):川牛膝、天麻、木瓜、白及、白茅根、陈皮、黄连。

4.山东省(31 个)　2021 年 7 月 27 日,山东省药监局发布山东省产地趁鲜切制加工中药材品种目录,目录自 2021 年 9 月 1 日起施行,有效期至 2026 年 8 月 31 日。山东省

22 个产地趁鲜切制加工中药材品种:丹参、柴胡、生地黄、西洋参、拳参、赤芍、桔梗、白芷、黄芩、山楂、天花粉、山药、白芍、牡丹皮、北沙参、荆芥、泽兰、忍冬藤、徐长卿、水蛭、蒲公英、远志。

　　2022 年 9 月 26 日,山东省药品监督管理局关于拟确定山东省产地趁鲜切制加工中药材第二批品种目录的公示,山东省第二批拟确定的产地趁鲜切制中药材品种目录(9 个):木瓜、玉竹、瓜蒌、百部、防风、香附、虎杖、荷叶、益母草。

　　5.云南省(12 个)　云南省药监局 2021 年 11 月 5 日发布的第一批产地加工(趁鲜切制)中药材品种:三七、天麻、重楼、白及(4 个)。2022 年 5 月 13 日,云南省药监局召开中药材产地趁鲜加工新增品种目录实施方案座谈会,拟录入云南省第二批产地趁鲜切制品种目录(5 个):木香、当归、桔梗、黄精、秦艽。2022 年 11 月 11 日,云南省药品监督管理局关于增加中药材产地加工(趁鲜切制)品种的通知,增加品种:桔梗、黄精、秦艽(3 个)。

　　6.甘肃省(7 个)　2021 年 10 月 20 日,甘肃省发布大宗地产中药材产地加工(趁鲜切制)品种产地加工品种,实施动态管理,根据工作进展和标准制修订情况适时公布。第一批品种:当归、党参、黄芪、红芪、大黄、甘草、板蓝根。

　　7.天津市(51 个)

　　(1)药材切片(共 34 个品种):知母、桔梗、白芍、白术、白芷、牡丹皮、苏木、当归、党参、黄芪、甘草、延胡索、苎麻根、丹参、三棱、柴胡、拳参、生地黄、西洋参、赤芍、黄芩、天花粉、郁金、莪术、槟榔、川牛膝、天麻、泽泻、前胡、川芎、苍术、人参、鹿角、山药。

　　(2)药材切段(共 11 个品种):徐长卿、北沙参、荆芥、泽兰、忍冬藤、蒲公英、水蛭、牛膝、细辛、石斛、远志。

　　(3)药材切丝(共 1 个品种):桑白皮。

　　(4)药材切瓣(共 2 个品种):金樱子(除去毛、核)、川楝子。

　　(5)药材切丝或片、段、块(共 2 个品种):茯神(块)、樟木(片、块)。

　　(6)去心(共 1 个品种):巴戟天。

　　8.内蒙古(5 个)　黄芪、防风、苍术、桔梗、甘草。

　　9.重庆市(10 个)　川牛膝、党参、独活、杜仲、黄连、黄柏、木香、前胡、天麻、枳壳。

　　10.湖南(16 个)　玉竹、黄精、茯苓、白术、厚朴、杜仲、枳壳(实)、栀子、白莲子、石菖蒲、陈皮、黄柏、荆芥、蕲蛇、蜈蚣。

　　11.吉林省(10 个)　人参、西洋参、鹿茸、天麻、苍术、淫羊藿、甘草、返魂草、虎眼万年青、桑黄。

　　12.陕西省(第一批)　大黄、天麻、白及、丹参、西洋参、玄参、甘草、远志、茜草、苦参、苍术、延胡索、秦皮、秦艽、葛根、柴胡、黄连、黄柏、黄芩、黄芪、黄精、猪苓、淫羊藿、杜仲、厚朴、牡丹皮(共计 26 个品种)。

13.黑龙江省

（1）药材切片（共 29 个品种）：刺五加、人参、西洋参、赤芍、白芍、黄精、黄芪、黄芩、板蓝根、防风、白鲜皮、草乌、附子、地榆、苦参、桑枝、狼毒、柴胡、桔梗、党参、鹿茸、甘草、苍术、天麻、桑黄、关黄柏、知母、北豆根、藁本。

（2）药材切段（共 9 个品种）：益母草、槲寄生、颠茄草、返魂草、紫苏梗、暴马丁香、蒲公英、青蒿、车前草。

（3）药材去芯（共 2 个品种）：远志、莲子。

14.河南省（12 个品种） 丹参、柴胡、生地黄、山药、桔梗、白芷、黄芩、山楂、黄精、牛膝、何首乌、茯苓、商陆。

15.江苏省（70 个）

（1）药材切片（共 29 个品种）：干姜、土茯苓、山奈、山楂、山药、川木通、三棵针、片姜黄、乌药、功劳木、附子、地榆、皂角刺、鸡血藤、佛手、苦参、狗脊、粉草薢、浙贝母、桑枝、菝葜、绵草薢、葛根、紫苏梗、黄山药、竹茹、桂枝、滇鸡血藤、狼毒。

（2）药材切段（共 18 个品种）：大血藤、小通草、肉苁蓉、青风藤、钩藤、高良姜、益母草、通草、桑寄生、黄藤、锁阳、槲寄生、颠茄草、野木瓜、广东紫珠、首乌藤、桃枝、铁皮石斛。

（3）药材切块（共 3 个品种）：何首乌、茯苓、商陆。

（4）药材切瓣（共 4 个品种）：木瓜、化橘红、枳壳、枳实。

（5）药材切瓣或片、段（共 11 个品种）：丁公藤、大黄、天花粉、木香、白蔹、防己、两面针、虎杖、香橼、粉葛、大腹皮。

（6）去心（共 3 个品种）：远志、莲子、牡丹皮。

（7）去粗皮（共 2 个品种）：苦楝皮、椿皮。

16.辽宁省（6 个） 人参、西洋参、细辛、龙胆、鹿茸、泽兰。

四、中药材产地鲜切发展趋势

1.把握好政策红利，抢占第一高地

随着国家产地鲜切政策的落地，各省市都在根据本区域的中药材资源特点选择合适的鲜切品种和技术规范。衍生了诸多的技术规范和标准，企业应该抓住机遇，尽早申报技术规范，申请地方标准，取得行业话语权。

2.产业和技术将大幅更新，手工作坊逐步淘汰

国家将产地鲜切纳入整个监管过程和质量追溯体系，中药材加工企业将会更加规范，过去的小规模手工作坊达不到技术要求，将被逐步淘汰。

3. 中药材加工行业将会朝着集体化规模化发展

中药产业的广阔发展前景和国家加大对中药产业的扶持力度,大量资本涌入中药产业,一些大型中药材流通企业纷纷在产地建立加工厂,从源头控制中药材。今后,将会形成一些大型企业分别控制中药材的特定产区的"战国割据"局面。一些中药饮片企业会将生产线搬到产区,实现中药材产地加工与中药炮制一体化生产。

下 篇

各 论

第九章 根与根茎中药材的加工

人参

【别名】棒槌、棒棰、棒锤、地精、老山参、黄参、人衔、山参、神草、野山参、园参、高丽参、金井玉阑、晒参、野人参、圆参、人浸、台参、海腴、红参、白参、糖参、晒山参、白糖参、白人参、白晒参、吉林参、野台参、百尺杵、生晒参。

【来源】本品来自五加科植物人参 *Panax ginseng* C. A. Mey. 的干燥根。

【产地】主要产地在中国东北三省,主要分布在辽宁东部山区,吉林的长白山脉及近地山区,黑龙江的大小兴安岭一带的林区。多生长于昼夜温差小的海拔 500~1100 m 山地缓坡或斜坡地的针阔混交林或杂木林中。在人参的主产地之中,吉林省的产量占总产量 70%,而吉林白山市人参占吉林省的 70%,白山市的人参主产地有抚松县、靖宇县和长白。其中,抚松县是中国人参之乡,拥有 1500 余年的野山参挖掘史,同时已有 450 多年人工栽培人参技术。

【采收】

1. 野山参 7 月中旬至 9 月中旬,人参果实成熟变红,易于发现,是采挖野山参的最佳时期。采挖时用骨针拨开泥土,小心挑出每根参须,尽量保证支根和须根的完整。挖出后,可用青苔和树皮包裹。

2. 园参

(1)最佳采收时间:气温在 15 ℃左右时为人参最佳采收期,一般在 8 月末至 9 月中旬,此期比往常 9 月下旬采收鲜参产量提高 3.6%,折干率提高 4.4%。

(2)采收年限:人参随着生育年限增长,产量和药效成分含量也在不断增加。但人参生长到 6 年生以后,生长速度及有效成分积累缓慢,同时病害增多,产品质量下降。我国人参产区多数在 6 年生收获参根;少数加工边条参(如吉林省集安县)或石柱参(如辽宁省宽甸县)的人参产区,多栽培 8~10 年或以上收获加工。综合人参的产量和质量水平药效成分的积累动态及医药加工和入药需要,人参的收获年限趋于提早,如 4 年生或 5 年生收获加工。

(3)采收方法:人参收获期确定之后,提前半个月拆除参棚。起参时先用工具将畦帮两边刨开,以接近参根边行为度,接着从参畦一端开始按栽参行一行一行地挖或刨,深度刨至畦底,以不伤根断须为度。起出来的参根,抖去泥土,头对头、尾向外装入木箱或条筐中运至加工厂。尽量做到边起、边选、边加工,防止在日光下长时间曝晒或雨淋,仓储水参时间不宜过长,避免堆积过厚,否则易造成参根跑浆、伤热、腐烂而影响成品参加工质量。

【加工】

1. 野山参　通常是将采挖后的野山参浸入水中,待其湿润后用小毛刷轻轻除去泥土,然后用"肘弓"轻轻擦去参纹中的泥土,再用铁钩钩住人参的茎,挂在线绳上,让其自然晾干或晒干,或者用烘箱烘干即可。

2. 保鲜参　鲜参清洗干净沥干表面水分后,喷高度酒密封于袋内,易于保存的鲜参。

3. 白干参　将鲜参去皮、去腿须晒干而成。

4. 生晒参　①选参:将不适宜加工成红参的个大、体短、须多、根形不好浆气不足的鲜参以及须少、腿短、有病瘢的鲜参选用来加工生晒参,其中,体大浆足、须芦齐全、无破瘢的鲜参可用于加工全须生晒参。②刷洗:用洗参机刷洗参根,使其达到洁净为止,去掉污物、病瘢,但不要损伤表皮。③下须(指加工普通生晒参):将拟加工成普通生晒参的鲜参,经清洗后下须,除留下主根上较大的侧支外,其余全部下掉。④晒参:将刷洗干净的鲜参,按大、中、小分别摆放于晒参帘上,置于阳光下晾晒 1～2 d,使参根大量失水。⑤熏蒸:将经日晒的鲜参,装入特制的熏箱内,用硫黄熏蒸 12 h。每 50 kg 鲜参需用硫黄量为 50～100 g。硫黄熏蒸的作用,一是能够加快参根的干燥,二是防止贮存时虫蛀,三是可使参根洁白。由于熏蒸可能污染生晒参,大多数已不采用。未经熏蒸的生晒参俗称原皮生晒参。⑥烘干:将熏蒸后的参根,放于温度为 30～40 ℃的烘干室内进行烘干,每隔 15～20 min 排 1 次潮气。烘干温度过高,会影响成品参的色泽。在烘干过程中,可向参根适量喷洒 45 ℃左右的温水,以保证主根内外一齐干,避免抽沟。烘至参根含水量为 13% 以下时,便可达到成品参含水量要求。⑦绑须(指全须生晒参):用喷雾器喷雾须根或用湿棉布盖在须根上,使其吸水软化,以便于整形绑须。绑须时,用白棉线捆绑于须根末端,使其顺直。此后,再干燥 1 次,即成商品全须生晒参。

5. 红参　①清洗:采用人工清洗、滚筒式洗参机、高压雨水状喷淋冲洗式洗参机、超声波洗参机等方法洗去参根上的泥土,保持其他部位的完整,无损伤。②洗去参根上的泥土,保持其他部位的完整,无损伤。③蒸制:锅灶蒸参法主要包括装屉、蒸参和出屉。蒸制时间一般从上元气开始计算到停火为止,参茎和 8～10 年生大货需 3 h 左右,6～7 年生一等货需 170 min,二等货需 160 min,三等货以下需 150 min。上屉蒸制时的温度为 80 ℃,从上元气开始,温度升至 95～99 ℃,直到停火为止,温度应保持 99 ℃。停火后,温度逐渐下降,使参根慢慢冷却到一定温度,以防造成参根破裂。上元气前用猛火,从上元气开始到停火为止,用缓火保持温度。不能随便加火或撤火,以避免因温度急剧上升或下降而造成参根破裂或熟化度欠佳。采用蒸参机蒸制人参,温度和蒸汽压力可以自动控制,使用方便,工作效率较高。蒸制过程由升温升压、恒温恒压和降温降压 3 个阶段组成。④晾晒:将蒸制好的参根摆放于晒参帘上,置于日光下晾晒。晾晒时间不能少于 4 h。一般是白天晾晒,晚间烘干。这样可以加快人参干燥速度,改善红参色泽。⑤高温烘干:烘干是影响红参质量的关键工序。目前最理想的烘干方法是远红外负压烘干法。一般高温烘干的最适温度为 70 ℃。高温烘干的时间一般为 5 h,如果因天气不好未能晾晒或干燥室湿度过低,可适当延长 1 h。经高温烘干后,参根大量失水,主根含水量约 45%,芋须和中尾根含水量约 30%,须根含水量仅达 10% ~ 13%。⑥打潮:经高温烘干的人参,支根及须根含水量较少,易折断,不便于实施下道工序,因此必须打潮软化。打潮方法有:喷雾状温水浸润法,此方法工作效率高,浸润彻底,但因参根各部位含水量不一,易造成浸润不均;湿棉布覆盖浸润法,虽然浸润均匀性较好,但因所需时间长,易使参根变酸、发霉;蒸汽熏浸法,本法浸润时间短,工作效率高,不会引起人参变质,值得推广;低温水雾渗浸法,此法不易控制蒸汽通入量,浸润时间较蒸汽熏浸法长。⑦下须:首先剪掉主体上的毛毛须。在修剪须根时,较细的须根应短留,较粗的须根应长留,一般要求须茬直径为 3 mm 为宜,这样留下的须根虽然长短不一,但粗细匀称适中。剪下的须根,按长短、粗细分类放置,并且按商品要求捆成小把,以备加工各类红参须。⑧低温烘干:将剪完须的参根,按大、中、小分别摆放于帘上,置于干燥室内进行低温烘干。干燥室内的温度应控制在 30 ~ 35 ℃范围内。⑨分级:将加工完毕的红参,根据商品要求,按照规格、等级标准,进行挑选配支,应做到规格合理,等级准确。⑩包装:按红参规格、等级分别进行包装。

6.精制红参　①选料:原料红参条形顺直,长度达边条参标准。颜色浅棕红,芦、主根、中尾完整,外表无颜瘢痕,无破裂,无黄皮、白皮、锈肤皮,无抽沟,内含充盈,撞手性好,颜色统一性好,有光泽。②配支:按不同规格、单支重量和具体支数规定,进行合理配支。在配支时,单支重量误差应控制在 10% 以内。当发现支数正确而总重超重时,要挑出较重人参,换上单支轻的人参。每次调整至少应 2 ~ 3 支以上,不允许一次仅换一支,这样才能保证大小均匀。分支时,要对原料红参作适当修剪,挖尽芦头顶碗内的茎痕,以免影响产品美观。若红参无芦,要配上与红参大小相应的芦。修剪中尾时,只能保留 1 ~ 2 条,要将多余条数剪去。中尾长度超长、过细,都要适当修剪。③浸润:浸润方法有 3 种:将人参以单件为单位放入罩帘内,再放入凉开水内浸没 1 ~ 2 s,稍控干(无滴水),即放入布袋内,浸润水温不能超过 50 ℃;将布袋单层摆放在参帘内,用均匀雨状水喷洒,以布袋均匀湿润无滴漏为好;将人参从布袋内取出,分隔均匀摆放,取白棉布浸入凉开水或开水中,拧半干,覆盖在人参帘卜,湿盖布与红参不直接接触,8 h 后完成浸润。浸润后红参水分含量控制在约 25% 左右,不宜超过 30%。④软化:软化在汽热或电热式专用不锈钢蒸箱中进行。将浸润好的红参放入棉布袋中。扎紧布袋口,放入蒸参专用木制帘内。在 100 ℃温度以内熏蒸 15 min。⑤单支造型:选用宽为 90 ~ 100 mm 的模具,每次单支造型数量,按红参重量计算为100 g。先将模具内铺垫好无毒薄膜,再将每支红参肩对齐、芦头上翘并紧顶模具堵头,并排紧密摆放于模具内,挤紧后盖严薄膜,置于全自动循环工作压力机上进行单支造型。将压力机的工作压力调到 0.25 MPa,保压 8 ~ 10 s。⑥总体造型:在模具内铺以塑料薄膜,然后根据不同品种、不同规格成品参对层数及每层支数的要求,将参摆放于模具内。摆放时,要求肩对齐,芦头上翘,上层和下层支数一致,芦头方向一致,参与参之间小留空隙且不允许突入塑料薄膜,各层间变头大小应均匀搭配。摆装好后,盖严薄膜并盖上凸模,放在压力机上压形。压力大小为 250 ~ 400 kPa,保压时间为 8 ~ 10 s。⑦保压:总体成型后,将人参连同模具立即放入保压机中保压。保压的目的是克服人参的恢复性形变。保压环境温度 15 ℃,工作压力约为 350 kPa,保压时间 4 ~ 6 h。⑧定型:保压完成后,将模具拆开,小心取出人参块,整齐平放在烘干帝内,置于环境温度 15 ℃,相对湿度70%,通风良好的室内。定型时间 4 h 以上。⑨烘干:二次加工后的精制红参需在低温下烘干,适宜温度为 30 ℃。⑩包装:完成贴体包装、商品包装。

7.活性参　将鲜人参置于真空低温冷冻速干设备中使之干燥的人参,其保持着鲜参的原有状态,并且保持着人参原有的营养成分。

8.糖参　选取体形不好的鲜参,刷洗干净,分级分等,分别绑成把。将其放入蒸锅内,参的头向下放在水中煮,大约蒸煮 5 min,参体外软内硬,捞出置于冷水中浸泡10 ~ 20 min。取出稍晾,用排机针向参体上扎眼,翻动扎遍全体,再放入缸内。把熬制好的白砂糖浆趁热倒入缸内,淹没全部人参,浸泡 3 ~ 4 d 取出,滤净浮糖,装入箱内再用硫黄熏白。取出重新放入小缸,用 110 ℃的热糖浆灌第二次糖,也可灌三次糖。取出刷掉麦面的糖浆,放在 40 ~ 45 ℃的干燥房内烘干。干后断面白色、表面白色,以用针扎不进去为准。

9.掐皮参　选择皮嫩浆足、脖长膀圆的横灵体人参为原料,刷洗干净,用 70 ℃的热水煮 2 ~ 3 min,再取出进行刷白,按大小分好等级,并捆成小把,继续蒸煮。在参体上排针,细腿及须子可不排针。装入缸内,用熬好的 100 ℃糖浆灌糖。24 h 后取出控净附糖,稍晾后重放入缸内灌第二次糖,24 h 后取出,用温水冲去附带的糖,控净后上屉蒸参。约15 ~ 20 min 后出屉烘烤至参皮发白时,平放在玻璃盘内。用刀尖在人参主体上由上至下顺体压印,印距 2 mm 左右,压遍全体。支根不压印,压后,用一些灌糖的参腿对称地绑好须腿。接须处要削茬使之吻合,用白线螺旋状绑起。再进行烘干、待售。

【成品性状】

1.野山参　分为三等八级。

(1)三等。特等:干货,纯野山参的根部。芦为三节芦,圆芦、堆花芦分明,个别有双芦或三芦以上;艼为枣核艼,艼大小不得超过主体 40%,须长下伸,色正有光泽;体为灵体、疙瘩体,黄褐色或淡黄白色,腿分档自然;主体上部的环纹细而深,紧皮细纹,不跑纹;须细而长,疏而不乱,柔韧不脆,有珍珠点,无伤残。不抽沟,无瘢痕、水锈。一等:干货,纯野山参的根部。芦为三节芦或两节芦,个别有双芦或三芦以上,芦碗较大;艼为枣核艼或毛毛艼,艼不得超过主体50%,须长下伸,色正有光泽;体为顺体、过梁体,黄褐色或淡黄白色,腿分档自然;主体上部的环纹细而深,紧皮细纹,不跑纹;须细而长,疏而不乱,柔韧不脆,有珍珠点,主须无伤残。不抽沟,无瘢痕、水锈。二等:干货,纯野山参的根部。芦为两节芦、缩脖芦,芦碗较粗,芦头排列扭曲,有残缺、瘢痕、水锈;艼大或无艼,有残缺、瘢痕、水锈;体为顺体、笨体、横体,黄褐色或淡黄白色,皮较松,抽沟,体小、艼变,有瘢痕、水锈;主体上部的环纹不全,断纹或环纹较少;细而长,柔韧不脆,有珍珠点,有部分伤残及水锈。

(2)八级。特级:单支重量不少于15 g。一级:单支重量小于15 g,但不少于12 g。二级:单支重量小于12 g,但不少于9 g。三级:单支重量小于9 g,但不少于7 g。四级:单支重量小于7 g,但不少于5 g。五级:单支重量小于5 g,但不少于3 g。六级:单支重量小于3 g,但不少于1.3 g。七级:单支重量小于1.3 g。

2. 林下参　分为三等七级。

(1)三等。一等:芦长,有两节芦或三节芦,芦碗较大;艼大小不超过主体40%,无瘢痕、水锈;灵体、短体,淡黄白色,有光泽,腿分档自然,不抽沟,无瘢痕、水锈;环纹细而深;须长,柔韧性好。二等:有两节芦或三节芦,多为竹节芦,芦碗较大;艼大小不超过主体50%,无水锈;顺体、过梁体,笨体,有光泽,无抽沟,无瘢痕、水锈;环纹粗而浅或断纹、跑纹;较长,不清疏,柔韧性差。三等:有两节芦,多为竹节芦、缩脖芦,芦碗较小;艼大,有伤残水锈;艼变或没艼,有伤残、水锈;纹残缺不全;须较短,不清疏,柔韧性差。

(2)七级。一级:单支重量不少于25 g。二级:单支重量小于25 g,但不少于20 g。三级:单支重量小于20 g,但不少于15 g。四级:单支重量小于15 g,但不少于10 g。五级:单支重量小于10 g,但不少于5 g。六级:单支重量小于5 g,但不少于2.5 g。七级:单支重量小于2.5 g。

3. 园参　分为三等十级。

(1)三等。一等:主根呈圆柱形,芦须齐全,表面白色或黄白色,无水锈,无抽沟,无黄皮。质地坚实,有粉性,无空心。气香,味甘、微苦。无虫蛀、霉变、破损、瘢痕。二等:主根呈圆柱形,芦须较齐全,表面白色或较深,轻度水锈,抽沟,轻度黄皮。质地坚实,有粉性,无空心。气香,味甘、微苦。无虫蛀、霉变,轻度破损、瘢痕。三等:主根呈圆柱形,芦须严重残缺,表面黄白色或较深,有水锈,有抽沟,有黄皮。质地坚实,有粉性,无空心。气香,味甘、微苦。无虫蛀、霉变,有破损、瘢痕。

(2)十级。根据每500 g所包含数量分为十级。14 支:单支重量不少于35.8 g。16 支:单支重量不少于31.3 g。20 支:单支重量不少于25.0 g。25 支:单支重量不少于14.0 g。35 支:单支重量不少于14.0 g。45 支:单支重量不少于11.1 g。60 支:单支重量不少于8.3 g。80 支:单支重量不少于6.3 g。100 支:单支重量不少于5.0 g。混等:大小无要求。

4.普通红参　主根呈圆柱形,以芦短、身粗、腿短为特征。表面棕红色或淡棕色,半透明,有光泽。质硬而脆,断面平坦、光洁、角质样。按照每 500 g 所含人参支数为标准,分为 20、32、48、64、80、小货 6 个规格。

5.边条红参　由栽培 7~9 年的边条鲜人参按红参加工方法加工制成。边条红参主根呈圆柱形,芦长、体长、腿长。表面红棕色,半透明,有光泽。肩部有环纹,呈淡棕色或杂有黄色。有 2~3 条支根,较粗。根茎上有茎痕 7~9 个。质硬而脆,断面平坦、光滑、角质样。以每 500 g 所含支数为标准,分为 16、25、35、45、55、80、小货等 7 个规格。

6.全须生晒参　完整地保留人参各个部位的特征,芦、体、须齐全。表面黄白色,有抽沟,体质较轻。断面白色或黄白色,皮层和髓部明显,常有大小不等的裂隙。商品按单支重量区分为 4 个等级。

7.生晒参　按每 500 g 含有的支数和体表有无破瘢,区分为 5 个等级。

【包装】可选用无公害材料进行包装。包装袋上要注明品名、规格、产地、批号、包装日期、生产单位、采收日期、贮藏条件、注意事项,并附有质量合格的标志。标签应符合 GB/T 191—2008 的规定。

【贮存】置阴凉干燥处贮藏,贮藏过程中注意防潮、防鼠、防虫蛀、防霉变、防串味等。应符合 SB/T 11094—2014、SB/T 11095—2014 的规定。

【质量标准】

1.水分　不得过 12.0%。

2.总灰分　不得过 5.0%。

3.重金属及有害元素　铅不得过 5 mg/kg;镉不得过 1 mg/kg;砷不得过 2 mg/kg;汞不得过 0.2 mg/kg;铜不得过 20 mg/kg。

4.其他　有机氯类农药残留量含五氯硝基苯不得过 0.1 mg/kg;六氯苯不得过 0.1 mg/kg;七氯(七氯、环氧七氯之和)不得过 0.05 mg/kg;氯丹(顺式氯丹、反式氯丹、氧化氯丹之和)不得过 0.1 mg/kg。

5.含量测定　按干燥品计算,含人参皂苷 Rg_1 和人参皂苷 Re 的总量不得少于 0.30%,人参皂苷 Rb_1 不得少于 0.20%。

三七

【别名】田七、参三七、汉三七、旱三七、田三七、田漆、滇七、山漆、金不换、文山七。

【来源】本品来自五加科植物三七 *Panax notoginseng*(Burk.)F. H. Chen 的干燥根。

【产地】主产于云南文山州各县,文山县、砚山县、马关、西畴、广南、麻栗坡、富宁、邱北等,另广西田阳、靖西、田东、德保等地也有种植。云南文山州历史悠久、产量大、质量好,习称"文三七""田七",为著名的道地药材。

【采收】选择 3 年生三七采挖,即种子育苗 1 年成种苗(子条),种苗大田种植 2 年。春三七最适宜采收时期是 9—10 月份;冬三七最适宜采收时期是 12 月至次年 2 月。

采挖前 15 d 左右,揭掉三七棚上遮阳网(杉树枝荫棚直接用木棍或竹竿敲掉),以便放阳、放雨露,促进三七块茎增重和有机物质积累。选择晴天采挖。采用自制竹木或小棍撬挖。从畦床头开始,朝另一方向按顺序挖取,防止漏挖。采挖时应防止伤到根和根茎,保持根系完整,避免根须折断。

采挖出的三七在田间翻晒半日,待根皮水分稍蒸发,抖去泥土,折去根茎上的茎秆,用竹筐和透气编织袋运回加工。

【加工】

1. 分拣　三七运回后不能堆置,及时在洁净晾晒场(光照和通风条件好,清洁卫生,最好有防雨棚)摊开进行分拣。用不锈钢剪刀分别将三七根部的剪口、主根、筋条(大根)、毛根(细根)部位分别剪下。

2. 晾晒　三七分拣后,将剪口、主根、筋条部位直接摊开在太阳下晾晒,毛根用清水清洗后再晾晒。晾晒过程中要防止雨淋和堆捂发热。晾晒期间,每日翻动 1~2 次,并注意检查,如有霉烂,及时剔除。

3. 堆捂回软　将晾晒发软的三七剪口、主根和筋条,及时堆捂回软,边晒边堆,如此反复 3~5 次至三七干透。

4. 筛灰　将晒干三七放在用铁丝及竹条制成的铁丝网筐或用篾条制作好的筛框内,将三七根上泥土等杂质筛除干净。

5. 打磨抛光　本工序可根据需要选用或不选用。将经干燥筛灰后的三七主根与抛光物共置抛光器具中打磨至三七主根外表光净、色泽油润时取出,将三七头子与抛光物分离开,即可得出商品三七。抛光器具可用滚筒等。抛光物有 2 种组合:一是粗糠、稻谷、干松针段组成;二是荞麦、干松针段组成。

6. 产地初分级　将三七主根置于拣选台上,按个头大小进行分类,再按规格、等级和感观进行分级。剪下须根的晒干即得"七根"。剪下的芦头称为"剪口",较粗的支根称为"筋条",细小支根和须根称为"绒根"。

【成品性状】春三七以身圆肥滑、外形饱满、无明显凹纹、体坚实,断面菊花芯明显,无裂隙,呈墨绿色,为上品;冬三七外形干瘪,外皮皱纹拉槽明显,体轻质泡,断面有裂隙,品质相对较差。

按每市斤(500 g)三七头子的个数为标准,将三七头子划分成不同的等级,现在常用的等级有 10 头、20 头、30 头、40 头、60 头、80 头、120 头、160 头、无数头等 9 个;粗支根加工干燥后得到的成品有筋条和大根两个等级;细支根和须根加工干燥后的成品是毛根。

【包装】可选用无公害材料进行包装。包装袋上要注明品名、规格、产地、批号、包装

日期、生产单位、采收日期、贮藏条件、注意事项,并附有质量合格的标志。标签应符合 GB/T 191—2008 的规定。

【贮存】置阴凉干燥处贮藏,贮藏过程中注意防潮、防鼠、防虫蛀、防霉变、防串味等。应符合 SB/T 11094—2014、SB/T 11095—2014 的规定。

【质量标准】

1. 水分　不得过 14.0%。

2. 总灰分　不得过 6.0%。

3. 酸不溶性灰分　不得过 3.0%

4. 重金属及有害元素　铅不得过 5 mg/kg;镉不得过 1 mg/kg;砷不得过 2 mg/kg;汞不得过 0.2 mg/kg;铜不得过 20 mg/kg。

5. 浸出物　用甲醇作溶剂,不得少于 16.0%。

6. 含量测定　按干燥品计算,含人参皂苷 Rg_1、人参皂苷 Rb_1 和三七皂苷 Re 的总量不得少于 5.0%。

三棱

【别名】京三棱、黑三棱、荆三棱、光三棱、琴根、红蒲根、泡三棱、三棱草根、薄草根、山棱、山林、草三棱、削尖都尉。

【来源】本品来自为黑三棱科植物黑三棱 *Sparganium stoloniferum* Buch. –Ham. 的干燥块茎。

【产地】分布于我国东北、黄河流域、长江中下游各地及西藏。道地产区主产于江苏、河南、山东、江西、安徽等地。

【采收】地上茎枯黄时即可采收,挖前 10～15 d 排水晾地。割去地上茎叶,留 10～15 cm 茬,用锹挖或拔出,根茎用三棱叶盖好,以防失水后不易去皮。

【加工】用刀刮去皮,将毛根里皮刮至呈粉白色处为度。晒干,晒时不可让雨水、露水淋湿,以免变质。

【成品性状】干货。呈圆锥形,略扁,长 2～6 cm,直径 2～4 cm。表面黄白色或灰黄色,有刀削痕,须根痕小点状,略呈横向环状排列。体重,质坚实。气微,味淡,嚼之微有麻辣感。统货。

【包装】可选用无公害材料进行包装。包装袋上要注明品名、规格、产地、批号、包装日期、生产单位、采收日期、贮藏条件、注意事项,并附有质量合格的标志。标签应符合 GB/T 191—2008 的规定。

【贮存】置阴凉干燥处贮藏,贮藏过程中注意防潮、防鼠、防虫蛀、防霉变、防串味等。应符合 SB/T 11094—2014、SB/T 11095—2014 的规定。

【质量标准】

1. 水分　不得过 15.0%。

2. 总灰分　不得过 6.0%。

3. 浸出物　用稀乙醇作溶剂,不得少于 7.5%。

大黄

【别名】将军、黄良、火参、肤如、蜀大黄、锦纹大黄、牛舌大黄、锦纹、生军、川军。

【来源】本品来自蓼科大黄属植物掌叶大黄 *Rheum palmatum* L. 、唐古特大黄 *Rheum tanguticum* Max1m. ex Balf. 或药用大黄 *Rheum officinale* Baill. 的干燥根及根茎。

【产地】主要分布在西北、西南、华北、东北等地,主要产于甘肃、湖北、四川、青海等地,尤以甘肃礼县和华亭、湖北利川等地最著名,多野生或栽培于海拔 2000～4000 m 的山坡石砾地带。

【采收】移栽后第 4 年(五年生植株)的 10 月下旬至 11 月,地上部分完全枯萎后、土壤冻结前采挖,或在春季 3 月下旬至 4 月,土壤解冻后、出苗前采挖。

选择晴天,将根及根茎挖出,去净地上残叶、须根,抖去泥土砍去芦头后放入箩筐等容器运回。采收时要求深挖,减少断根,有条件的产地可采用挖机采挖。

【加工】按大黄根及根茎大小分类,产地加工方法主要有以下 3 种:①新鲜药材洗净泥沙,横切成 4～6 cm 厚的块段晒至半干或在 40～60 ℃烘至半干,堆放发汗,干燥。有条件的可以建立产地初加工场所,以便集中处理。②新鲜药材洗净泥沙,晒干,刮去粗皮,横切成 7～10 cm 的块段即可。③除去细根,刮去外皮,切瓣或段,绳穿成串干燥或直接干燥。

【成品性状】本品呈类圆柱形、圆锥形、卵圆形或不规则块状,长 3～17 cm,直径 3～10 cm。除尽外皮者表面黄棕色至红棕色,有的可见类白色网状纹理及星点(异型维管束)散在,残留的外皮棕褐色,多具绳孔及粗皱纹。质坚实,有的中心稍松软,断面淡红棕色或黄棕色,显颗粒性;根茎髓部宽广,有星点环列或散在;根木部发达,具放射状纹理,形成层环明显,无星点。气清香,味苦而微涩,嚼之黏牙,有砂粒感。

依产地分为西大黄、南大黄等规格。西大黄指产于青海、甘肃的大黄;南大黄指产于四川东部、湖北、陕西三省毗邻地带的大黄。

1. 西大黄

(1)蛋片吉:半圆形块,一面微凸,另一面较平坦。表面黄棕色,断面淡红棕色或黄棕色,具放射状纹理及环纹,有清香气,味苦、微涩。一等:每千克 8 个以内,糠心不超过 15%。二等:每千克 12 个以内,余同一等。三等:每千克 18 个以内,余同一等。

(2)苏吉:不规则圆柱形,其余外观特征同上。一等:每千克 20 个以内,糠心不超过

15%。二等:每千克 30 个以内,余同一等。三等:每千克 40 个以内,余同一等。

2. 南大黄　类圆柱形,形如马蹄,表面黄褐色或黄棕色,断面黄褐色,富纤维性,气微清香,味涩、苦。一等:横切成段,长 7 cm 以上,直径 5 cm 以上,无枯糠、糊黑、水根及其他质量变异现象。二等:大小不分,间有水根,最小头直径不低于 1.2 cm。

【包装】可选用无公害材料进行包装。包装袋上要注明品名、规格、产地、批号、包装日期、生产单位、采收日期、贮藏条件、注意事项,并附有质量合格的标志。标签应符合 GB/T 191—2008 的规定。

【贮存】置阴凉干燥处贮藏,贮藏过程中注意防潮、防鼠、防虫蛀、防霉变、防串味等。应符合 SB/T 11094—2014、SB/T 11095—2014 的规定。

【质量标准】

1. 水分　不得过 15.0%。

2. 总灰分　不得过 10.0%。

3. 浸出物　热浸法测定,不得少于 25.0%。

4. 含量测定　本品按干燥品计算,以芦荟大黄素、大黄酸、大黄素、大黄酚和大黄素甲醚的总量计,含总蒽醌不得少于 1.5%;含游离蒽醌不得少于 0.20%。

山药

【别名】薯蓣、藤、山落、土藩、落英、谱薯、署预、诸暑、署豫、山芋、王芋、蛇芋、薯药、山薯、山薯蓣、野白薯、扁子薯、佛掌薯、玉延、延草根、修脆、儿草根、怀山药、怀山、淮山药、淮山、野山豆、山板术、白苕、九黄姜、白药子、白山药、铁拐山药、铁棍山药、山药薯。

【来源】本品来自薯蓣科多年生蔓生草本植物薯蓣 *Dioscorea opposita* Thunb. 的干燥块根。

【产地】主产地河南博爱、武陟、温县等地,山西、陕西、山东、河北、浙江、湖南、四川、云南、贵州、广西等地也有栽培。以广西、河北、河南等地为主的几大产地构成了国内主要山药栽培区。

【采收】在 10 月底至 11 月初,当植株地上部分变黄枯死后,即可采收地下块茎。先将支架及茎蔓一起拔掉,接着抖落茎蔓上的山药豆子,并将其收集起来。使用山药铲进行人工挖掘,先在垄的一端开挖出 1 m 左右深,60 cm 见方的土坑,土坑挖好后,根据山药块茎和须根生长的分布习性,挖掘山药,也可以用小型拖拉机带一个挖掘机,从山药沟一边开始,向前推进。

【加工】

1. 毛山药　山药根茎切去上端芦头后,用水洗去泥沙,除净须根,刮净外皮,用清水浸泡 24 h,再洗去黏胶质,然后取出晾干表面水分,放入硫黄柜内熏至透心(每 100 kg 用硫黄 0.8 ~ 1.0 kg），淋干渗出的水分，再用清水过洗，摊在太阳下曝晒至外皮稍干硬时放入竹篓中堆闷 2 ~ 3 d，反复数次，直到内部干燥为止。

2. 光山药　将毛山药进行挑选，除出较小个体，放入硫黄柜以少许硫黄再熏 1 次（每 100 kg 用硫黄 0.5 kg），然后把毛山药放入冰水缸中浸泡 1 ~ 2 d 至无硬心时捞出，用清水洗净，置于竹垫上晾晒至表面出现白霜，干湿适度、软硬适宜时，用辊轴机搓成圆柱状。

3. 冻干山药　①清洗：先用果蔬清洗设备洗去山药表皮的泥土，也要注意轻拿轻放，避免外皮损伤。②去皮护色：人工用不锈钢刀去皮。去皮后的山药表面无黑点、光滑、色白，马上放入 1% 的食盐水溶液中，完全浸入护色保存。护色过程中，每批浸入的山药至多经过 2 h 存放后，要及时进行后步工序的加工处理，否则也易氧化变色。③切片：从护色槽中取出山药，用流动水冲洗 1 遍，用切片设备切成用户要求的片状或块/条状，片的厚薄、大小可自调。④摆盘：切片后的山药经计量、装盘、摆匀，尽快送入食品冻干机的干燥室中。如果暴露于常温大气中时间过长，极易氧化。⑤真空冷冻干燥（冻干）：在食品冻干机设备中将山药干燥，料温不宜过高，干燥至水分分达 5% 以下。⑥包装：干燥完毕的原料经挑选除去异、杂物。按用户要求计量、包装。成品入库保存。

4. 无硫山药　生山药，除去发霉变质的生山药及杂质，洗净。切 3 ~ 4 mm 的厚片，置不锈钢蒸制容器内，将山药与护色液（1.5% 的柠檬酸、2.5% 氯化钠、0.5% 氯化钙）按 1∶1.5 的比例浸泡 3 h 后取出。放入山药烘干机内，60 ℃ 干燥至山药饮片含水量不得过 9.0% 时取出，放凉，筛去碎屑，包装，即得。

【成品性状】本品略呈圆柱形，弯曲而稍扁，长 15 ~ 30 cm，直径 1.5 ~ 6.0 cm。表面黄白色或淡黄色，有纵沟、纵皱纹及须根痕，偶有浅棕色外皮残留。体重，质坚实，不易折断，断面白色，粉性。无臭，味淡、微酸，嚼之发黏。分光山药和毛山药 2 种规格。

1. 光山药　一等：长 15 cm 以上，直径 2.3 cm 以上，无裂痕、空心、炸头、杂质、虫蛀、霉变。二等：长 13 cm 以上，直径 1.7 cm 以上，余同一等。三等：长 10 cm 以上，直径 1 cm 以上，余同一等。四等：不分长短，直径 8 mm 以上，间有碎块，余同一等。

2. 毛山药　一等：长 15 cm 以上，中部直径 3 cm 以上，无破裂、黄筋、空心、杂质、虫蛀、霉变。二等：长 10 cm 以上，中部直径 2 cm 以上，余同一等。三等：长 7 cm 以上，中部直径 1 cm 以上，间有碎块，余同一等。形，两端平齐，长 9 ~ 18 cm，直径 1.5 ~ 3.0 cm。表面光滑，白色或黄白色。

3. 山药片　呈不规则厚片，皱缩不平，切面白色或黄白色，质坚脆，粉性。气微，味淡，微酸。

【包装】可选用无公害材料进行包装。包装袋上要注明品名、规格、产地、批号、包装日期、生产单位、采收日期、贮藏条件、注意事项，并附有质量合格的标志。标签应符合 GB/T 191—2008 的规定。

【贮存】置阴凉干燥处贮藏，贮藏过程中注意防潮、防鼠、防虫蛀、防霉变、防串味等。

应符合 SB/T 11094—2014、SB/T 11095—2014 的规定。

【质量标准】

1. 水分　毛山药和光山药不得过 16.0%；山药片不得过 12.0%。

2. 总灰分　毛山药和光山药不得过 4.0%；山药片不得过 5.0%。

3. 二氧化硫残留量　毛山药和光山药不得过 400 mg/kg；山药片不得过 10 mg/kg。

4. 浸出物　冷浸法测定，毛山药和光山药不得少于 7.0%；山药片不得少于 10.0%。

川贝母

【别名】英母、川贝、虻、黄虻、苗、贝母、空草、贝父、药实、苦花、苦菜、勤母、尖贝母、尖贝、卷叶贝母、棱砂贝母、雪山贝、乌花贝母、暗紫贝母、甘肃贝母、小贝母、商草、母龙精、阿皮卡（藏族名）。

【来源】川贝母 *Fritilaria cirrhosa* D. Don、暗紫贝母 *Fritilaria unibracteata* Hsiao et K. C. Hsia、甘肃贝母 *Fritilaria przewalskii* Maxim. 、棱砂贝母 *Fritilaria delavayi* Franch. 、太白贝母 *Fritilaria taipaiensis* P. Y. Li 或瓦布贝母 *Fritilaria unibracteata* Hsiao et K. C. Hsiavar. wabuensis（S. Y. Tanget S. C. Yue）Z. D. Liu，S. Wang et S. C. Chen 的干燥鳞茎。

【产地】松贝：又名松潘贝、松贝母。为产于四川松潘地区的川贝母。为植物卷叶贝母和暗紫贝母的鳞茎。为松贝中个体较小者称为珍珠贝。

青贝：又名青贝母。为产于青海、四川、云南等地的川贝母。为卷叶贝母和暗紫贝母的鳞茎。品质亦优。

炉贝：又名知贝、知贝母、炉贝母、虎皮贝、虎皮贝母等。为产于甘肃等地的川贝母。为植物棱砂贝母的鳞茎。

岷贝：又名岷贝母。为产于甘肃地区的川贝母。为植物甘肃贝母的鳞茎。

平贝：又名平贝母。为产于东北地区的川贝母。为植物平贝母 *Fritillaria ussuriensis* Maxim 的鳞茎。

西贝：又名新疆贝、新疆贝母、伊犁贝母、天山贝母、伊贝、伊贝母、生贝、生贝母、西贝母。为植物伊贝母 *Fritillaria pallidiflora* Schrenk，或新疆贝母 *Fritillaria walujewii* Regel. 和滩贝母 *Fritillaria karelinii*（Fisch）Baker. 的鳞茎。

北贝：为植物一轮贝母 *Fritillaria maximowiczii* Freyn 的鳞茎。主产于华北等地。

冲松贝母：为同属植物冲松贝母 *Fritillaria cirrhosa* D. Donvar. paohsinensis S. C. Chen 的鳞茎。主产于四川西部地区。

太贝：为同属植物太白贝母的鳞茎。主产于陕西太白山。

【采收】家种贝母，用种子繁殖的，播后第 3 年或第 4 年收获。鳞茎繁殖的，播种第 2 年 6—7 月倒苗后收获。家种、野生均于 6—7 月采收。选晴天挖起鳞茎，清除残茎、泥土；挖时勿伤鳞茎。采挖野生贝母，用特制的鸟喙状弯形挖药锄轻轻插入土中，往上搬动,贝母鳞茎即露出土面。

【加工】贝母忌水洗,挖出后要及时摊放晒席上;以1d能晒至半干,次日能晒至全干为好,切勿在石坝、三合土或铁器上晾晒。切忌堆沤,否则冷油变黄。如遇雨天,可将贝母鳞茎窖于水分较少的沙土内,待晴天抓紧晒干。亦可烘干,自平贝母进烘干室起火加温开始,第1个昼夜室内温度保持在45 ℃,第2个昼夜室内温度保持在50 ℃,第3个昼夜室内温度保持在55 ℃。最高不能超过60 ℃。第1个昼夜每隔1 h排放潮气1次,第2个昼夜每隔2 h排放潮气1次,第3个昼夜每隔3 h排放潮气1次,有条件可安装引风机或自动调湿装置。一般经3~4 d即可全部烘干。在加工过程中,每隔4 h左右用于轻轻将贝母鳞茎翻动1次,根据鳞茎干燥程度,每隔一段时间适当调换烘干盘的位置,使其受热均匀,干燥一致。在干燥过程中,贝母外皮未呈粉白色时,不宜翻动,以防发黄。翻动用竹、木器而不用手,以免变成"油子"或"黄子"。贝母干燥后,装满麻袋的1/3,2人扯住四角,用力来回晃动,使平贝母干燥鳞茎在袋中互相冲撞,撞去须根、鳞茎皱皮和附在鳞茎上的泥土,即为成品。

【成品性状】

按照产地分为松贝、青贝、炉贝。

1. 松贝 呈类圆锥形或近球形,高0.3~0.8 cm,直径0.3~0.9 cm,表面类白色。外层鳞叶两瓣、大小悬殊,大瓣紧抱小瓣,未抱部分呈新月形,习称"怀中抱月",顶端闭合,内有类圆柱形、顶端稍尖的心芽和小鳞叶1~2枚;先端钝圆或稍尖,底部平,微凹入,中心1灰褐色鳞茎盘,偶有残存须根。表面白色,体结实,质细腻,断面白色、富粉性。全干、无杂质、虫蛀、霉变,气微,味微苦。按照大小和混有开花粒的多少,分为米贝、珍珠、一松、二松、统货,其中珍珠、一松又分为选货和统货两级。米贝:直径0.30~0.45 cm,碎瓣+油粒≤5%。珍珠(精选):直径0.45~0.65 cm,碎瓣+油粒+开花粒≤5%。珍珠(统):直径0.45~0.65 cm,碎瓣+油粒+开花粒≤50%。一松(精选):直径0.65~0.90 cm,碎瓣+油粒+开花粒≤10%。一松(统):直径0.65~0.90 cm,碎瓣+油粒+开花粒≤50%。二松:直径>0.9 cm,碎瓣+油粒+开花粒≤50%。统货:大小不分,碎瓣+油粒+开花粒≤50%。

2. 青贝 类扁球形,高0.4~1.4 cm,直径0.4~1.6 cm,外层鳞叶两瓣,大小相近,相对抱合,顶部开裂、内有心芽和小鳞叶及细圆柱形的残茎。表面白色、细腻、体结。断面粉白色。气微,味淡微苦,全干、无杂质、虫蛀、霉变。分为3个等级。一等(小开花):直径≤1.0 cm,碎瓣+油粒≤20%,芯籽重量占比≤2%。二等(大开花):直径>1.0 cm,碎瓣+油粒≤20%,芯籽重量占比≤2%。统货:大小不分,碎瓣+油粒≤20%,芯籽重量占比≤5%。

3. 炉贝 长圆锥形,高0.7~2.5 cm,底部直径0.5~2.5 cm,表面类白色或浅棕黄色,有的具棕色斑点,外层鳞叶2瓣,大小相近,顶部开裂而略尖,基部稍尖或较钝,味苦,全干、无杂质、虫蛀、霉变。分为 3 个等级。一等(白炉贝):表面类白色,碎瓣＋油粒≤20％。二等(黄炉贝):表面浅棕黄色,有的具棕色斑点,碎瓣+油粒≤20％。

【包装】可选用无公害材料进行包装。包装袋上要注明品名、规格、产地、批号、包装日期、生产单位、采收日期、贮藏条件、注意事项,并附有质量合格的标志。标签应符合GB/T 191—2008 的规定。

【贮存】置阴凉干燥处贮藏,贮藏过程中注意防潮、防鼠、防虫蛀、防霉变、防串味等。应符合 SB/T 11094—2014、SB/T 11095—2014 的规定。

【质量标准】

1. 水分　不得过 15.0％。

2. 总灰分　不得过 5.0％。

3. 浸出物　热浸法测定,用稀乙醇作溶剂,不得少于 9.0％。

4. 含量测定　按干燥品计算,含总生物碱以西贝母碱计,不得少于 0.050％。

川牛膝

【别名】川膝、川牛夕、龙牛膝、拐牛膝、甜牛膝、肉牛膝、大牛膝、白牛膝、天全牛膝、拐膝。

【来源】本品来自苋科植物川牛膝 *Cyathula officinalis* Kuan. 的干燥根。

【产地】主要为栽培品,野生品亦有。其道地产区为四川天全、宝兴、金口河等地。亦主产于四川芦山、洪雅、峨眉山市、峨边、荥经、石棉、汉源、甘洛、越西、盐边、喜德、冕宁、德昌等地。云南、贵州等地亦有分布。

【采收】在播后 3～4 年,"立冬"前后,茎叶枯萎时,割去茎秆,顺行深刨,注意不可刨断。

【加工】刨出后的牛膝,去净泥土,割去芦头和侧根,使主根和侧根均成一堆,然后按根的粗细分级(过细的不能用),放到阳光下晒或用火炕烘,半干后堆放,使内部水分向外蒸发变软后,再晒或烘,如此反复数次,待到九成干时,扎成小捆再晒干。

【成品性状】分为选货和统货。

1. 选货　干货。呈近圆柱形,微扭曲,向下略细或有少数分枝,长 30～60 cm。表面黄棕色或灰褐色,具纵皱纹、支根痕和多数横长的皮孔样突起。质韧,不易折断,断面浅黄色或棕黄色,维管束点状,排列成数轮同心环。气微,味甜。无须根、杂质、虫蛀、霉变。根据直径分为三等。一等:中上部直径大于 1.42 cm。二等:中上部直径大于 1.04 cm,小于 1.42 cm。三等:中上部直径小于 1.04 cm,大于 0.4 cm。

2. 统货　干货。呈近圆柱形,微扭曲,向下略细或有少数分枝,长 30～60 cm。表面黄棕色或灰褐色,具纵皱纹、支根痕和多数横长的皮孔样突起。质韧,不易折断,断面浅黄色或棕黄色，维管束点状，排列成数轮同心环。气微，味甜。中上部直径大于 0.4 cm，无须根、杂质、虫蛀、霉变。

【包装】可选用以纸箱、布袋或透气纤维袋为宜等无公害材料进行包装。包装袋上要注明品名、规格、产地、批号、包装日期、生产单位、采收日期、贮藏条件、注意事项，并附有质量合格的标志。标签应符合 GB/T 191—2008 的规定。

【贮存】置阴凉干燥处贮藏，贮藏过程中注意防潮、防鼠、防虫蛀、防霉变、防串味等。应符合 SB/T 11094—2014、SB/T 11095—2014 的规定。

【质量标准】

1. 水分　不得过 16.0%。

2. 总灰分　取本品切制成直径在 3 mm 以下的颗粒，依法检查，不得过 8.0%。

3. 浸出物　取本品直径在 3 mm 以下的颗粒，照水溶性浸出物测定项下的冷浸法测定，不得少于 65.0%。

4. 含量测定　按干燥品计算，含杯苋甾酮不得少于 0.03%。

川乌

【别名】乌头、川乌头、鹅儿花、即子、毒公、奚毒、鸡毒、乌喙、耿子、五毒根、天雄、漏篮子、千秋。

【来源】本品来自毛茛科植物乌头 *Aconitum carmichaelii* Debx. 的干燥母根。

【产地】主产于四川省江油、平武、青川、安县、布拖等地以及陕西省，湖北、湖南、云南、河南等省亦有种植，为栽培品。

【采收】栽后第 2 年 7 月收获。如遇连续阴雨，块根容易腐烂，可提前采收。最晚不要超过立秋。留种地冬季随挖随栽。

【加工】用锄头刨出块根去掉须根泥土，去掉地上茎叶，将附子和母根分开生晒或烘烤，干后母根即为川乌个，附子为泥附子。

【成品性状】分为选货和统货。

1. 选货　干货。呈不规则的圆锥形，稍弯曲，中部多向一侧膨大。表面棕褐色或灰棕色，皱缩，有小瘤状侧根及子根脱离后的痕迹。顶端残茎<1 cm。质坚实，断面浅黄白色或灰黄色，具粉性。气微，味辛辣、麻舌。无杂质、虫蛀、霉变。

2. 统货　干货。不分长短、大小、产地，达到药用标准者。无杂质、虫蛀、霉变。

【包装】药材包装以纸箱、布袋或透气纤维袋为宜。包装袋上上必须印有毒药标志，要注明品名、规格、产地、批号、包装日期、生产单位、采收日期、贮藏条件、注意事项，并附有质量合格的标志。标签应符合 GB/T 191—2008 的规定。

【贮存】置阴凉干燥处贮藏，贮藏过程中注意防潮、防鼠、防虫蛀、防霉变、防串味等。

应符合 SB/T 11094—2014、SB/T 11095—2014 的规定。

【质量标准】

1. 水分　不得过 12.0%。

2. 总灰分　不得过 9.0%。

3. 酸不溶性灰分　不得过 2.0%

4. 含量测定　按干燥品计算,含乌头碱、次乌头碱和新乌头碱的总量应为 0.05% ~ 0.17%。

附子

【别名】附片、盐附子、黑顺片、侧子等。

【来源】本品为毛茛科植物乌头 *Aconitum carmichaelii* Debx. 的子根的加工品。

【产地】同川乌。

【采收】同川乌。

【加工】附子有剧毒。采收后 24 h 内,应放入胆水(制食盐的副产品,主要成分为氯化镁)内浸渍,以防腐烂,并消除毒性。

1. 泥附子　6 月下旬至 8 月上旬采挖,除去母根、须根及泥沙,习称"泥附子"。

2. 白附片　选用较大或中等大的泥附子加工而成。加工步骤如下。①洗泥:将泥附子置清水中洗净,并去掉残留须根。②泡胆:按每 100 kg 附子,用胆巴 45 kg,加清水(河水、井水等淡水)25 kg 的比例,制成"花水"盛缸内,将洗好的附子放入浸泡 7 d 以上,并每天上下翻动 1 次。附子外表皮色黄亮,体呈松软状为度。若浸泡时间过长则附子变硬;若附子露出水面,则应增加"老水"(泡过附子的胆水),没有"老水"可增加胆水。泡后的附子称为胆附子。③煮附子:先将"老水"倒锅内煮沸,然后将胆附子倒锅内,以"老水"淹没附子为度,一般煮 15 ~ 20 min,上下翻动 1 次,以煮过心为止,捞起倒入缸内,再用清水和"老水"各半,浸泡 1 d,称冰附子。④剥皮:捞起冰附子,剥去外皮,用清水和白水(漂过附片的水)各半混合,浸泡 1 夜,中间搅动 1 次。⑤切片:捞起剥皮后浸泡过的附子,纵切成 2 ~ 3 mm 厚的薄片,复入清水缸内浸泡 48 h,换水后再浸泡 12 h,捞起即可蒸片。如遇雨天,可以不换水,延长浸泡时间。⑥蒸片:捞起浸泡好的附片,放竹制或木制大蒸笼内,待蒸气上顶后,再蒸 1 h 即可。⑦晒片:将蒸好的附片摊放竹上曝晒。晒时片张应铺均匀,不能重叠,晒至附片表面水分消失,片张卷角时为度。

3. 黑顺片　用较小的泥附子加工而成。其洗泥、泡胆、煮附子均同白附片加工方法。将煮后浸泡好的附子捞起,用刀连皮顺切成 2 ~ 5 mm 厚的薄片,放入清水中漂 48 h,捞起。将红糖(每 100 kg 附片用红糖 0.5 kg)炒汁后倒入缸内,溶于清水中,然后将漂好的附片倒入缸内浸染 1 夜(冬天可适当延长浸染时间),染成茶色。捞起浸染附片,装蒸笼内连续蒸 11 ~ 12 h。以片张表面起油面，有光泽为度。蒸片火力要均匀不停歇。将蒸后附片摊放烤片簟子上，用木炭或焦炭火烤，并不停地翻动附片，半干时，按大小摆好，再烤至八成干。然后将烤片折叠放在炕上，用文火围闭烘烤至全干（晴天可晒干），即成黑顺片。烘炕建造在室内呈长条形炕，高 60 cm，宽 1 m，长 3.4 m（炕的长短、宽窄应与烤片折子相适应），炕内烧木炭火。

4. 盐附子　选用较大均匀的泥附子加工而成。①浸泡：每 100 kg 附子用胆巴 40 kg，清水 30 kg，食盐 20 ~ 30 kg（第 1 次加工用盐 30 kg，第 2 年用原有盐胆水加盐 20 kg），混合溶解于水中，将洗好的附子倒入缸内浸泡 3 d 以上。②吊水：又叫澄水。捞起泡胆附子，装竹筐内，将水吊干，再倒入原缸内浸泡，如此每天 1 次，连续 3 次。每次都必须把缸内盐水搅匀后再倒入附子。③晒短水：捞起吊水后的附子，摊在竹簟上曝晒，待附子表皮稍干，再倒入原缸，每天 1 次，连续 3 次。④晒半水：捞起晒过短水的附子，摊放竹簟上曝晒 4 ~ 5 h，再倒入原缸内浸泡，每次另加 5 kg 胆水。每天 1 次，连续 3 次。⑤晒长水：捞起晒过半水的附子，铺在竹簟上曝晒 1 d，待附子表面出现食盐结晶时，趁热倒入饱和的盐水缸内，使吸收盐分，至表面有盐粒为止。⑥烧水：捞起晒过长水的附子，并将缸内盐水舀入锅内，每锅另加胆巴 20 kg，煮沸。然后将附子倒入缸内，再将未溶食盐盖在面上，将煮沸的盐胆水倒入缸内，浸泡 2 d 2 夜（冬季 1 d 1 夜），使盐水结晶，捞起滴干水分，即成盐附子。

【成品性状】

1. 盐附子　呈圆锥形，长 4 ~ 7 cm，直径 3 ~ 5 cm。表面灰黑色，被盐霜，顶端有凹陷的芽痕，周围有瘤状突起的支根或支根痕。体重，横切面灰褐色，可见充满盐霜的小空隙和多角形形成层环纹，环纹内侧导管束排列不整齐。气微，味咸而麻，刺舌。分为选货和统货。选货分为三等。一等：每千克 ≤16 个。二等：每千克 17 ~ 24 个。三等：每千克 25 ~ 40 个。统货：大小不分。

2. 黑顺片　为纵切片，上宽下窄，长 1.7 ~ 5.0 cm，宽 0.9 ~ 3.0 cm，厚 0.2 ~ 0.5 cm。外皮黑褐色，切面暗黄色，油润具光泽，半透明状，并有纵向导管束。质硬而脆，断面角质样。气微，味淡。

3. 白附片　无外皮，黄白色，半透明，厚约 0.3 cm。

【包装】可选用无公害材料进行包装。包装袋上要注明品名、规格、产地、批号、包装日期、生产单位、采收日期、贮藏条件、注意事项，并附有质量合格的标志。标签应符合 GB/T 191—2008 的规定。

【贮存】置阴凉干燥处贮藏，贮藏过程中注意防潮、防鼠、防虫蛀、防霉变、防串味等。应符合 SB/T 11094—2014、SB/T 11095—2014 的规定。

【质量标准】

1. 水分　不得过 15.0%。

2. 含量测定　本品含双酯型生物碱以新乌头碱、次乌头碱和乌头碱的总量计,不得过 0.020%。本品按干燥品计算,含苯甲酰新乌头原碱、苯甲酰乌头原碱和苯甲酰次乌头原碱总量,不得少于 0.010%。

川芎

【别名】山鞠穷、芎藭、香果、胡藭、雀脑芎、京芎、贯芎、生川军。

【来源】本品来自伞形科藁本属植物川芎 *Ligusticum chuanxiong* Hort. 的干燥根茎。

【产地】为栽培品,产于四川云南、贵州、广西等地,生长于温和的气候环境。四川江堰市为主产区。

【采收】以栽后的第 2 年的小满后 4~5 d 收获为最适期。一般在小满至芒种收获。过早采收,地下根茎尚未充实,产量低,影响种植户的收入;过迟采收,根茎已熟透,在地下易腐烂,也导致了产量减少,直接影响种植户的收入。收时选晴天将全株挖起,摘去茎叶,除去泥土,将根茎在田间稍晒后运回加工。

【加工】采收后要及时干燥,一般用火炕干。火力不宜太大,炕时每天要上下翻动 1 次,经 2~3 d 后,散发出浓香气时,放入竹筐内抖撞,除净泥沙和须根,即为成品。

【成品性状】干货。为不规则结节状拳形团块,表面灰褐色或褐色,粗糙皱缩,有多数平行隆起的轮节,顶端有凹陷的类圆形茎痕,下侧及轮节上有多数小瘤状的根茎。质坚实,不易折断,断面黄白色或灰黄色,散有黄棕色的油室,形成层呈波状环纹。气浓香,味苦辛,稍有麻舌感,微回甜。无山川芎、奶芎、空心、焦枯、杂质、虫蛀、霉变。分为三等。一等:每千克 40 个以内,单个的重量不低于 20 g,不空心。二等:每千克 70 个以内,不空心。三等:每千克 70 个以外。

【包装】可选用无公害材料进行包装。包装袋上要注明品名、规格、产地、批号、包装日期、生产单位、采收日期、贮藏条件、注意事项,并附有质量合格的标志。标签应符合 GB/T 191—2008 的规定。

【贮存】置阴凉干燥处贮藏,贮藏过程中注意防潮、防鼠、防虫蛀、防霉变、防串味等。应符合 SB/T 11094—2014、SB/T 11095—2014 的规定。

【质量标准】

1. 水分　不得过 12.0%。

2. 总灰分　不得过 6.0%。

3. 酸不溶性灰分　不得过 2.0%

4. 浸出物　热浸法测定,用乙醇作溶剂,不得少于 12.0%。

5. 含量测定　按干燥品计算,含阿魏酸不得少于 0.10%。

天冬

【别名】天门冬、明天冬、天冬草、倪铃、丝冬、赶条蛇、多仔婆。

【来源】百合科植物天门冬 *Asparagus cochinchinensis*（Lour.）Merr. 的干燥块根。

【产地】为栽培品，产于河北、山西、陕西、甘肃等地。川天冬又名川天门冬。产于云南、贵州而集散于重庆、宜宾。湖天冬又名湖天门冬，产于湖南、湖北等地。温天冬又名温天门冬，产于浙江温州、平阳。

【采收】采收天冬种植2年后可收获。一般在每年12月至次年2月间，选择晴天，先把插扦拔除，将茎蔓在离地面6~10 cm割断，整株挖起，抖掉块根间的附泥，摘下粗大块根作加工用，小个的块根把头留作种用。

【加工】将摘下的鲜块根剪去须根，用清水洗净泥沙，分为大、中、小3级，分别放入预先煮沸的水中煮10~15 min，煮至透心，取出浸冷水剥皮。剥皮时要一次将外面粗皮和内层薄皮剥干净，或用锋利的果刀一次将两层皮削除干净。后用清水漂洗去外层胶黏物质，稍晾干表面水分后，放入硫黄柜（炉）内熏磺12 h，使其色泽明亮。取出晒干或烤干，装入竹筐内，放通风干燥处。若用麻袋装则要防重压，预防黏结成饼块状。

【成品性状】长纺锤形，两端渐细，略弯曲，长5~18 cm，直径0.5~2.0 cm，表面黄白色至黄棕色，半透明，光滑或具细纵纹及纵沟，偶有残存的灰棕色外皮。对光透视，有一条不透明的细心。质硬或柔润，有黏性，断面角质样，中柱黄白色。气微，味甜、微苦。按产地有川天冬、温天冬、湖天冬之分，按根条粗细分为三等。一等：中部直径1.2 cm以上。二等：中部直径0.8 cm以上，间有未剥净硬皮，但不超过5%。三等：中部直径0.5 cm以上，表面及断面红棕色或红褐色，稍有未去净硬皮，但不得超过15%。

【包装】可选用无公害材料进行包装。包装袋上要注明品名、规格、产地、批号、包装日期、生产单位、采收日期、贮藏条件、注意事项，并附有质量合格的标志。标签应符合GB/T 191—2008的规定。

【贮存】置阴凉干燥处贮藏，贮藏过程中注意防潮、防鼠、防虫蛀、防霉变、防串味等。应符合SB/T 11094—2014、SB/T 11095—2014的规定。

【质量标准】

1. 水分　不得过16.0%。

2. 总灰分　不得过5.0%。

3. 二氧化硫残留量　不得过400 mg/kg。

4. 浸出物　热浸法测定，用稀乙醇作溶剂，不得少于80.0%。

天花粉

【别名】花粉、栝楼根、蒌根、蒌粉、括蒌粉、瓜蒌根、地蒌根、瑞香、瑞雪、天瓜粉、屎瓜根。

【来源】本品为葫芦科植物栝楼 *Trichosanthes kirilowii* Maxim. 或双边栝楼 *Trichosanthes rosthorinii* Harms 的干燥根。

【产地】全国大部分地区有产。主产河南、广西、山东、江苏、贵州、安徽等地。天花粉主产于河南安阳、南乐、济源、孟县,以河南安阳产量大、品质佳,素有"安阳花粉"之称。河北安国自 20 世纪 70 年代以来,家种天花粉发展较快,目前已成为家种天花粉的主要产区之一。

【采收】栽后 2 年即可采挖,以生长 4~5 年者为好,如果生长年限过长,则粉质减少,质量变差。采挖雄株块根,以霜降前后为佳。而采挖雌株块根,则以在栝楼果实成熟采收后刨挖为宜。采挖栝楼块根,应选晴天和土壤水分适宜时进行,须深挖细挖,尽量避免伤断。

【加工】将采挖的块根去净泥土及芦头,然后刮去粗皮,根据块根长短,截成长 10~15 cm 的根段,再根据块根粗细,切成 2~4 瓣,随后晒干或烘干,即成天花粉。

【成品性状】干燥根呈不规则的圆柱形,长 5~10 cm,直径 2~5 cm,表面黄白色至淡棕色,皱缩不平,具有下陷的细根痕迹。质结实而重,粉质,不易折断。纵剖面白色,有黄色条状的维管束;横断面白色,散有淡棕色导管群条痕。气微,味淡后微苦。以色洁白、粉性足、质细嫩、体肥满者为佳;色棕、纤维多者为次。

【包装】选用无公害材料进行包装。包装袋上要注明品名、规格、产地、批号、包装日期、生产单位、采收日期、贮藏条件、注意事项,并附有质量合格的标志。标签应符合 GB/T 191—2008 的规定。

【贮存】置阴凉干燥处贮藏,贮藏过程中注意防潮、防鼠、防虫蛀、防霉变、防串味等。应符合 SB/T 11094—2014、SB/T 11095—2014 的规定。

【质量标准】

1. 水分　不得过 15.0%。
2. 总灰分　不得过 5.0%。
3. 二氧化硫残留量　不得过 400 mg/kg。
4. 浸出物　热浸法测定,用稀乙醇作溶剂,不得少于 80.0%。

天南星

【别名】虎掌、半夏精、蛇头天南星、南星、虎掌南星、虎膏、蛇芋、蛇包谷、山苞米、三棒子、药狗丹、大扁老鸦芋头、斑杖、蛇六谷、野芋头、蛇木芋。

【来源】本品为天南星科植物天南星 *Arisaema erubescens*(Wall.)Schott、异叶天南星 *Arisaema heterophyllum* Bl. 或东北天南星 *Arisaema amurense* Maxim. 的干燥块茎。

【产地】中国除西北、西藏外,大部分省区都有分布,主产四川、河南、贵州、云南、广西等地。此外。山东、河北、江苏、浙江、安徽、陕西、甘肃、辽宁、吉林等地亦产。

【采收】采用种子繁殖要到 3 年才能收获,采用块茎繁殖当年可以收获。于 9 月下旬到 10 月中旬收获,收获过早有效成分未充分积累,会导致药效低。收获过迟,天南星块茎难于去表皮。收获的鲜天南星要过筛分级,小块茎留作繁殖材料,大块茎用于加工商品药材。

【加工】块茎挖起后去掉泥土、残茎、须根,然后装入麻袋或箩筐,置于流水中,反复撞擦刷洗去掉外皮,也可以用去皮机脱皮,或者先堆放 2～3 d,并经常翻动,待有液体渗出,容易去皮时,再去皮。去皮后晒干或者烘干。

【成品性状】呈扁圆形块状。直径 2～7 cm,厚 1～2 cm。表面乳白色或棕色,皱缩或较光滑,茎基处有凹入痕迹,周围有麻点状须根痕。块茎的周围具球状侧芽的,习称"虎掌南星",亦有不带侧芽的。质坚硬,不易破碎,断面不平坦,色白,粉性。微有辛气,味辣而麻。以体大、色白、粉性足、有侧芽者为佳。未去外皮者不宜入药。

【包装】可选用无公害材料进行包装。包装袋上要注明品名、规格、产地、批号、包装日期、生产单位、采收日期、贮藏条件、注意事项,并附有质量合格的标志。标签应符合 GB/T 191—2008 的规定。

【贮存】置阴凉干燥处贮藏,贮藏过程中注意防潮、防鼠、防虫蛀、防霉变、防串味等。应符合 SB/T 11094—2014、SB/T 11095—2014 的规定。

【质量标准】

1. 水分　不得过 15.0%。

2. 总灰分　不得过 5.0%。

3. 浸出物　热浸法测定,用稀乙醇作溶剂,不得少于 9.0%。

4. 含量测定　本品按干燥品计算,含总黄酮以芹菜素计,不得少于 0.050%。

天麻

【别名】赤箭、独摇芝、离母、合离草、神草、鬼督邮、木浦、明天麻、定风草、白龙皮。

【来源】本品为兰科植物天麻 *Gastrodia elata* Bl. 的干燥块茎。

【产地】主要分布在云南、贵州、四川、湖北、湖南、吉林、辽宁、内蒙古、河北、山西、陕西、甘肃、江苏、安徽、浙江、江西、河南和西藏等地。目前江三峡神农架、长白山、云贵高原、大别山等为我国天麻产地。其中以长江三峡神农架每年的天麻产量最高;云贵高原主要生产乌红杂交天麻以及红天麻品质优良,主要种植在四川南部南充以及贵州西北地区。

1. 红天麻　本品为兰科植物天麻原变型红天麻的干燥块茎。块茎较大,粗壮,长圆柱形或哑铃形。主要产于长江及黄河流域诸省海拔 500～1500 m 的山区。红天麻生长快,适应性强,是优良高产品种,我国大部分地区栽培者多为此变型。

2. 乌天麻 本品为兰科植物天麻乌天麻变型的干燥块茎。块茎短粗,呈椭圆形至卵状椭圆形,节较密。主要产于贵州西部、云南东北部至西北部的 1500 m 以上高海拔地区。此天麻变型块茎折干率特高,是优良品种,在云南栽培的天麻多为此品种。

3. 川天麻 产于云南的彝良、镇雄、盐津、大关、永善、威信、绥江、昭阳,贵州的毕节、赫章、纳雍、织金、黔西,四川的宜宾、叙永、雷波、泸州、乐山、凉山及川北之巴中、万州区等地区的天麻。上述地区出产天麻,新中国成立前多集中在重庆输出,统称"川天麻"。

4. 昭通天麻 产于云南昭通的彝良、镇雄、盐津、大关、永善、威信、绥江、昭阳等县区及周边地区的天麻,又称"云天麻"。

5. 贵天麻 产于贵州的毕节、赫章、纳雍、织金、瓮安、贵定、都匀、黔西等县区天麻。

6. 西天麻 产于陕西汉中、甘肃康县、河南南阳等地区的天麻,又称"汉中天麻"。

【采收】

1. 采收年限 无性繁殖的冬栽天麻,采收适期为翌年深秋至初冬(10—11 月份)或第 3 年的春季。春栽天麻,采收适期为当年冬季或翌年春季。有性繁殖的天麻,可在当年 6 月份播种,翌年 11 月份采收,也可以根据生产需要来决定采收时间。

2. 采收期 天麻进入休眠期之后为采收适期,因为此时天麻已经停止生长,收获后可及时种植,且便于加工。我国北方或高海拔地区,天麻生长周期短,一般 10 月下旬就开始休眠,为防止天麻冻坏,应在 11 月上旬前收获;南方及低海拔地区,天麻生长周期较长,通常在 10 月下旬至 11 月中旬才停止生长,天麻进入休眠的时间晚,宜在 11 月下旬至 12 月前收获,也可在翌年 3 月下旬前收获。

【加工】

1. 分级 天麻的大小直接影响蒸制时间和干燥速率,加工前应先根据天麻大小和重量进行分级,一般分为 3 个等级。

一等:单个重量 150 g 以上,形态粗壮,不弯曲,椭圆形或长椭圆形,无虫伤、碰伤,黄白色,箭芽完整。

二等:单个重量 75 ~ 150 g,长椭圆形,部分麻体弯曲,无虫伤、碰伤,黄白色,箭芽完整。

三等:单个重量 75 g 以下或有部分虫伤、碰伤,黄白色或有少部分褐色,允许箭芽不完整。

2. 清洗 将分级好的天麻用清水快速洗净,不去鳞皮,不刮外皮,保持顶芽完整。洗净的天麻应及时加工以保持新鲜的色泽和质量。

3. 蒸制 将不同等级的天麻分别放在蒸笼中蒸制,待水蒸气温度高于 100 ℃以后计时,一等麻蒸 20 ~ 40 min,二等麻蒸 15 ~ 20 min,三等麻蒸 10 ~ 15 min。蒸至无白心为度,未透或过透均不适宜。

4.晾冷　蒸制好的天麻摊开晾冷,晾干麻体表面的水分。

5.干燥　①晾干水汽的天麻及时运往烘房,均匀平摊于竹帘或木架上;②将烘房温度加热至40~50 ℃,烘烤3~4 h;再将烘房温度升至55~60 ℃,烘烤12~18 h,待麻体表面微皱;③将高温烘制后的天麻集中堆于回潮房,在室温条件下密封回潮12 h,待麻体表面平整;④回潮后的天麻再在45~50 ℃低温条件下继续烘烤24~48 h,烘至天麻块茎五六成干;⑤再按前法回潮至麻体柔软后进行人工定型;⑥重复低温烘干和回潮定型步骤,直至烘干。

6.包装　天麻烘干后应及时进行包装,包装前应先检查并清除劣质品及异物,采用内附白纸的塑料箱、盒作为包装容器,包装箱、盒应清洁、干燥、无污染,符合《中药材生产质量管理规范》的要求。包装箱大小根据需要而定。每批包装药材均要建立包装记录,包括品名、规格、产地、批号、重量、包装日期、生产单位、注意事项等记录。

【成品性状】

1.乌天麻　分为冬麻和春麻。

(1)冬麻:干货。宽卵形、卵形,略扁,且短、粗,肩宽、肥厚,俗称"酱瓜"形;长5~12 cm,宽2.5~6.0 cm,厚0.8~4.0 cm。表面灰黄色或黄白色,有纵向皱折细纹,"姜皮样"明显。有明显点状的潜伏芽排列而成的环纹节,"芝麻点"多且大;环节纹深且粗,节较密,一般为9~13节。"鹦哥嘴"呈红棕色或深棕色,状,较小。"肚脐眼"小巧,下凹明显。体重,质坚实,难折断,断面平坦,无白心、无空心,角质样。气微,味回甜,久嚼有黏性。无杂质、虫蛀、霉变。分为四等。一等:每千克16支以内,无空心、枯炕。二等:每千克25支以内,无空心、枯炕。三等:每千克50支以内,大小均匀,无枯炕。四等:每千克50支以外。凡不合一、二、三等的碎块、空心均属此等。

(2)春麻:干货。宽卵形、卵形,略扁,且短,肩宽;长5~12 cm,宽2.5~6.0 cm,厚0.8~4.0 cm。多留有不完整的花茎残留基或枯芽,表皮皱纹粗大,外皮多未去净,色灰褐,体轻,质松泡,易折断,断面常中空。无杂质、虫蛀、霉变。统货。

2.红天麻　分为冬麻和春麻。

(1)冬麻根据产地可分为丽江天麻和其他产地天麻。①丽江天麻(冬麻):干货。略呈纺锤形,中间宽,两端窄,扁平,多弯曲;长7~15 cm,宽1.5~5.0 cm,厚1 cm左右。表面红褐色,有明显纵向皱折纹,有明显棕色小点状组成的环节,"芝麻点"突出明显;环节纹明显,一般为12~20节。"鹦哥嘴"呈红棕色或深棕色,较小。"肚脐眼"小巧。体轻,质较坚实,常有空心和黄白纹,断面平坦,角质样,半透明,淡棕色。气微苦,略甜。无杂质、虫蛀、霉变。分为四等。划分标准同乌天麻。②其他产区天麻:干货。长圆柱形或细长条形,扁,稍弯曲,肩部窄,不厚实。长6~15 cm,宽1.5~6.0 cm,厚0.5~2.0 cm。表面灰黄色或浅棕色,有纵向皱折细纹。有潜伏芽排列而成的横环纹多轮,"芝麻点"小且少,环节纹浅且较细,节较稀且多,一般在 15～25 节。"鹦嘴状"为红棕色,较大。肚脐眼较粗大,下凹不明显。质坚硬,不易折断,断面较平坦,黄白色至淡棕色,角质样,一般无空心。气微苦,略甜。无杂质、虫蛀、霉变。分为四等。划分标准亦同乌天麻。

(2)春麻:干货。长圆柱形或细长条形,扁,弯曲皱缩,肩部窄,不厚实。长 6～15 cm,宽 1.5～6.0 cm,厚 0.5～2.0 cm。多留有不完整的花茎芽残留基或枯芽,表皮皱纹粗大,外皮多未去净,色灰褐,体轻,质松泡,易折断,断面常中空。无杂质、虫蛀、霉变。统货。

【包装】可选用无公害材料进行包装。包装袋上要注明品名、规格、产地、批号、包装日期、生产单位、采收日期、贮藏条件、注意事项,并附有质量合格的标志。标签应符合 GB/T 191—2008 的规定。

【贮存】置阴凉干燥处贮藏,贮藏过程中注意防潮、防鼠、防虫蛀、防霉变、防串味等。应符合 SB/T 11094—2014、SB/T 11095—2014 的规定。

【质量标准】

1. 水分　不得过 15.0%。

2. 总灰分　不得过 4.5%。

3. 二氧化硫残留量　不得过 400 mg/kg。

4. 浸出物　热浸法测定,用稀乙醇作溶剂,不得少于 15.0%。

5. 含量测定　本品按干燥品计算,含天麻素和对羟基苯甲醇的总量不得少于 0.25%。

木香

【别名】蜜香、青木香、五木香、南木香、广木香、五香、铁杆木香、槽子木香、越木香、越隽木香、矩琵陀香。

【来源】本品来自菊科多年生草本植物云木香 *Saussurea lappa* Clarke 和川木香 *Vladimiria souliei*(Franch.)Lirg 的干燥根。

【产地】原产印度。现广泛栽培于我国西南地区,湖南、湖北、广东、广西、陕西、甘肃、西藏等地也有分布,又因主产于云南、四川等地,故亦称云木香。

云木香:产于云南丽江地区者。为植物云木香的根。

川木香:又名槽子木香、铁杆木香。产于四川省雅安、阿坝和凉山地区者。为植物川木香的根。

广木香:又名印木香、番木香、南木香、青木香。产于印度、缅甸等地者。因多从广州输入而得名。

老木香:属广木香的一种。为印度老山所产者。质地坚实,质重,外表光洁,色棕褐,香气浓郁。品质优良。

新木香:为广木香的一种。为印度新山所产者。质地疏松,质轻;外表粗糙,香气淡浊。品质较次。

【采收】春播的一般生长 2 年,秋播的生长 1 年半即可收获。在"霜降"至"立冬"间收获为宜。采收过早水分多,出干率不高;收获过晚,易遭霜冻,体轻,香气差,降低质量。收获时,在株旁深刨,刨出全根,切去残茎,去掉泥土及须根(不可用水洗)。

【加工】将主根切成 6~12 cm 长的段,头部较粗者纵切成 2~4 块,晒干或用 50 ℃左右的温度烘干。干后搓去粗皮。

【成品性状】

1. 国产木香　呈圆柱形或半圆柱形,表面黄棕色至灰褐色,有明显的皱纹、纵沟及侧根痕,质坚,不易折断,断面灰褐色至暗褐色,周边灰黄色或浅棕黄色,形成层环棕色,有放射状纹理及散在的褐色油点,气香特异,味微苦。一等:根条均匀,长 8~12 cm,最细的一端直径 2 cm,不空、不泡、不朽、不焦枯,无芦头、根尾、杂质、油条、虫蛀、霉变。二等:根条长 3~10 cm,最细的一端直径不小于 8 mm,间有芦头、根尾、碎块,余同一等。

2. 进口木香　分为老木香和新木香。

(1)老木香:呈不规则形,大小不等,长 6~10 cm,直径 2~5 cm,表面黄棕色至棕褐色,有纵深沟纹,质硬,不易折断,断面灰黄色或黄棕色,有明显的暗棕色形成层环纹及多数油点,皮部较窄,木部宽广,木射线呈放射状,有强烈香气,味苦辛。

(2)新木香:呈圆柱形或圆锥形,长 6~15 cm,直径 1~4 cm,表面灰黄色或灰棕色,有浅纵沟及略突起的细根痕,质硬,不易折断,断面灰黄色,有明显的形成层环纹及放射状纹理,分布多数棕色油点,有香气,味苦、辛。

【包装】可选用无公害材料进行包装。包装袋上要注明品名、规格、产地、批号、包装日期、生产单位、采收日期、贮藏条件、注意事项,并附有质量合格的标志。标签应符合 GB/T 191—2008 的规定。

【贮存】置阴凉干燥处贮藏,贮藏过程中注意防潮、防鼠、防虫蛀、防霉变、防串味等。应符合 SB/T 11094—2014、SB/T 11095—2014 的规定。

【质量标准】

1. 水分　不得过 14.0%。

2. 总灰分　不得过 4.0%。

3. 浸出物　热浸法测定,用乙醇作溶剂,不得少于 12.0%。

4. 含量测定　本品按干燥品计算,含木香烃内酯和去氢木香内酯的总量不得少于 1.8%。

牛膝

【别名】怀牛膝、牛髁膝、山苋菜、对节草、红牛膝、杜牛膝。

【来源】本品来自本品为苋科植物牛膝 *Achyranthes bidentata* Blume. 的干燥根。

【产地】主产于河南武陟、温县、夏邑、孟州、博爱、沁阳,是怀牛膝栽培的发源地,产量大,是有名的四大怀药之一,主产地焦作地区的武陟县、大丰镇,以该镇的驾布村为最多。随着各地发展种植全国逐渐形成了三大产区——河南焦作、河北安国、内蒙古赤峰。河南产区主要分布在武陟、温县、博爱及周边地区;河北产区主要分布在安国、定州、深泽、南宫、安平等几个县;内蒙古产区多集中在赤峰的牛营子。

【采收】怀牛膝用种子繁殖,河北在收完小麦后的6月初种植,内蒙古5月份种植,河南在7月中旬种植。当年11月份收获(小雪至冬至期间采收为宜),除内蒙古外,其余两地生长期均在50 d左右。

【加工】先抖去泥沙,除去毛须、侧根。然后理直根条,每10根扎成一把,曝晒,晒至八九成干时,取回堆积于通风干燥的室内,盖上草席,使其"发汗",两天后再取出晒至全干,或按照牛膝大小分别捆成小把,挂在室外或晒架上,芦头朝上,根部下垂,晒至半干时,用手把牛膝从上往下捋直,然后晒干。切去芦头,即为成品。

【成品性状】细长圆柱形,挺直或稍弯曲,表面灰黄色或淡棕色,有扭曲的细纵皱纹、横长皮孔样突起及稀疏的侧根痕。质硬脆,易折断,受潮后变软,断面平坦,淡棕色,略呈角质样而油润,中心维管束木质部较大,黄白色,其外周散有多数黄白色点状维管束。气微,味微甜而稍苦涩。

1. 按照采收和加工品质分类

冬货:冬至前后出土的牛膝为冬货,皮细、身坚、质量好。

春货:立春后出土的牛膝为春货,皮较粗,身虚,质量较冬货次。

崩裂残货:分两种。白崩裂,根部有裂纹,表里灰白色;黑崩裂,货身裂纹较深,表里深灰色。以上两种崩裂残货不能入药,应弃掉。

冻条:由于货身加工不当,冻伤的牛膝,皮色发暗,呈揭红色。严重者变质失效,不能入药。

油条:由于货身不干,堆放时间过长或受热霉变出油的牛膝,这种货身发黏呈黑褐色,不能入药。

2. 按照水分含量分类

足干货:身条坚硬顶手,用指甲切现白线。

九七干货:身条较硬顶手,用指甲切少显指甲印。

九四干货:身条稍硬不顶手,用指甲切显指甲印。

九干货:身条微硬不顶手,用指甲切显指甲印较深。

八五干货:身条软不顶手,此种货由于含水分较大,容易霉变。

3. 按照商品大小分类

特肥:中上段(离芦头15 cm)平摆每市寸(1~4根),最短不低于20 cm,取二肥尾。

头肥:中上段(离芦头 15 cm)平摆每市寸 4~6 根,最短不低于 20 cm,取二肥尾。

二肥:中上段(离芦头 10 cm)平摆每市寸 6~8 根,最短不低于 20 cm,去平条尾。

平条:中上段平摆每市寸 9~14 根,最短不低于 15 cm。

牛膝肉:中上段平摆每市寸 9~14 根,长度 20 cm 以下。

残货:黑崩裂、冻货、次货。

【包装】可选用无公害材料进行包装。包装袋上要注明品名、规格、产地、批号、包装日期、生产单位、采收日期、贮藏条件、注意事项,并附有质量合格的标志。标签应符合 GB/T 191—2008 的规定。

【贮存】置阴凉干燥处贮藏,贮藏过程中注意防潮、防鼠、防虫蛀、防霉变、防串味等。应符合 SB/T 11094—2014、SB/T 11095—2014 的规定。

【质量标准】

1. 水分 不得过 15.0%。

2. 总灰分 不得过 9.0%。

3. 二氧化硫残留量 不得过 400 mg/kg。

4. 浸出物 热浸法测定,用水饱和正丁醇作溶剂,不得少于 6.5%。

5. 含量测定 本品按干燥品计算,含 β-蜕皮甾酮不得少于 0.030%。

升麻

【别名】周升麻,周麻,窟窿芽根,苦老菜根,花升麻,鸡骨升麻,鬼脸升麻,绿升麻,龙眼根,莽牛犬架,雉麻,黑蛇根,东北升麻,马尿杆,火筒杆,兴安升麻,地龙芽,苦龙芽菜,苦菜秧,苦力芽,苦壮菜,达呼尔升麻,大三叶升麻,既济公,黑升麻。

【来源】本品为毛茛科植物大三叶升麻 *Cimicifuga heracleifolia* Kom. 兴安升麻 *Cimicifuga dahurica* (Turcz.) Maxim. 或升麻 *Cimicifuga foetida* L. 的干燥根茎。

【产地】

1. 西升麻 又名川升麻、绿升麻、绿色升麻、鬼脸升麻。为植物升麻的干燥根茎。主产于陕西、四川、青海、云南。此外贵州、新疆、河南亦产。

2. 北升麻 又名窟窿芽根、苦老菜根。为植物兴安升麻的干燥根茎。主产于辽宁、黑龙江、河北、山西。此外,内蒙古等地亦产。

3. 关升麻 为植物大三叶升麻的干燥根茎。主产于吉林、黑龙江、辽宁。

4. 鸡骨升麻 西升麻的一种。因其体状细瘦,故名鸡骨升麻。主产于青海。

5. 亳升麻 产于安徽亳州。

【采收】种植 4 年以后采收,主要的采收季节是在秋季。升麻采收的时间也会因为气候和地域的不同而产生一定的变化。所以在采收的时候,一般会通过观察升麻果皮的颜色来决定它的采收时间。升麻的果皮由绿色变为淡黄色的时候,是采收的最佳时间。

【加工】采收晒至须根干时,用火燎或用竹筐撞去须根,晒干。

【成品性状】升麻药典来源为大三叶升麻、兴安升麻及升麻的干燥根茎,目前市场中都有流通销售,但由于大三叶升麻与兴安升麻药材产地、外观性状以及产地加工等比较相近,因此将大三叶升麻和兴安升麻在药材商品规格中统称为"关升麻"以便与升麻区分。

1. 关升麻　干货。根茎为横生的不规则长条块状,略弯曲,多分岐成条形结节状,表面粗糙,上有具数个圆洞状茎基,质坚而轻,断面极不平坦,木质部纤维性,呈黄白色或黄绿色,具裂隙,髓部中空。气微,味较苦。无杂质、须根、霉变。分为选货和统货。选货:长 11.0 cm 以上,直径 4.8 cm 以上。统货:长 7.0～11.0 cm,直径 2.0～4.8 cm。

2. 升麻　干货。根茎呈不规则块状,分枝较多,长 5.0～13.0 cm,直径 2.0～4.5 cm。表面灰棕色至暗棕色,有多数圆形空洞状的茎基痕。周围及下面须根较多,质坚硬,不易折断,断面不平坦,有裂隙,纤维性,木部黄绿色。气微弱,味微苦。无杂质、须根、霉变。统货。

【包装】可选用无公害材料进行包装。包装袋上要注明品名、规格、产地、批号、包装日期、生产单位、采收日期、贮藏条件、注意事项,并附有质量合格的标志。标签应符合GB/T 191—2008 的规定。

【贮存】置阴凉干燥处贮藏,贮藏过程中注意防潮、防鼠、防虫蛀、防霉变、防串味等。应符合 SB/T 11094—2014、SB/T 11095—2014 的规定。

【质量标准】

1. 杂质　不得过5%。

2. 水分　不得过13.0%。

3. 总灰分　不得过9.0%。

4. 酸不溶性灰分　不得过4.0%。

5. 浸出物　热浸法测定,用稀乙醇作溶剂,不得少于17.0%。

6. 含量测定　本品按干燥品计算,含异阿魏酸不得少于0.10%。

乌药

【别名】旁其、天台乌药、鳑鲏、矮樟、矮樟根、铜钱柴、土木香、鲫鱼姜、鸡骨香、白叶柴。

【来源】本品为樟科植物乌药 *Lindera aggregata*(Sims)Kos-term. 的干燥块根。

【产地】分布于浙江、安徽、江西、陕西等地。以浙江天台产者质量最佳。

【采收】以栽后的 6～8 年后进行采收,采收时间以冬季为宜。

【加工】采除去根头及须根,然后用水洗去泥沙,取出后在太阳下曝晒至足干,即成"乌药个"。把挖起的块根用水洗净泥土,趁新鲜时用利刀切成 1 ~ 2 mm 厚的横切片,晒干或烘干即成"乌药片"。

【成品性状】乌药个多为纺锤形,略弯曲,中部膨大,两端稍细尖,俗称"乌药瓜"。长 10 ~ 20 cm,直径 1 ~ 3 cm。表面棕色或灰棕色。有细纵纹及须根痕。质坚硬,不易碎断。横断面淡黄棕色,中心无髓,显放射状纹理及环纹。气微香。味微苦。薄片切制前刮去外皮,横切为圆形片,片薄如纸,厚在 1 mm。厚片不去外皮,横切为圆形片,片厚 1 ~ 5 mm。砍片不去外皮,多横或斜切砍成厚薄不一,大小不等的片块。

【包装】药材含水量在 11% 以下时,即可选用无公害材料进行包装。包装袋上要注明品名、规格、产地、批号、包装日期、生产单位、采收日期、贮藏条件、注意事项,并附有质量合格的标志。标签应符合 GB/T 191—2008 的规定。

【贮存】置阴凉干燥处贮藏,贮藏过程中注意防潮、防鼠、防虫蛀、防霉变、防串味等。应符合 SB/T 11094—2014、SB/T 11095—2014 的规定。

【质量标准】

1. 水分　不得过 11.0%。

2. 总灰分　不得过 4.0%。

3. 酸不溶性灰分　不得过 2.0%。

4. 浸出物　热浸法测定,用 70% 乙醇作溶剂,不得少于 12.0%。

5. 含量测定　本品按干燥品计算,含去甲异波尔定不得少于 0.40%。

丹参

【别名】赤参、紫丹参、红根、活血根、红参、血参根、朵朵花根、红丹参、拟丹参、奔马草、郄蝉草、逐马、烧酒壶根、野苏子根、紫花拟丹参、蜂糖罐、蜜罐头、靠山红、大红炮、山参等。

【来源】本品为唇形科植物丹参 *Salvia miltiorrhiza* Bge. 的干燥根和根茎。

【产地】野生和栽培均有。我国大部分地区均产,以四川省中江、河南省方城、山东省莒县、安徽省全椒为道地产区。

【采收】采用无性繁殖的,于栽后当年 11 月或次年春季萌发前采挖;种子繁殖的,于移栽后次年的 10—11 月,当地上茎叶枯萎后或第三年的早春萌发前均可采挖。

【加工】北方采挖后晾晒即成;南方在阳光下晒至半干,除去根上附着的泥土,集中堆闷"发汗",堆闷 4 ~ 5 d 后,再晾堆 1 ~ 2 d。晾堆时,从堆的中间扒个洞,晾堆后将边缘四周的根条往堆的空洞中堆放,使堆内"发汗"均匀,然后加盖芦席继续堆闷,至根条内芯由白色转紫黑色时,进行卸堆摊晒至全干。再用火燎去根条上的细须根。装入竹篓内,轻轻摆动,使其相互撞擦,除去根条上附着的泥土及未去掉的须根即为成品。

【成品性状】当前药材市场丹参规格按照产地进行划分,有川丹参、鲁丹参及山西、安徽、河北、河南、陕西等不同产地的丹参,在此项下主要按照根的直径进行等级的划分,即直径越大等级越高。

1. 川丹参　干货。呈圆柱形或长条状,略弯曲,偶有分支。表面紫红色或黄棕色。具纵皱纹,外皮紧贴不易剥落。质坚实,不易掰断。断面灰黑色或黄棕色,无纤维。气微,味甜微苦。无芦头、须根、杂质、虫蛀、霉变、熏硫。分为四级。特级:长≥15 cm,主根中部直径≥1.2 cm。一级:长≥10 cm,主根中部直径1.0~1.2 cm。二级:长≥10 cm,主根中部直径0.8~1.0 cm。三级:长度不限,主根中部直径0.5~0.8 cm。

2. 鲁丹参　干货。分为选货和统货。选货:呈长圆柱形。表面红棕色。有纵皱纹。质硬而脆,易折断。断面纤维性,内皮层环纹明显,呈红棕色。气微,味甜微苦。无芦头、虫蛀、霉变、熏硫。分为二级。一级:主根中部直径≥0.8 cm。二级:主根中部直径≥0.6 cm。统货:同鲁丹参其他等级,大小不均,间有碎末。粗细、长短不一,有撞断的碎节。

3. 其他产区丹参　分为选货和统货。选货:干货。呈长圆柱形。表面棕红色或灰褐色,皮粗糙,多鳞片状,易剥落。体轻而脆。断面红黄色或棕褐色,疏松有裂隙,显筋脉白点。气微,味微苦涩。无芦头、杂质、虫蛀、霉变、熏硫。长≥10 cm,主根中部直径≥0.6 cm,无须根。统货:同丹参其他等级,大小不均,间有碎末。粗细、长短不一,有撞断的碎节。

【包装】可选用无公害材料进行包装。包装袋上要注明品名、规格、产地、批号、包装日期、生产单位、采收日期、贮藏条件、注意事项,并附有质量合格的标志。标签应符合GB/T 191—2008 的规定。

【贮存】置阴凉干燥处贮藏,贮藏过程中注意防潮、防鼠、防虫蛀、防霉变、防串味等。应符合 SB/T 11094—2014、SB/T 11095—2014 的规定。

【质量标准】

1. 水分　不得过 13.0%。

2. 总灰分　不得过 10.0%。

3. 酸不溶性灰分　不得过 3.0%。

4. 浸出物　水溶性浸出物照水溶性浸出物测定法的冷浸法测定,不得少于 35.0%。用 70% 乙醇作溶剂,不得少于 12.0%。醇溶性浸出物照醇溶性浸出物测定法的热浸法测定,用乙醇作溶剂,不得少于 15.0%。

5. 重金属及有害元素　铅不得过 5 mg/kg;镉不得过 1 mg/kg;砷不得过 2 mg/kg;汞不得过 0.2 mg/kg;铜不得过 20 mg/kg。

6. 含量测定　本品按干燥品计算,含丹参酮ⅡA、隐丹参酮和丹参酮Ⅰ的总量不得少于 0.25%。含丹酚酸 B 不得少于 3.0%。

巴戟天

【别名】鸡肠风、鸡眼藤、黑藤钻、兔仔肠、三角藤、糠藤、巴吉、大巴戟、巴戟等。

【来源】本品来自茜草科植物巴戟天 *Morinda officinalis* How 的干燥根。

【产地】野生和栽培均有。主产于我国福建、广东、海南、广西等地。属"四大南药"之一。

【采收】栽种 6~7 年即可采收。在秋冬季采挖。

【加工】挖出后，摘下肉质根，洗去泥沙，在阳光下晒至五六成干，用木棒轻轻打扁，再晒至全干即成。不抽木心的为统货。用热水泡透后，趁热抽去木心，切段，为巴戟肉。

【成品性状】当前药材市场巴戟天规格按照剪切大小划分为长条、剪片和扁条。

1. 长条　干货。本品为扁平形或扁圆柱形或近扁圆柱形，长度 1~30 cm，略弯曲，表面灰黄色或暗灰色，具纵纹和横裂纹，皮部横向断离露出木部，木部串联皮部；质韧，断面皮部厚，紫色或淡紫色，易与木部剥离；木部坚硬，黄棕色或黄白色。气微，味甘而微涩。统货。

2. 剪片　干货。本品为扁平形或近扁圆柱形，剪段，略弯曲，表面灰黄色或暗灰色，具纵纹和横裂纹，皮部横向断离露出木部；质韧，断面皮部厚，紫色或淡紫色，易与木部剥离；木部坚硬，黄棕色或黄白色。气微，味甘而微涩。分为特剪片、剪中片、小剪片和剪标。特剪片：长度大于 5 cm。剪中片：长度 5 cm 以上的剪片占 50%。小剪片：长度 1~5 cm。剪标：长度 1.5~4.5 cm。

3. 扁条　干货。本品为扁圆柱形或扁平形，不剪段，略弯曲。表面灰黄色或暗灰色，具纵纹和横裂纹，皮部横向断离露出木部；质韧，断面皮部厚，紫色或淡紫色，易与木部剥离；木部坚硬，黄棕色或黄白色。气微，味甘而微涩。分为五级。特级扁条：单条重≥13 g。一级扁条：单条重≥11 g。且小于 13 g。二级扁条：单条重≥9 g，且小于 11 g。三级扁条：单条重≥5 g，且小于 9 g。四级扁条：单条重≥2，且小于 5 g。

【包装】可选用无公害材料进行包装。包装袋上要注明品名、规格、产地、批号、包装日期、生产单位、采收日期、贮藏条件、注意事项，并附有质量合格的标志。标签应符合 GB/T 191—2008 的规定。

【贮存】置阴凉干燥处贮藏，贮藏过程中注意防潮、防鼠、防虫蛀、防霉变、防串味等。应符合 SB/T 11094—2014、SB/T 11095—2014 的规定。

【质量标准】

1. 水分　不得过 15.0%。

2. 总灰分　不得过 6.0%。

3. 浸出物　照水溶性浸出物测定法的冷浸法测定，不得少于 50.0%。

4. 含量测定　本品按干燥品计算，含耐斯糖不得少于 2.0%。

玉竹

【别名】葳蕤、萎蕤、黄芝、地节、马熏、丽草、葳参、玉参、玉术、山玉竹、竹节黄、山铃子草、灯笼菜、连竹、西竹、甜草根、靠山竹、肥玉竹、明玉竹。

【来源】本品来自百合科植物玉竹 *Polygonatum odoratum*（Mill.）Druce 的干燥根茎。

【产地】野生和栽培均有。玉竹栽培品分为西玉竹、海门玉竹、湘玉竹 3 种。西玉竹主产于广东连州等地。西玉竹的根茎可以制成商品，味道甜且略淡。湘玉竹，因主要产于湖南省而得名。其形态上最大的特点是茎条比较粗壮，味道甜，糖质重。海门玉竹，产地为江苏海门南通等地区。海门玉竹质量与湘玉竹近似，茎条直且壮，颜色嫩黄。野生品玉竹有两种分别是关玉竹和江北玉竹。关玉竹多数是野生品，主要生长在东北、内蒙古、河北一带，味道甜且淡。江北玉竹主要指江苏、安徽一带野生品，品质似干关玉竹，但色较浅体质较松。

【采收】一般于栽种后的第 3 年开始收获。南方 8 月中旬采挖，东北在 9—10 月份采挖。选择晴好天气，采挖前，割去茎叶，挖取根茎，采挖时从底往上倒着挖，采挖过程注意防止根茎折断或损伤，挖出后放地里 1～2 d，失水后抖去泥土，集中运回，防止碰断。

【加工】生晒法：将运回的鲜根茎，先进行小分级，放在阳光下曝晒 3～4 d，至外表变软有黏液渗出时，装竹筐内轻轻撞去根毛、泥土，继续晾晒，当由白变黄时用手揉搓或用两脚轻轻踩揉，如此反复数次，至柔软光滑、无硬心、色黄白时即为成品。蒸煮法：将鲜玉竹根茎用水洗净，用蒸笼蒸透，然后边晒边揉搓，反复多次，揉至软而透明时，再晒干即为成品。

【成品性状】分为选货和统货。

1. 选货　干品。圆柱状。表面浅棕色或灰黄色，具纵皱纹和微隆起的环节，有白色圆点状的须根痕和圆盘状茎痕。质硬而脆或稍软，易折断，断面角质样或显颗粒性。气微，味甘，嚼之发黏。无杂质、虫蛀、霉变。分为二级。一级：呈淡黄色。长度不少于 110.00 mm，直径（宽度）不少于 9.0 mm。二级：呈黄白色。长度少于 110.00 mm，直径（宽度）少于 9.0 mm。

2. 统货　呈干品。圆柱状。黄白色至淡黄，表面浅棕色或灰黄色，具纵皱纹和微隆起的环节，有白色圆点状的须根痕和圆盘状茎痕。质硬而脆或稍软，易折断，断面角质样或显颗粒性。气微，味甘，嚼之发黏。无杂质、虫蛀、霉变。

【包装】可选用无公害材料进行包装。包装袋上要注明品名、规格、产地、批号、包装日期、生产单位、采收日期、贮藏条件、注意事项，并附有质量合格的标志。标签应符合 GB/T 191—2008 的规定。

【贮存】置阴凉干燥处贮藏,贮藏过程中注意防潮、防鼠、防虫蛀、防霉变、防串味等。应符合 SB/T 11094—2014、SB/T 11095—2014 的规定。

【质量标准】

1. 水分　不得过 16.0%。

2. 总灰分　不得过 3.0%。

3. 浸出物　冷浸法测定,用 70% 乙醇作溶剂,不得少于 50.0%。

4. 含量测定　本品按干燥品计算,含玉竹多糖以葡萄糖计,不得少于 6.0%。

甘遂

【别名】主田、重泽、甘藁、陵藁、甘泽、苦泽、白泽、鬼丑、陵泽。

【来源】本品来自大戟科植物甘遂 Euphorbia kansui T. N. Liou ex T. P. Wang 的块根。

【产地】野生和栽培均有。分布于山西、山东、陕西、河南、宁夏、甘肃等地。山西绛县为主产区。

【采收】8—9 月播种,次年 6—7 月收获。

【加工】根挖出后,趁鲜将其按自然断裂情况折断,与适量炉渣一起放入竹筐,置于流水中来回摇动;或用端部绑有麻袋片的棍棒在筐内搅拌或撞捣,擦掉褐色的外皮。将去皮白色根段用清水冲洗干净,晒干或烘干即可。

【成品性状】根椭圆形、长圆柱形或连珠形,长 1 ~ 5 cm,直径 0.5 ~ 2.5 cm。除去栓皮者表面类白色或黄白色,凹陷处有棕色栓皮残留;未去棕红色栓皮者,有明显纵槽纹和少数横长皮孔。质脆,易折断,断面粉性,皮部类白色,木部淡黄色,有放射状纹理;长圆柱状者纤维性较强。气微,味微甘、辛,有刺激性。以肥大、类白色、粉性足者为佳。

【包装】药材含水量在 12% 以下时,即可选用无公害材料进行包装。包装袋上要注明品名、规格、产地、批号、包装日期、生产单位、采收日期、贮藏条件、注意事项,并附有质量合格的标志。标签应符合 GB/T 191—2008 的规定。

【贮存】置阴凉干燥处贮藏,贮藏过程中注意防潮、防鼠、防虫蛀、防霉变、防串味等。应符合 SB/T 11094—2014、SB/T 11095—2014 的规定。

龙胆

【别名】胆草、龙胆草、苦胆草、草龙胆、严龙胆、关龙胆、苏龙胆、云龙胆、滇龙胆、苦胆。

【来源】本品来自龙胆科植物条叶龙胆 Gentiana manshurica Kitag.、龙胆 Gentiana scabra Bge.、三花龙胆 Gentiana triflora Pall. 或坚龙胆 Gentiana rigescens Franch. 的干燥根和根茎。前 3 种习称"龙胆",后 1 种习称"坚龙胆"。

【产地】野生和栽培均有。分布于主产于内蒙古、黑龙江、吉林、辽宁、贵州、陕西、湖北、湖南、安徽、江苏、浙江、福建、广东、广西等地。以东北产量最大,习称"关龙胆"。

龙胆、三花龙胆:产于我国东北三省、内蒙古、河北等地。以辽宁省新宾、清原县为主产区。

条叶龙胆:主产于我国东北地区、江苏、浙江、安徽亦产。黑龙江省松嫩平原的林甸、安达、明水等县为主产区。

坚龙胆:主产于云南、四川、贵州等地。以云南省临沧为主产区。

【采收】移栽后 3 年收获。春、秋两季采挖,但以秋季采收质量好,产量高。采收时期,一般于 10 月中、下旬,当地上植株茎叶枯黄时,挖起根部,切勿伤根。

【加工】根挖起后,除去杂草、枯茎,洗去泥土,放在烘干室内的盘中烘干,温度控制在 35～45 ℃,待半干时,取出烘干室抖去毛须捆成小扎儿,再放入烘干室,烘至小扎儿干透即可。或者把洗净的龙胆草放在晾晒场或帘子上在自然阳光下晾晒,半小时抖去毛须捆成小扎儿,再把小扎儿晒干透为止。

【成品性状】

1. 龙胆　根茎呈不规则块状;表面暗灰棕色或深棕色。上端有茎痕或残留茎基,周围和下端着生多数细长的根。根圆柱形,略扭曲,表面淡黄色或黄棕色,上部多有明显的横皱纹,下部较细,有纵皱纹及支根痕。质脆,易折断,断面略平坦,皮部黄白色或淡黄棕色,木部色较浅,呈点状环列,习称筋脉点。气微,味甚苦。

2. 坚龙胆　表面无横皱纹,外皮膜质,易脱落;木部黄白色,易与皮部分离。

【包装】药材含水量在 9% 以下时,即可选用无公害材料进行包装。包装袋上要注明品名、规格、产地、批号、包装日期、生产单位、采收日期、贮藏条件、注意事项,并附有质量合格的标志。标签应符合 GB/T 191—2008 的规定。

【贮存】置阴凉干燥处贮藏,贮藏过程中注意防潮、防鼠、防虫蛀、防霉变、防串味等。应符合 SB/T 11094—2014、SB/T 11095—2014 的规定。

北沙参

【别名】莱阳参、海沙参、银沙参、辽沙参、苏条参、条参、北条参。

【来源】本品来自伞形科植物珊瑚菜 *Glehnia littoralis* Fr. Schmidtex Miq. 的干燥根。

【产地】栽培品。主要产地为山东、河北、辽宁、江苏等地,在辽宁、河北、山东、江苏、浙江、广东、福建、台湾等地也有分布。内蒙古喀喇沁旗牛家营子镇、山东莱阳市为主要产区。

【采收】播后 1～2 年收获。春播于当年秋季 9—10 月;头年秋冬季播于第 2 年 8 月下旬至 9 月上旬,当叶片开始枯黄时选晴天及时采挖。

【加工】将参根洗净泥土,按粗细长短分级,用绳扎成 2.0~2.5 kg 小捆,放入开水中烫煮。摄住芦头一端,先把参尾放入开水中煮几秒钟,再将全捆散开放进锅内煮,不断翻动,煮 2~4 min,以能剥下外皮为度,捞出,摊晾,趁湿剥去外皮,晒干或烘干,通称"毛参"。供出口的"净参",是选一级"毛参",再放入笼屉内蒸一遍,蒸后趁热把参条搓成圆棍状,搓后用小刀刮去参条上的小疙瘩及不平滑的地方,晒干,用红线捆成小把即成。

【成品性状】本品呈细长圆柱形,偶有分枝,长 15~45 cm,直径 0.4~1.2 cm。表面淡黄白色,略粗糙,偶有残存外皮,不去外皮的表面黄棕色。全体有细纵皱纹及纵沟,并有棕黄色点状细根痕。顶端常留有黄棕色根茎残基;上端稍细,中部略粗,下部渐细。质脆,易折断,断面皮部浅黄白色,木部黄色。气特异,味微甘。分三等。一等:条长 34 cm 以上,上中部直径 0.3~0.6 cm。二等:条长 23 cm 以上,中部直径 0.3~0.6 cm。三等:条长 22 cm 以下,粗细不分,间有破碎。

【包装】药材含水量在 13% 以下时,即可选用无公害材料进行包装。包装袋上要注明品名、规格、产地、批号、包装日期、生产单位、采收日期、贮藏条件、注意事项,并附有质量合格的标志。标签应符合 GB/T 191—2008 的规定。

【贮存】置阴凉干燥处贮藏,贮藏过程中注意防潮、防鼠、防虫蛀、防霉变、防串味等。应符合 SB/T 11094—2014、SB/T 11095—2014 的规定。

甘草

【别名】国老、国老草、蜜草、蜜甘、美草、棒草、甜甘草、甜草、甜草根、甜根子、红甘草、粉甘草、粉草、蕗草、灵通、主人、大嗷、偷蜜珊瑚肉。

【来源】豆科植物甘草 *Glycyrrhiza uralensis* Fisch.、胀果甘草 *Glycyrrhiza inflata* Bat. 或光果甘草 *Glycyrrhiza glabra* L. 的干燥根和根茎。

【产地】分布于东北、华北、陕西、甘肃、青海、新疆、山东等地。野生和栽培均有。

东甘草:又名东草。为产于东北、河北、山西等地者。

西甘草:又名西草。为产于甘肃、内蒙古、青海、陕西、新疆等地者。

梁外草:产于内蒙古伊克昭盟杭锦旗一带者。

王爷地草:产于宁夏巴盟的阿拉善左旗者。习惯认为梁外草及王爷地草品质最优,为道地药材。

西镇草:产于内蒙古伊克昭盟鄂托克旗及宁夏陶东、平罗一带者。属于西草。

上河川草:产于内蒙古伊克昭盟拉达特旗一带者,属于西草,边草:产于陕西北部靖边、定边一带者。属于西草。

西北草:产于甘肃尼勤、庆阳、张掖、玉门等地者。属于西草。

下河川草:产于内蒙古包头附近的土默特旗、托克托和林格尔等地者。属于西草。

东北草:产于内蒙古东部、辽宁的昭乌达盟、吉林的哲盟、黑龙江的呼盟等地者。属于东草。

新疆草:产于新疆者。属于西草。

【采收】用种子繁殖的甘草在播种后一般生长 4 年,根茎繁殖则生长 3 年后便可以采收。在每年的秋季采收为佳。

【加工】甘草收获后去掉泥土,晾晒几日后,用铡刀将芦头、根尾铡去称为条草。条草再分级、分等,长短理顺后晒至半干,捆成小把,再晒至全干。芦头、毛根、尾打成捆为毛草。

皮甘草:又名带皮甘草、带皮草、皮草。为采收加工后保留栓皮者。

粉甘草:又名刮皮甘草、刮皮草、白粉草、粉草。为采收加工后刮去栓皮,切成长段者。

把甘草:为在加工过程中切成长段、扎成把者。

条草:甘草斩头去尾,单枝直条,长 15 ~ 65 cm。

毛草:野生甘草顶端直径≤0.3 cm 的小甘草;栽培甘草顶端直径≤0.3 cm 的小甘草。

甘草节:又名粉草节、草节。为甘草根及根茎中充填有棕黑色树脂状物质的部分。

甘草头:又名疙瘩草、疙瘩头。为甘草根茎上端的芦头部分。

甘草梢:又名草梢、生草梢。为甘草根的末梢部分或细根。

【成品性状】

1. 甘草

(1)条草:干货。呈圆柱形,单枝顺直。表面红棕色、淡红棕色、红褐色、棕褐色或灰棕色,皮细紧,有纵纹,斩去头尾,口面整齐。质坚实、体重。断面黄色至黄白色,粉性足或一般。味甜。间有黑心。无须根、杂质、虫蛀、霉变。分为四等。一等:长 15 ~ 60 cm,顶端直径 1.7 cm 以上,尾端直径大于等于 1.1 cm。二等:长 15 ~ 60 cm,顶端直径为 1.1 ~ 1.7 cm,尾端直径大于等于 0.8 cm。三等:长 15 ~ 60 cm,顶端直径为 0.8 ~ 1.1 cm,尾端直径大于等于 0.4 cm。四等:长 15 ~ 60 cm,顶端直径为 0.4 ~ 0.8 cm,尾端直径大于等于 0.3 cm。

(2)毛草:干货。呈圆柱形弯曲的小草,去净残茎,不分长短。表面红棕色、淡红棕色、红褐色、棕褐色或灰棕色。断面黄色至黄白色,味甜。顶端直径小于等于 0.4 cm,无杂质、虫蛀、霉变。统货。

(3)草节:干货。呈圆柱形,单枝条。表面红棕色、淡红棕色、红褐色、棕褐色或灰棕色。断面黄色至黄白色,粉性足或一般,味甜。长度在 15 cm 以下,6 cm 以上,顶端直径 0.4 cm 以上。无须根、杂质、虫蛀、霉变。统货。

(4)疙瘩头:干货。系加工条草砍下之根头,呈疙瘩头状。去净残茎及须根。断面黄色至黄白色,粉性足或一般,味甜。大小长短不分,间有黑心。无杂质、虫蛀、霉变。

统货。

2.胀果甘草

(1)条草:干货。呈圆柱形弯曲小草。去净残茎,间有疙瘩头。表面棕褐色或灰褐色。质松体轻。断面黄色,粉性较好。味甜。长 15～60 cm,顶端直径大于 0.4 cm,至大于 1.7 cm。间有黑心。无杂质、虫蛀、霉变。统货。

(2)毛草:干货。呈圆柱形弯曲的小草,去净残茎,不分长短。表面红棕色、淡红棕色、红褐色、棕褐色或灰棕色。断面黄色至黄白色,味甜。顶端直径小于等于 0.4 cm,间有黑心。无杂质、虫蛀、霉变。统货。

3.光果甘草

(1)条草:干货。呈圆柱形,单枝顺直。表面灰棕色、黄棕色或灰黄色,皮细紧,有纵纹,斩去头尾,切口整齐。质坚实、体重。断面黄白色,粉性一般,味甜。长 15～60 cm,顶端直径大于 0.4 cm,至大于 1.7 cm。间有黑心。无须根、杂质、虫蛀、霉变。统货。

(2)毛草:干货。呈圆柱形弯曲的小草,去净残茎,不分长短。表面灰棕色、黄棕色或灰黄色。断面黄白色,味甜。顶端直径小于等于 0.4 cm。间有黑心。无杂质、虫蛀、霉变。统货。

4.栽培甘草

(1)条草:分为选货和统货。选货:干货。呈圆柱形,单枝顺直。表面红棕色、淡红棕色、红褐色、棕褐色或灰棕色,皮细紧,有纵纹,斩去头尾,口面整齐。质坚实、体重。断面黄色至黄白色,粉性足或一般。味甜。间有黑心。无须根、杂质、虫蛀、霉变。分为四等。一等:长 15～60 cm,顶端直径 1.7 cm 以上,尾端直径大于等于 1.1 cm。二等:长 15～60 cm,顶端直径为 1.1～1.7 cm,尾端直径大于等于 0.8 cm。三等:长 15～60 cm,顶端直径为 0.8～1.1 cm,尾端直径大于等于 0.4 cm。四等:长 15～60 cm,顶端直径为 0.4～0.8 cm,尾端直径大于等于 0.3 cm。

统货:干货。呈圆柱形弯曲小草。去净残茎,间有疙瘩头。表面棕褐色或灰褐色。质松体轻。断面黄色,粉性较好。味甜。长 15～60 cm,顶端直径大于 0.4 cm,至大于 1.7 cm。间有黑心。无杂质、虫蛀、霉变。

(2)毛草:干货。指加工条草砍下之根头和单枝条,及呈圆柱形弯曲的小草。表面红棕色、淡红棕色、红褐色、棕褐色或灰棕色。断面黄色至黄白色,味甜。大小长短不分,间有黑心。无杂质、虫蛀、霉变。统货。

【包装】可选用无公害材料进行包装。包装袋上要注明品名、规格、产地、批号、包装日期、生产单位、采收日期、贮藏条件、注意事项,并附有质量合格的标志。标签应符合 GB/T 191—2008 的规定。

【贮存】置阴凉干燥处贮藏,贮藏过程中注意防潮、防鼠、防虫蛀、防霉变、防串味等。应符合 SB/T 11094—2014、SB/T 11095—2014 的规定。

【质量标准】

1. 水分　不得过 12.0%。

2. 总灰分　不得过 7.0%。

3. 酸不溶性灰分　不得过 2.0%。

4. 重金属及有害元素　铅不得过 5 mg/kg,镉不得过 1 mg/kg,砷不得过 2 mg/kg,汞不得过 0.2 mg/kg,铜不得过 20 mg/kg。

5. 其他　有机氯类农药残留量含五氯硝基苯不得过 0.1 mg/kg。

6. 含量测定　本品按干燥品计算,含甘草苷不得少于 0.50%,甘草酸不得少于 2.0%。

白术

【别名】术、于术、冬术、冬白术、浙术、种术、云术、台白术、山蓟、天蓟、山芥、山姜、山精、山连、杨枹蓟、乞力伽、杭白术、广术、杭术、贡术、仙居术等。

【来源】本品来自菊科多年生草本植物白术 *Atractylodes macrocephala* Koidz. 的干燥根茎。

【产地】为栽培品,少量为野生品。主产于浙江。此外安徽、江西、湖北、湖南、福建等地亦有栽培。

于术:又名于白术、于潜术、烟术。为产于浙江省于潜地区者。品质最优,为地道药材。

野于术:又名天生术。为产于浙江省于潜、昌化、天目山一带的野生白术。

浙白术:为产于浙江者。

坪术:为产于湖南平江者。

种术:为产于安徽者。

徽术:为产于安徽省歙县(旧时徽州)者。品质亦佳。

【采收】生长周期为 2 年,即 1 年育苗,1 年栽种。立冬前后,当白术茎杆黄褐色,下部叶片枯黄、上部叶片已硬化,容易折断时采收。于晴天挖起术块,剪去术杆,去净泥杂。留种的在种子成熟采收后再起收。

【加工】有烘干、晒干两种:烘干的称炕术,晒干的叫生晒术。一般以炕术为主。

1. 炕术　视烘灶大小,将鲜术铺至炕面,开始时火力稍大而均匀,80 ℃左右。1 h 后,待蒸气上升,白术表皮已熟,便可抑低火力。约 2 h 后,将白术上下翻转,耙动使细根脱落,继续烘炕 3~5 h,将白术全部倒出,不断翻动,至须根全部脱落,修除术杆,此时叫"退毛术"。再将大、小白术分开,大的放底层,小的放上层,再烘 8~12 h,温度 60~70 ℃,约 6 h 翻 1 次,达 7~8 成干时,全部出炕,再次修去术杆,此时叫"二复子"。将大、小白术,分别堆置室内 6 ~ 7 d,不宜堆高,使内心水分外溢,表皮软化,仍分大、小白术上炕,此时叫"炕干术",要用文火,温度 50 ~ 60 ℃,约 6 h 翻 1 次,视白术大小,烘 24 ~ 36 h,直至干燥为止。烘干的关键,视白术的干湿度灵活掌握火候,即防止高温急干,烘泡烘焦,也不能低温久烘,变成油闷霉枯。燃料切勿用松柴,以免影响外色。

2. 生晒术 将鲜白术抖净泥沙,剪去术杆,日晒至足燥为止。在翻晒时,要逐步搓擦去根须,遇雨天,要薄摊通风处,切勿堆高淋雨。也不可晒后再烘,更不能晒晒烘烘,以免影响质量。

3. 出口白术 多采用快速加工方法。选择壮实似瓶形的白术晒至四成干,用小刀削去少许肉瘤和芦头处 1 cm 长的肉,现出 1 cm 长的把子(芦茎),要将把子削光荡。经过晒及削的工序后,将其洗净外附泥土,用硫黄熏烘一昼夜,至外皮带黄色时再晒 1 ~ 2 d,堆放 1 d,使水分外溢,再晒 3 ~ 4 d,干后即可装箱。

【成品性状】本品为不规则的肥厚团块,长 3 ~ 13 cm,直径 1.5 ~ 7 cm,表面灰黄色或灰棕色,有瘤状突起及断续的纵皱和沟纹,并有须根痕,顶端有残留茎基和芽痕。质坚硬不易折断,断面不平坦,黄白色至淡棕色,有棕黄色的点状油室散在;烘干者断角质样,色较深或有裂隙。气清香,味甘、微辛,嚼之略带黏性。分为四等。一等:形体完整,每千克 40 支以内,无焦枯、油个、虫蛀、霉变。二等:每千克 100 支以内,余同一等。三等:每千克 200 支以内,余同一等。四等:每千克 200 支以外,体形不计,但需全体是肉,间有不同程度但不严重的碎块、油个、焦枯、松泡等。

【包装】可选用无公害材料进行包装。包装袋上要注明品名、规格、产地、批号、包装日期、生产单位、采收日期、贮藏条件、注意事项,并附有质量合格的标志。标签应符合 GB/T 191—2008 的规定。

【贮存】置阴凉干燥处贮藏,贮藏过程中注意防潮、防鼠、防虫蛀、防霉变、防串味等。应符合 SB/T 11094—2014、SB/T 11095—2014 的规定。

【质量标准】

1. 水分 不得过 15.0%。

2. 总灰分 不得过 5.0%。

3. 二氧化硫残留量 不得过 400 mg/kg。

4. 色度 与黄色 9 号标准比色液比较,不得更深。

5. 浸出物 热浸法测定,用 60% 乙醇作溶剂,不得少于 35.0%。

白芍

【别名】白芍药、芍药、金芍药、离草根、可离根、将离根、余容根、其积根、解仓根、犁食根、蜓根、没骨花根、婪尾春根、天斗、玉斗、天魁、玉魁、伏丁、伏贡、伏王、艳友、冠芳、殿春客等。

【来源】本品来自毛茛科植物芍药 *Paeonia lactiflora* Pall. 的干燥根。

【产地】为栽培品。主产浙江、安徽、四川等地。此外,山东、贵州、湖南、湖北、甘肃、陕西、河南、云南等地亦产。浙江产者,商品称为杭白芍,品质最佳;安徽产者称为亳白芍,产量最大;四川产者名川白芍,又名中江芍,产量亦大。

【采收】白芍在种植 3~5 年后即可采收,采收时间通常在 6—9 月。不同的地区采收时间也是不一样的,一般,在浙江是在 6 月下旬至 7 月上旬,安徽、四川在 8 月,山东在 9 月。

【加工】

1. 擦白　搓去芍根的外皮。用竹刀等物刮去芍根外皮,随即浸于清水中,待煮。但现多用撞皮机撞去外皮,再以清水洗净。

2. 煮制　芍根要当天浸当天煮。先将锅水烧至 80~90 ℃时,把芍根放入锅中,放水量以浸没芍根为度。锅密闭 5 min,然后打开,锅盖上下翻动,使芍根受热均匀,控制火力以保持锅内水微沸即可。煮制的时间应视芍根的大小而定。煮制好的芍根应迅速从锅中捞出,送至晒场摊晒。

3. 干燥将　芍根摊开,先曝晒 1~2 h,再逐渐将芍根堆厚曝晒,使根皮慢慢干燥,这样晒的芍根皮细、皱纹致密、颜色好。也可以用烘干机,注意烘干时温度不要太高,中间干得一定程度,停机,使用之回潮回软,停一段时间后再次烘干,直至内外干透为止。

【成品性状】本品呈圆柱形,平直或稍弯曲,两端平截,长 5~18 cm,直径 1.0~2.5 cm。表面类白色或淡红棕色,光洁或有纵皱纹及细根痕,偶有残存的棕褐色外皮。质坚实,不易折断,断面较平坦,类白色或微带棕红色,形成层环明显,射线放射状。气微,味微苦、酸。按照产地分为白芍、杭白芍,按照大小分等。

1. 白芍　一等:根长 8 cm 以上,中部直径 1.7 cm 以上,无芦头、花麻点、破皮、裂口、夹生。二等:根长 6 cm 以上,中部直径 1.3 cm 以上,间有花麻点。三等:根长 4 cm 以上,中部直径 0.8 cm 以上,间有花麻点。四等:根长短粗细不分,兼有夹生、花麻点、头尾、碎节或未去净的栓皮。

2. 杭白芍　一等:根长 8 cm 以上,中部直径 2.2 cm 以上。二等:根长度同前,但中部直径 1.8 cm 以上。三等:根长度同前,中部直径 1.2 cm 以上。四等:根长 7 cm 以上,中部直径 1.2 cm 以上。五等:根长度同前,但中部直径 0.9 cm 以上。六等:根长短不分,中部直径 0.8 cm 以上。七等:根长短不分,中部直径 0.5 cm 以上,间有夹生、破瘢。

【包装】可选用无公害材料进行包装。包装袋上要注明品名、规格、产地、批号、包装日期、生产单位、采收日期、贮藏条件、注意事项,并附有质量合格的标志。标签应符合 GB/T 191—2008 的规定。

【贮存】置阴凉干燥处贮藏,贮藏过程中注意防潮、防鼠、防虫蛀、防霉变、防串味等。应符合 SB/T 11094—2014、SB/T 11095—2014 的规定。

【质量标准】

1. 水分　不得过 14.0%。

2. 总灰分　不得过 4.0%。

3. 重金属及有害元素　铅不得过 5 mg/kg；镉不得过 1 mg/kg；砷不得过 2 mg/kg；汞不得过 0.2 mg/kg；铜不得过 20 mg/kg。

4. 二氧化硫残留量　不得过 400 mg/kg。

5. 浸出物　照水溶性浸出物测定法的热浸法测定，不得少于 22.0%。

6. 含量测定　本品按干燥品计算，含芍药苷不得少于 1.6%。

白芷

【别名】芷、芳香、苻蓠、泽芬、白臣、番白芷、兴安白芷、库页白芷、杭白芷、川白芷、香棒等。

【来源】本品为伞形科植物白芷 *Angelica dahurica*（Fisch，ex Hoffm.）Benth. et Hook. f. 或杭白芷 *Angelica dahurica*（Fisch. ex Hoffm.）Benth. et Hook. f. var. formosana（Boiss.）Shan et Yuan 的干燥根。

【产地】为栽培品。杭白芷生产于浙江省杭州的笕桥。川白芷生产于四川省遂宁、温江、崇庆等地。禹白芷生产于河南省禹州，长葛等地。祁白芷生产于河北省祁州。

【采收】春播白芷于当年 10 月中下旬采收。秋播白芷第 2 年 9 月下旬在叶片枯黄时开始采收，选晴天，将白芷叶割去，将根挖起，抖去泥土。

【加工】四川产区将白芷挖出后曝晒 1~2 d，除去残茎、须根和泥土，按照大、中、小分堆晒干。过去也有采用硫黄熏透心后曝晒至干，现在已经不再采用。若遇到阴雨天，可采用炕房烘干，将大根放在中央，小根放在四周，头向下尾向上（不宜横放）用 50~60 ℃的温度烘，半小时翻动 1 次，将湿的放在中央，较干放在四周，焙干为止。大量烘烤可用烘房，大条放在下层，中条放在中层，小条放在上层，支根放在顶层，每层厚 5~6 cm，烘炉温度控制在 60 ℃左右，每天翻动 1 次，6~7 d 全干。烘时要防止烘焦、焙枯。

浙江产区将白芷收起以后，除去泥土、须根，洗净，放在光洁的地面上，加入照鲜品重量 5% 左右的石灰粉，用铁耙搅拌，使石灰均匀黏附在白芷表面后曝晒至干。

【成品性状】白芷本品呈长圆锥形，长 10~25 cm，直径 15~25 mm. 顶端有凹陷的茎基痕，具环状纹理。表面灰棕色或黄棕色，有多数纵皱纹和支根痕，可见皮孔样的横向突起散生，习称为"疙瘩丁"。质坚实，断面白色或灰白色，显粉性，皮部散有多数棕色油点（分泌腔），形成层环圆形，木质部约占断面的 1/3。气香浓烈，味辛、微苦。

杭白芷横向皮孔样突起多呈四纵行排列，使全根呈类圆锥形而具四纵棱，横断面形成层环略呈方形，木质部约占断面的 1/2。

白芷以独枝、条粗壮、质硬、体重、粉性足、香气浓者为佳。一等：每 500 g 18 支以内，无空心、黑头等。二等：每 500 g 30 支以内。三等：每 500 g 30 支以上，顶端直径不得小于 0.7 cm，间有白芷尾、黑心、油条，但总数不得超过 20%。

【包装】可选用无公害材料进行包装。包装袋上要注明品名、规格、产地、批号、包装日期、生产单位、采收日期、贮藏条件、注意事项，并附有质量合格的标志。标签应符合 GB/T 191—2008 的规定。

【贮存】置阴凉干燥处贮藏，贮藏过程中注意防潮、防鼠、防虫蛀、防霉变、防串味等。应符合 SB/T 11094—2014、SB/T 11095—2014 的规定。

【质量标准】

1. 水分　不得过 14.0%。

2. 总灰分　不得过 6.0%。

3. 重金属及有害元素　铅不得过 5 mg/kg，镉不得过 1 mg/kg，砷不得过 2 mg/kg，汞不得过 0.2 mg/kg，铜不得过 20 mg/kg。

4. 浸出物　热浸法，用稀乙醇作溶剂，不得少于 15.0%。

5. 含量测定　本品按干燥品计算，含欧前胡素不得少于 0.080%。

白附子

【别名】禹白附、独角莲、鸡心白附、疔毒豆、牛奶白附、红南星、野半夏、麻芋等。

【来源】本品来自天南星科植物独角莲 *Typhonium giganteum* Engl. 的干燥块茎。

【产地】主产于河南、甘肃、湖北、四川等地。以河南禹州产量大、质量佳。称为"禹白附"。

【采收】带根块茎作种的栽种当年可收获，不带根的要多种 1 年。冬季倒苗后，挖起块茎，小的作种，大的加工作药用。

【加工】将块茎堆积发酵，使外皮皱缩易脱，装在箩筐里，放在流水里踩去粗皮，晒干。亦有不去粗皮，切成 2～3 mm 厚的薄片，晒干。

【成品性状】干货。无外皮及须根残留，呈椭圆形或卵圆形，长 2～5 cm，直径 1～3 cm。表面白色至黄白色，略粗糙，有环纹及须根痕，顶端有茎痕或芽痕。质坚硬，断面白色，粉性足。气微，味淡、麻辣刺舌。无硫黄熏制、空心、虫蛀、霉变。分为三等。一等：每 500 g 30 个（包含 30 个）以内，含杂率低于 1%。二等：每 500 g 70 个（包含 70 个）以内，30 个以外，含杂率低于 1%。三等：每 500 g 70 个以外，含杂率低于 3%。

【包装】可选用无公害材料进行包装。包装袋上要注明品名、规格、产地、批号、包装日期、生产单位、采收日期、贮藏条件、注意事项，并附有质量合格的标志。标签应符合 GB/T 191—2008 的规定。

【贮存】置阴凉干燥处贮藏,贮藏过程中注意防潮、防鼠、防虫蛀、防霉变、防串味等。应符合 SB/T 11094—2014、SB/T 11095—2014 的规定。

【质量标准】

1. 水分　不得过 15.0%。

2. 总灰分　不得过 4.0%。

3. 浸出物　热浸法测定,用 70% 乙醇作溶剂,不得少于 7.0%。

白前

【别名】嗽药、石蓝、柳叶白前、芫花叶白前、草白前、浙白前、鹅白前、鹅管白前、水杨柳根、大鹤瓢根、水柳根、溪瓢羹根、消结草根、乌梗仔根、水白前、空白前、软白前、白马鬃。

【来源】本品为萝藦科植物柳叶白前 *Cynanchum stauntonii*（Decne.）Schltr. ex Lévl. 或芫花叶白前 *Cynanchum glaucescens*（Decne.）Hand. –Mazz. 的干燥根茎和根。

【产地】主产河南、辽宁、河北、山西、山东、陕西、新疆等北方地区。湖北省黄冈团风、新洲区两地是白前家种资源的老产区,其产量能占到全国总产量的 90% 左右。四川省、江西省、贵州省有种植。

【采收】用根块茎作种的栽种当年可收获,不带根的要多种 1 年。冬季倒苗后,挖起块茎,小的作种,大的加工作药用。

【加工】抖去泥土,洗净,晒干,商品为白前。如将须根除净只留用根茎,商品为鹅管白前。如以全株洗净晒干入药者,商品为草白前。

【成品性状】

1. 柳叶白前　根茎呈细长圆柱形,有分枝,稍弯曲,长 4～15 cm,直径 1.5～4.0 mm。表面黄白色或黄棕色,节明显,节间长 1.5～4.5 cm,顶端有残茎。质脆,断面中空。节处簇生纤细弯曲的根,长可达 10 cm,直径不及 1 mm,有多次分枝呈毛须状,常盘曲成团。气微,味微甜。

2. 芫花叶白前　根茎较短小或略呈块状;表面灰绿色或灰黄色,节间长 1～2 cm。质较硬。根稍弯曲,直径约 1 mm,分枝少。

【包装】可选用无公害材料进行包装。包装袋上要注明品名、规格、产地、批号、包装日期、生产单位、采收日期、贮藏条件、注意事项,并附有质量合格的标志。标签应符合 GB/T 191—2008 的规定。

【贮存】置阴凉干燥处贮藏,贮藏过程中注意防潮、防鼠、防虫蛀、防霉变、防串味等。应符合 SB/T 11094—2014、SB/T 11095—2014 的规定。

【质量标准】水分不得过 12.0%。

白及

【别名】白根、地螺丝、白鸡儿、白鸡娃、连及草、羊角七、甘根、冰球子、白鸟儿头、君求子等。

【来源】兰科植物白及 *Bletilla striata*(Thunb.)Reichb. f. 的干燥块茎。

【产地】分布于河南、陕西、甘肃、山东、安徽、江苏、浙江、福建、广东、广西、江西、湖南、湖北、四川、贵州、云南等地。白及野生资源已相当稀少,现以人工栽培为主。贵州正安、安龙、普安、兴义、平塘、黎平、镇远、松桃、平坝,四川内江、石棉、雅安,湖北恩施、房县等地有较大面积栽培,其中安龙县、普安县已获得国家地理标志"正安白及"。

【采收】带种植 2~3 年后,到第 4 年 9—10 月份地上茎枯萎后,就可以采挖块茎。若采收太迟,个体会发育不良,因此要适时收获。白及块茎数个相连,采挖时,要用尖锄离植株 30 cm 处逐步向茎杆处挖取。采挖工作宜于晴天或多云天气进行。

【加工】抖去泥土,洗净,置开水中煮约 10 min 并不断搅拌至透心时取出,直接烘晒或切片烘晒至全干。或者把挖起的块茎放入水中浸泡小时左,洗净泥沙,摘除须根,放入锅内煮沸 1 min,不见白心时即可捞出,晾去水气后再摊开在太阳下晒或用火烘烤,继续晒或烘炕至足干,用竹筐撞去残留须根,使表面呈光洁淡黄白色,再筛去灰渣等杂质。

【成品性状】干货。呈不规则扁圆形,多有 2~3 个爪状分枝。表面灰白色或黄白色,有数圈同心环节和棕色点状须根痕,上面有突起的茎痕,下面有连接另一块茎的痕迹。质坚硬,不易折断,断面黄白色半透明,角质样。气微,味苦,嚼之有黏性。无须根、霉变。分为选个、统个和统货。选个:每千克 200 个以内,单个重量不低于 5 g。统个:每千克 200 个以上,单个重量小于 5 g。统货:大小不一,重量不等。

【包装】可选用无公害材料进行包装。包装袋上要注明品名、规格、产地、批号、包装日期、生产单位、采收日期、贮藏条件、注意事项,并附有质量合格的标志。标签应符合 GB/T 191—2008 的规定。

【贮存】置阴凉干燥处贮藏,贮藏过程中注意防潮、防鼠、防虫蛀、防霉变、防串味等。应符合 SB/T 11094—2014、SB/T 11095—2014 的规定。

【质量标准】

1. 水分　不得过 15.0%。

2. 总灰分　不得过 5.0%。

3. 二氧化硫残留量　不得过 400 mg/kg。

4. 含量测定　本品按干燥品计算,含 1,4-二[4-(葡萄糖氧)苄基]-2-异丁基苹果酸酯不得少于 2.0%。

玄参

【别名】重台、正马、玄台、鹿肠、鬼藏、端、咸、逐马、馥草、黑参、野脂麻、元参、山当归、水萝卜等。

【来源】本品为玄参科植物玄参 *Scrophularia ningpoensis* Hemsl. 的干燥根。

【产地】主产浙江、湖北、江苏、江西、四川、河南等地,浙江是道地产区。玄参是著名的"浙八味"之一。目前湖北恩施一带为主流产区。

【采收】栽培玄参1年收获。玄参耐寒性较强,对轻霜仍能生长良好。地上茎枯萎时,进行收获。

【加工】除去根茎、幼芽(供留种栽培用),须根及泥沙,晒或烘至半干,堆放3~6 d"发汗",反复数次至内部变黑色,再晒干或烘干。

【成品性状】分为选货和统货。选货:干货。呈类纺锤形或长条形。表面灰褐色,有纵纹及抽沟。质坚韧。断面黑褐色或黄褐色,微有光泽。气特异似焦糖,味甘、微苦咸。分为三等。一等:每千克36支以内,支头均匀。无芦头、空泡、杂质、虫蛀、霉变。二等:每千克72支以内,支头均匀。无芦头、空泡、杂质、虫蛀、霉变。三等:每千克72支以内,个头最小在5 g以上。间有破块。无芦头、杂质、虫蛀、霉变。统货:干货。呈类纺锤形或长条形。外表皮灰黄色或灰褐色。断面黑色,微有光泽,有的具有裂隙。气特异似焦糖,味甘、微苦咸。无芦头、杂质、虫蛀、霉变现象。

【包装】可选用无公害材料进行包装。包装袋上要注明品名、规格、产地、批号、包装日期、生产单位、采收日期、贮藏条件、注意事项,并附有质量合格的标志。标签应符合GB/T 191—2008 的规定。

【贮存】置阴凉干燥处贮藏,贮藏过程中注意防潮、防鼠、防虫蛀、防霉变、防串味等。应符合 SB/T 11094—2014、SB/T 11095—2014 的规定。

【质量标准】

1. 水分　不得过 16.0%。

2. 总灰分　不得过 5.0%。

3. 酸不溶性灰分　不得过 2.0%。

4. 浸出物　照水溶性浸出物测定法的热浸法测定,不得少于 60.0%。

5. 含量测定　本品按干燥品计算,含哈巴苷和哈巴俄苷的总量不得少于 0.45%。

半夏

【别名】三不掉、裂刀草、地巴豆、麻芋果、地雷公、地文、水玉、示姑、羊眼半夏、和姑、蝎子草、地珠半夏、三步跳、泛石子、地鹧鸪、老和尚头、野芋头、天落星。

【来源】本品为天南星科植物半夏 *PinelLia ternata*(Thunb.) Breit. 的干燥块茎。

【产地】半夏的分布区域比较广泛,我国黑龙江、吉林、辽宁、山东、山西、陕西、河南、甘肃、安徽、江苏、湖北、四川、贵州、云南、浙江、福建、广西等地都有。主产区为四川、湖北、安徽、江苏、河南、浙江等地。近些年甘肃、河北、贵州等地也有大量种植。

【采收】通常在9月下旬叶片枯黄时采收。过早采收,影响产量;过晚采收,难以去皮和晒干。

【加工】收获后需加工的鲜半夏要及时去皮,堆放过久不易去皮。方法是将鲜半夏装入筐内或麻袋内,穿胶鞋用脚踩去外皮,也可用半夏脱皮机去皮,洗净晒干或烘干,即为生半夏。

【成品性状】本品分为选货和统货。选货:干货。呈圆球形、半圆球形或扁斜不等,去净外皮。表面白色或浅黄白色,上端圆平,中心凹陷(茎痕),周围有棕色点状根痕,下面钝圆,较平滑。质坚实。断面洁白或白色,粉质细腻。气微,味辛、麻舌而刺喉。无包壳、杂质、虫蛀、霉变。分为二等。一等:直径大于13.5 mm,每粒重不小于1.0 g。每500 g 块茎500粒以内。二等:直径在12.0~13.5 mm,每粒重0.6~1.0 g。每500 g块茎500~1200粒。统货:干货。呈圆球形、半圆球形或偏斜不等,去净外皮。表面类白色、浅黄白色或深黄色,上端圆平,中心凹(茎痕),周围有棕色点状根痕,下面钝圆,较平滑。直径在10.0~15.0 mm。质坚实。断面洁白或白色。粉质细腻。气微、味辛、麻舌而刺喉。无包壳、杂质、虫蛀、霉变。每500 g大于1200粒。

【包装】可选用无公害材料进行包装。包装袋上要注明品名、规格、产地、批号、包装日期、生产单位、采收日期、贮藏条件、注意事项,并附有质量合格的标志。标签应符合GB/T 191—2008 的规定。

【贮存】置阴凉干燥处贮藏,贮藏过程中注意防潮、防鼠、防虫蛀、防霉变、防串味等。应符合 SB/T 11094—2014、SB/T 11095—2014 的规定。

【质量标准】

1. 水分　不得过13.0%。
2. 总灰分　不得过4.0%。
3. 浸出物　照水溶性浸出物测定法的冷浸法测定,不得少于7.5%。

地黄

【别名】生地、生地黄、苄、怀庆地黄、小鸡喝酒、地髓等。

【来源】本品为玄参科植物地黄 *Rehmannia glutinosa* Libosch. 的干燥块根。

【产地】主产地河南、辽宁、河北、山东、浙江。河南焦作为道地产区,称为"怀地黄",为"四大怀药"之一。

【采收】栽植后于当年10月份停止生长后采收,割去地上部分,挖出根状茎,去掉泥土即为鲜地黄,鲜地黄可运回加工成生地。

【加工】生地黄加工包括装焙、翻焙、传焙、打圆等环节。

1. 装焙　采收后的地黄除去须根、芦头、泥沙,然后分档,放在火炕上摊放均匀,厚度不超过30 cm厚。炕的温度刚开始时可掌握在45 ℃左右,缓慢加热到保持50～60 ℃为宜。温度过高则发生"焦枯",使里生外熟,汁液不易渗出;温度过低,则不易干燥并引起发霉而影响质量。

2. 翻焙　开始每天翻动1次,以后每天翻动2次。翻动时应随时拣出身发软的成货。每焙一炕成货需4～5 d。

3. 传焙　将地黄下焙后,需经过堆积发汗3～4 d。待地黄内部汁液大量渗出体外时,通风换气,使表里柔软一致,再进行装焙,第二次装焙时要适当掌握火候,勤翻动,使其再一次发汗,然后置通风处晾晒干。

4. 打圆　地黄在第2次堆积发汗后,趁体软时应将小地黄及瘦长地黄及形态不美观的,搓成圆形后再装焙一次。下焙后堆积发汗,为的是定型,经此番工艺加工的地黄,商品为"圆身地黄"。目的是让外表美观,同时在加工饮片时,片形较大而美观。

【成品性状】分为选货和统货。选货:呈不规则的团块状或长圆形,中间膨大,两端稍细,有的细小,长条状,稍扁而扭曲。表面棕黑色或棕灰色,断面黄褐色、黑褐色或棕黑色,无臭。味微甜。无芦头、老母、生心、焦枯、杂质、虫蛀、霉变。分为五等。特等:每1000 g 16支以内,断面致密油润。一等:每1000 g 32支以内,断面致密油润。二等:每1000 g 60支以内,断面致密油润。三等:每1000 g 100支以内,断面致密油润。四等:每1000 g 100支以外,断面致密油润,有时见有干枯无油性者。统货:呈不规则的团块状或长圆形,中间膨大,两端稍细,有的细小,长条状,稍扁而扭曲,无臭,味微甜。无芦头、老母、生心、焦枯、杂质、虫蛀、霉变。分为五级。一级:表面棕黑色,断面黄褐色至黑褐色,致密油润。二级:表面棕黑色,断面黑褐色至棕黑色,致密油润。三级:表面棕灰色,断面黄褐色至黑褐色,致密油润。四级:表面棕灰色,断面黑褐色至棕黑色,致密油润。五级:表面棕灰色或棕黑色,断面黄棕色、黄褐色、黑褐色或棕黑色,干枯无油性。

【包装】可选用无公害材料进行包装。包装袋上要注明品名、规格、产地、批号、包装日期、生产单位、采收日期、贮藏条件、注意事项,并附有质量合格的标志。标签应符合GB/T 191—2008的规定。

【贮存】置阴凉干燥处贮藏,贮藏过程中注意防潮、防鼠、防虫蛀、防霉变、防串味等。应符合SB/T 11094—2014、SB/T 11095—2014的规定。

【质量标准】

1. 水分　不得过15.0%。

2. 总灰分　不得过8.0%。

3.酸不溶性灰分 不得过3.0%。

4.浸出物 照水溶性浸出物测定法的冷浸法测定,不得少于65.0%。

5.含量 测定含梓醇不得少于0.20%。

百合

【别名】强蜀、番韭、山丹、倒仙、重迈、中庭、摩罗、重箱、中逢花、百合蒜、大师傅蒜、蒜脑薯、夜合花等。

【来源】本品为百合科植物卷丹 *Lilium lancifolium* Thumb.、百合 *Lilium brownii* F. E. Brown var. viridulum Baker 或细叶百合 *Lilium pumilum* DC. 的干燥肉质鳞茎。

【产地】卷丹主产于江苏宜兴、吴江及浙江湖州;百合主产于湖南隆回、邵阳及江西;细叶百合主产于东北及河南、山东、山西、内蒙古、陕西、宁夏、甘肃、青海等地。全国各地均有栽培,尤以甘肃、江苏、湖南、浙江栽培历史悠久。

【采收】移栽后,山地生长者第3年收获,水地生长者第2年收获。11月上旬"立冬"前后,当地上茎叶枯萎、地下鳞茎成熟时采收。采收时挖起全株,除去茎秆,运回加工。百合采收应在晴天进行,雨天或雨后均不宜采收。采收的百合应及时运回室内,不可在阳光下曝晒,以免外层鳞片干燥及变色。

【加工】

1.净选 将运回的百合剪去茎基部须根,洗净泥土等杂物,沥干水。

2.剥片 剥取鳞片或用小刀于鳞茎基部横切使鳞片自然散落。剥鳞片时,应小心轻剥,以免损伤鳞片,并注意捡出破损鳞片,以保证质量。

3.煮片 将上述百合鳞片投入沸水中,以旺火煮沸一定时间(外层片6~7 min,芯片约3 min),至鳞片边缘柔软而中部未熟、表面有极小的裂纹时,立即捞出,用清水漂洗,使之迅速冷却,并洗去黏液。

4.干燥 ①自然干燥:将煮、漂洗好的百合鳞片,薄摊于晒垫或竹帘席上曝晒。刚煮漂的百合不宜翻动,以防破碎,晚间收进屋内也要平整摊晾,勿重叠或堆放。一般晒2 d翻1次,再晒1 d,晒至九成干,用手掰百合片易断、片硬为准。②人工干燥:将百合鳞片上的水沥干后均匀摊在烘烤盘中,上熏蒸架后置于烤房内熏蒸。把熏蒸好的百合鳞片,分盘放进烤箱烘烤架,温度控制在38~45 ℃排湿。待排湿后,每隔2 h进行1次换盘翻动烘烤,便于加快百合鳞片均匀干燥的速度。经28~36 h全部烘干后,取出烤盘预冷。待完全冷却后,进行分装。

百合加工剥鳞片时,应小心轻剥,以免损伤鳞片,并注意捡出破损鳞片,以保证质量。剥片后要按外层鳞片、中层鳞片和芯片分开盛装,若将鳞片混淆,因内外层老嫩不一,难以掌握煮片时间,影响产品质量。煮片的一锅沸水可连续煮片3次,如沸水混浊应换水,以免影响成品色泽。如遇阴雨天,温度高、湿度大,来不及干燥,则易发霉变黑,腐烂,应及时采用人工干燥。

【成品性状】

1. 卷丹百合　分为选货和统货。选货:干货。呈长卵圆形,表面黄白色至淡棕黄色,有数条纵直平行的白色维管束。顶端尖,基部较宽,边缘薄,微波状,略向内弯曲。质硬而脆,断面较平坦,角质样。气微,味微苦。无黑片、杂质、虫蛀、霉变。分为特级、心材大片、心材中片、心材小片。特级:表面浅黄白色,色泽、片形均匀,长度不低于3.5 cm,宽不低于1.8 cm,厚不低于2.5 mm。无褐斑片。心材大片:长度3.0～3.5 cm,宽1.5～1.8 cm,厚2.2～2.5 mm。心材中片:长度2.5～3.0 cm,宽度1.3～1.5 cm 厚度1.8～2.2 mm。心材小片:长度小于2.5 cm,宽度小于1.3 cm,厚度小于1.8 mm。统货:干货。呈长卵圆形,表面黄白色至淡黄棕色,有的微带紫色,间有褐斑片,纵直脉纹有的不甚明显,质硬而脆:易折断,断面平坦,角质样。无臭,味微苦。稍有碎片,无杂质、无虫蛀、霉变。分为大统货和小统货。大统货:长度不低于2.5 cm,宽不低于1.4 cm,厚不低于2.0 mm。小统货:长度小于2.5 cm,宽度小于1.4 cm 厚度小于2.0 mm。

2. 龙牙百合　干货。呈长椭圆形,表面乳白色至淡黄色,有数条纵直平行的白色维管束。顶端稍尖,基部稍宽,边缘薄,微波状,略向内弯曲。质硬而脆,断面较平坦,角质样。气微,味微甘不苦。无杂质、虫蛀、霉变。分为三等。一等:表面乳白色,色泽、片形均匀,长度不低于4.5 cm,宽度不低于1.7 cm,厚度不低于3.2 mm。二等:长度3.5～4.5 cm,宽度1.4～1.7 cm 厚度2.6～3.2 mm。三等:长度小于3.5 cm,宽度小于1.4 cm,厚度小于2.6 mm。

【包装】可选用无公害材料进行包装。包装袋上要注明品名、规格、产地、批号、包装日期、生产单位、采收日期、贮藏条件、注意事项,并附有质量合格的标志。标签应符合GB/T 191—2008 的规定。

【贮存】置阴凉干燥处贮藏,贮藏过程中注意防潮、防鼠、防虫蛀、防霉变、防串味等。应符合 SB/T 11094—2014、SB/T 11095—2014 的规定。

【质量标准】

1. 水分　不得过13.0%。

2. 总灰分　不得过5.0%。

3. 浸出物　照水溶性浸出物测定法的冷浸法测定,不得少于18.0%。

4. 含量测定　本品按干燥品计算,含百合多糖以无水葡萄糖计,不得少于21.0%。

百部

【别名】百部根、白并、玉箫、箭杆、嗽药、百条根、野天门冬、百奶、九丛根、九虫根、一窝虎、九十九条根、山百根、牛虱鬼、药虱药等。

【来源】本品为百部科植物直立百部 *Stemona sessilifolia*（Miq.） Miq.、蔓生百部 *Stemona japonica*（Bl.） Miq. 或对叶百部 *Stemona tuberosa* Lour. 的干燥块根。

【产地】

1. 直立百部　生于阳坡灌丛中或竹林下。直立百部分布华东及陕西、湖南、湖北、四川等地。

2. 蔓生百部　生于山地林下或竹林下。蔓生百部分布华东及河南、湖北等地。

3. 对叶百部　生于向阳的灌木林下。对叶百部分布浙江、福建、台湾、湖北、湖南、广东、广西、四川、贵州、云南等地。

【采收】百部块根逐年增多增大，栽培年限越长产量越高，一般于移栽后生长 2～3 年收获最为经济。在秋、冬季枯苗倒苗后至翌春萌发前均可进行。收获时，先拆除支架，割除茎蔓，然后顺行细心挖起块根。

【加工】先将块根洗净泥土，剪去须根，然后投入沸水中烫至无白心时，表明煮透，立即捞出晒至全干。遇阴雨天可直接炕干。

【成品性状】当前药材市场大多为大百部，基原为药典对叶百部，少数药材市场如荷花池市场售卖蔓生百部。

1. 大百部　干货。呈长段扁平状。有纵皱纹及细根痕；角质样，皮部较厚，中柱扁缩。质较坚实，味甘、微苦。分为黄土种植和红土种植两种。黄土统货：表面淡灰黄色切面灰白或黄白色。红土统货：表面棕红色切面淡黄棕色。

2. 蔓生百部　干货。呈长纺锤形；表面浅黄色至暗黄色，具浅纵皱纹或不规则纵槽；质坚实，断面黄白色至暗棕色，中柱较大，髓部类白色。统货。

【包装】可选用无公害材料进行包装。包装袋上要注明品名、规格、产地、批号、包装日期、生产单位、采收日期、贮藏条件、注意事项，并附有质量合格的标志。标签应符合 GB/T 191—2008 的规定。

【贮存】置阴凉干燥处贮藏，贮藏过程中注意防潮、防鼠、防虫蛀、防霉变、防串味等。应符合 SB/T 11094—2014、SB/T 11095—2014 的规定。

【质量标准】

1. 水分　不得过 12.0%。

2. 浸出物　照水溶性浸出物测定法的热浸法测定，不得少于 50.0%。

当归

【别名】归、山蕲、白蕲、文无、粉当归、薜根、葫首归、原来头、干白、甘白、蚕头当归等。

【来源】本品为伞形科植物当归 *Angelica sinensis*（Oliv.） Diels 的干燥根。

【产地】主产于甘肃省东南部的岷县(秦州),产量多,质量好。其次陕西、四川、云南、湖北等地也有栽培。

【采收】甘肃当归生长 2 年以上,于 10 月中下旬适时采收。云南当归一般栽培 2 年,在立冬前后采挖。

当归采收以 10 月中下旬为宜。采挖过早,根条不充实,产量低,品质差;采挖过迟,土壤冻结,根易断。采挖前,应先将地上部分割除,使土壤曝晒 8 ~ 10 d,既有助于土壤水分的蒸发以便采挖,又有助于物质的积累和转化,使根更加饱满充实。采挖时还要注意适当深挖,以保证根部完整无损。勿沾水受潮以免变黑腐烂。

【加工】

1. 全当归　①晾晒:将运回的当归选择通风处及时摊开晾晒至侧根失水变软,残留叶柄干缩。②扎把:将晾晒好的当归理顺侧根,切除残留叶柄,以每把鲜重 0.5 kg 左右扎成小把。③上棚:选干燥通风室或特制的熏棚,内设高 1.2 ~ 1.5 m 木架,上铺竹帘,将当归把堆放上面,以平放 2 ~ 3 层、立放 1 层、厚 30 ~ 50 cm 为宜,熏棚的一侧敞开,便于通风。④熏炕:采用传统烟熏干燥的产地加工方式,长时间反复熏炕,适宜温度干燥。用蚕豆秆、杨树、柳树等枝条作燃料,用水喷湿,生火燃发烟雾,给当归上色、烘炕。烟熏要均匀,火力大小要适中,忌用明火。10 ~ 15 d 后,待表皮呈现金黄色或淡褐色时,再用柴火徐徐加热烘干。室内温度控制在 30 ℃以上、70 ℃以下,烘 10 d 左右进行注意及时翻炕。翻炕后继续烘干,经 8 ~ 20 d,含水量达 20% ~ 30%,即可停火,冷晾 3 ~ 5 d,让内部水分透出后,用柴火继续烘炕 5 ~ 7 d 下架,此时毛须全部脱落,归身较坚硬,归尾用力即碎。一般需历时 30 ~ 60 d 才能熏炕制成合格的当归药材。

2. 当归头　将全归剔除侧根,即根头部分干燥,用撞擦方法撞去表面浮皮,露出粉白肉色为度。

当归加工不能阴干或日晒。阴干质轻,皮肉发青,日晒易干枯如柴,皮色变红走油。也不宜直接用煤火熏,否则色泽发黑影响质量。烘烤时室内温度控制在 30 ~ 70 ℃为宜。

【成品性状】

1. 全归　干货。上部主根圆柱形,或具数个明显突出的根茎痕,下部有多条支根,根梢不细于 0.2 cm。表面棕黄色或黄褐色。皮孔散在,不明显或无,有纵皱纹。质地柔韧。断面黄白色或淡黄色,具油性,韧皮部有多数棕色点状分泌腔,木质部有浅棕色环。有浓郁的香气,味甘、辛、微苦。无杂质、虫蛀、霉变、泛油支条、麻口病斑。分为五等。一等:芦头圆钝或有明显突出的根茎痕,每千克不多于 15 支,单支重量大于 66.7 g。二等:芦头圆钝或有明显突出的根茎痕,每千克不多于 40 支,但大于 15 支,单支重量大于 25.0 g,不大于 66.7 g。三等:芦头圆钝或有明显突出的根茎痕,每千克不多于 70 支,但大于 40 支,单支重量大于 14.3 g,不大于 25.0 g。四等:芦头圆钝或有明显突出的根茎痕,每千克不多于 110 支,但大于 70 支,单支重量大于 9.1 g,不大于 14.3 g。五等:主根或掺杂部分腿渣,但主根数量占 30% 以上,腿渣占 70%;芦头根茎痕有或无,每千克 110 支以上,单支重量小于 9.1 g。

2.归头　干货。纯主根,长圆形或拳状。表面棕黄色或黄褐色,或撞去粗皮,微露白色至全白色。皮孔散在,不明显或无。芦头圆钝或有明显突出的根茎痕。质地稍硬。断面黄白色或淡黄色,具油性,韧皮部有多数棕色点状分泌腔,木质部有浅棕色环。有浓郁的香气,味甘、辛、微苦。无杂质、虫蛀、霉变、泛油支条、麻口病斑。分为四等。一等:每千克不多于 20 支,单支重量大于 50.0 g。二等:每千克不多于 40 支,但大于 20 支,单支重量大于 25.0 g,不大于 50.0 g。三等:每千克不多于 80 支,但大于 40 支,单支重量大于 12.5 g,不大于 25.0 g。四等:每千克 80 支以上,单支重量不大于 12.5 g。

【包装】可选用无公害材料进行包装。包装袋上要注明品名、规格、产地、批号、包装日期、生产单位、采收日期、贮藏条件、注意事项,并附有质量合格的标志。标签应符合 GB/T 191—2008 的规定。

【贮存】置阴凉干燥处贮藏,贮藏过程中注意防潮、防鼠、防虫蛀、防霉变、防串味等。应符合 SB/T 11094—2014、SB/T 11095—2014 的规定。

【质量标准】

1.水分　不得过 15.0%。

2.总灰分　不得过 7.0%。

3.酸不溶性灰分　不得过 2.0%。

4.重金属及有害元素　铅不得过 5 mg/kg,镉不得过 1 mg/kg,砷不得过 2 mg/kg,汞不得过 0.2 mg/kg,铜不得过 20 mg/kg。

5.浸出物　热浸法测定,用 70% 乙醇作溶剂,不得少于 45.0%。

6.含量测定　本品按干燥品计算,含阿魏酸不得少于 0.050%。

延胡索

【别名】元胡、延胡、玄胡索、元胡索、玄胡、滴金卵等。

【来源】罂粟科植物延胡索 *Corydalis yanhusuo* W. T. Wang 的干燥块茎。

【产地】主产于浙江、江苏、湖北、湖南、河南、山东、安徽等地。浙江磐安产区是延胡索的道地产区,该产区延胡索种植历史悠久,种植、加工技术也较为成熟,延胡索的收购价格也要比汉中产区高一些。汉中产区处秦巴之间,中药材资源丰富,近几年陕西汉中发展成为延胡索的主产区,延胡索的产量已经占到全国产量的 75% 左右。

【采收】一般在 4—5 月中旬采收,当地上茎叶枯黄时要及时采收,过晚采收会使块茎变老,品质降低。

【加工】用直径 1.2 cm 的筛子将块茎大小分开,已分档的块茎洗去泥沙、沥干,倒入沸水中蒸 3 ~ 5 min，经常翻动，颗大者煮的时间较长，颗小者稍短，至块茎切面中心尚有米粒大小的白点时捞起，装入箩内，经余热后熟，晒干搓去外皮部即得。此法折干率高、质量好，若切面中心已无白点示已熟透，折干率低，表皮皱缩，若煮得过生，外观虽好，但易虫蛀变质，难保管。一般一锅清水可连续煮 3 ~ 5 次，每次都要补充清水，当锅水变黄混浊时，调换清水，使成品色泽好。

【成品性状】本品呈不规则的扁球形，直径 0.5 ~ 1.5 cm。表面黄色或黄褐色，有不规则网状皱纹。顶端有略凹陷的茎痕，底部常有疙瘩状突起。质硬而脆，断面黄色，角质样，有蜡样光泽。气微，味苦。

【包装】可选用无公害材料进行包装。包装袋上要注明品名、规格、产地、批号、包装日期、生产单位、采收日期、贮藏条件、注意事项，并附有质量合格的标志。标签应符合 GB/T 191—2008 的规定。

【贮存】置阴凉干燥处贮藏，贮藏过程中注意防潮、防鼠、防虫蛀、防霉变、防串味等。应符合 SB/T 11094—2014、SB/T 11095—2014 的规定。

【质量标准】

1. 水分　不得过 15.0%。

2. 总灰分　不得过 4.0%。

3. 黄曲霉毒素　本品每 1000 g 含黄曲霉毒素 B_1 不得过 5 μg，黄曲霉毒素 G_2、黄曲霉毒素 G_1、黄曲霉毒素 B_2 和黄曲霉毒素 B_1 的总量不得过 10 μg。

4. 重金属及有害元素　铅不得过 5 mg/kg，镉不得过 1 mg/kg，砷不得过 2 mg/kg，汞不得过 0.2 mg/kg，铜不得过 20 mg/kg。

5. 浸出物　热浸法测定，用稀乙醇作溶剂，不得少于 13.0%。

6. 含量测定　本品按干燥品计算，含延胡索乙素不得少于 0.050%。

麦冬

【别名】麦门冬、沿阶草、书带草、寸冬、寸麦冬、爱韭、忍陵等。

【来源】本品为百合科植物麦冬 Ophiopogon ja ponicus （L. f.）Ker－Gawl. 的干燥块根。

【产地】主产江苏、安徽、浙江、福建、广西、四川等地。以四川三台、绵阳，浙江慈溪、余姚、萧山等为道地产区，湖北襄阳市有大量种植。

【采收】栽后第 2 年或第 3 年的 4 月上中旬采收。选择晴天，用犁耙翻耕深 25 cm，使麦冬翻出，或用锄把一丛丛麦冬挖起，抖去泥土，切下块根和须根。

【加工】将连须麦冬放如箩筐内，置流水中用脚踩淘，洗净泥沙，摊于晒席上曝晒，待水气干后，用手轻轻搓揉，称为"短水"。搓揉不宜用力过大，以免搓破块根表皮，造成"油子",影响质量。搓后再晒,反复4次或5次。待干燥后,把麦冬倒入箩筐,用脚蹬擦,使须根断落,体光洁而柔润,然后,用筛子或风车除去根须和杂质,即为净麦冬。或将鲜货麦冬放如箩筐内,使用简易机械淘洗,洗净泥土后上炕,上炕后需保证炕麦冬时的温度保持在70~80℃,定时翻动麦冬,在8~10 h使用机械短水,短水后温度可控制在100℃以内,待第2次搓揉后,温度回归70~80℃,定时翻滚,2~3 h用机械揉搓1次,反复4次左右,即为成品统货。

【成品性状】

1. 浙麦冬　药材呈纺锤形,两端钝尖,中部肥满,直径为4~6 mm。外表面淡黄色有不规则的纵皱纹,半透明,有的可见须根。干燥的质地坚硬而未干透的质地柔韧。折断面角质状黄白色,中心有细小的木心。气微香,味甘微苦,嚼之有黏性。

2. 川麦冬　药材与抗麦冬相似,但个体较短粗,其外表面乳白色或类黄白色且有光泽,质坚硬,味淡香气较小,无黏性。川麦冬与抗麦冬相比其质量略差,但川麦冬的产量较大是现较常见的品种。

3. 湖北麦冬　呈纺锤形,两端略尖,长1.2~3.0 cm,直径0.4~0.7 cm。表面淡黄色至棕黄色,具不规则纵皱纹。质柔韧,干后质硬脆,易折断,断面淡黄色至棕黄色,角质样,中柱细小。气微,味甜,嚼之发黏。

4. 短葶山麦冬　稍扁,长2~5 cm,直径0.3~0.8 cm,具粗纵纹。味甘、微苦。

【包装】可选用无公害材料进行包装。包装袋上要注明品名、规格、产地、批号、包装日期、生产单位、采收日期、贮藏条件、注意事项,并附有质量合格的标志。标签应符合GB/T 191—2008的规定。

【贮存】置阴凉干燥处贮藏,贮藏过程中注意防潮、防鼠、防虫蛀、防霉变、防串味等。应符合SB/T 11094—2014、SB/T 11095—2014的规定。

【质量标准】

1. 水分　不得过18.0%。

2. 总灰分　不得过5.0%。

3. 浸出物　照水溶性浸出物测定法的冷浸法测定,不得少于60.0%。

4. 含量测定　本品按干燥品计算,含麦冬总皂苷以鲁斯可皂苷元计,不得少于0.12%。

第十章 叶类及全草类中药材的加工

薄荷

【别名】银丹草、野薄荷、夜息香、鱼香草、苏薄荷、蕃荷菜、鸡苏、夜息药、水益母、见肿消、土薄荷等。

【来源】本品为唇形科植物薄荷 *Mentha haplocalyx* Briq. 的干燥地上部分。

【产地】各地多有栽培,其中江苏、江西、湖南、安徽等地产量最大,以江苏太仓为道地产区。

【采收】薄荷以每年收割 2 次。第一次于 6 月下旬至 7 月上旬,但不得迟于 7 月中旬,否则影响第 2 次产量。第 2 次在 10 月上旬开花期进行。收割时,选在晴天上午 10 时后至下午 4 时前,以中午 12 时至下午 2 时最好,此时收割的薄荷叶中所含薄荷油、薄荷脑含量最高。由于植株体内的薄荷油、脑的含量,常随生育时期和不同天气状况发生变化,因此,抓住含油量高时及时收获,是实现油、脑高产丰产的关键,具体做到"三看"。①看苗:薄荷叶片在现蕾期含油量高,开花期含脑量高,所以,头茬薄荷在现蕾期,并见少量开花时,开始收割。二茬薄荷在开花 30% ~40% 时,顶层叶片反卷皱缩时收获,这时如果把薄荷叶尖拿在手上,轻拨风动便有浓郁的香味,即宜收获。②看天:在温度高、连续晴天、阳光强、风力小的天气,叶片含油量高,所以,要选在连续晴天高温后的第 4 ~5 天,无风或微风的天气收割为宜。早晨、晚上、阴天、雨天、温度低、刮大风,均不宜收获。③看地:要在地面干燥发白后收割,以防踏伤地下根茎。收割时,应尽量平地面将地上茎割下。

【加工】以提薄荷油为主的加工:收割后的薄荷摊晒在地上至五六成干,最好当天割,当天运回蒸馏,蒸馏不完的叶片,要及时摊晾,不要堆放,以防发热,茎叶霉烂,油分挥发。以药材为主的加工:收割后摊晒 2 d,注意翻晒,七八成干时,扎成小把,悬挂起来阴干或晒干。

薄荷干燥过程中应防止雨淋、夜露,否则易发霉变质。

【成品性状】薄荷干燥全草,茎四棱方柱形,长 15 ~35 cm,直径为 0.2 ~0.4 cm,黄褐带紫色或绿色。节明显,节间长 3 ~7 cm,上部有对生分枝,表面被白色柔毛,角棱处较密,质脆易折断,断面呈白色,中空。叶对生,叶片卷曲而皱缩,上表面深绿色,下表面浅绿色,有白色绒毛,质脆。枝顶有轮伞花序,花冠多数存在。气香味辛凉。

薄荷商品分为干燥地上部分和全叶。

(1)干燥地上部分分为一等、二等和统货。一等:干货,茎多呈方柱型,有对生分枝,棱角处具茸毛。质脆、断面白色,髓部中空。叶对生,有短柄,叶片皱缩卷曲,展平后呈宽披针形,长椭圆形或卵形。轮伞花序腋生。搓揉后有特殊清凉香气。味辛凉。茎表面呈紫棕色或绿色,叶上表面深绿色,下表面灰绿色,揉搓后有浓郁的特殊清凉香气。叶≥50%。二等:茎表面呈淡绿色,叶上表面淡绿色,下表面黄绿色。揉搓后清凉香气淡。叶在40%～50%。统货:干货。茎多呈方柱形,有对生分枝,表面呈紫棕色或淡绿色,棱角处具茸;质脆、断面白色,髓部中空,叶对生,有短柄,叶片皱缩卷曲,展平后呈宽披针形,长椭圆形或卵形。轮伞花序腋生。叶呈黄棕色、灰绿色,揉搓后清凉香气淡,味辛凉,叶≥30%。

(2)全叶:干货。叶对生,有短柄,叶片皱缩卷曲,展平后呈宽披针形,长椭圆形或卵形,微具茸毛。上表面深绿色,下表面灰绿色。揉搓后有浓郁的特殊清凉香气,味辛凉。

【包装】可选用无公害材料进行包装。包装袋上要注明品名、规格、产地、批号、包装日期、生产单位、采收日期、贮藏条件、注意事项,并附有质量合格的标志。标签应符合GB/T 191—2008 的规定。

【贮存】置阴凉干燥处贮藏,贮藏过程中注意防潮、防鼠、防虫蛀、防霉变、防串味等。应符合 SB/T 11094—2014、SB/T 11095—2014 的规定。

【质量标准】

1. 水分　不得过 15.0%。

2. 总灰分　不得过 11.0%。

3. 酸不溶性灰分　不得过 3.0%。

4. 含量测定　本品含挥发油不得少于 0.80%（mL/g）。本品按干燥品计算,含薄荷脑不得少于 0.20%。

广藿香

【别名】南藿香、肇庆香、高要香、石牌香、海南香、泰昌藿香、枝香、广合香、藿香、排香草、大叶薄荷、兜娄婆等。

【来源】本品为唇形科植物广藿香 *Pogostemon cablin*（Blanco）Benth. 的干燥地上部分。

【产地】主产于福建、广东、广西、海南、台湾等地。按产地不同分石牌广藿香及海南广藿香。在广东省广州市郊石牌、高要、肇庆、海南省万宁、云南临沧等地区均有传统栽培。

【采收】在枝叶旺盛生长期采收。在花序刚抽出时采收的广藿香质量最佳。因各地的气候条件不同而有差异。海南广藿香生长期 5~7 个月,每年收获 2 次,分别在 7 月和 11 月采收。广州的石牌藿香一般 4 月栽,当年 12 月或第 2 年 6 月采收。肇庆地区的高要藿香一般 2 月种,当年 12 月采收。精细管理,可在栽后 5 个月,自植株茎基开始逐渐采摘老叶晒干入药。

广藿香采收应选择晴天,用锄或手连根拔起,洗净泥沙。如收获 2 次的,第 1 次只收割地上部分的枝叶,留主茎让其萌发新枝,第 2 次连根拔起。

【加工】采收的广藿香,先晒几个小时,叶片稍皱缩时,收回扎成 7.5~10.0 kg 重一把,再一层层交叉堆积发汗一夜,使叶色变黄;堆积时要根与根重叠、叶与叶重叠,不要叶与根混叠,次日再摊开晒。摊晒时间各地 2 d、3 d、5 d 不等。晒后再堆闷发汗 3 d,于上面覆盖稻草,最好再加盖塑料薄膜。最后摊晒至全干,除去根部,即成为商品药材。经过以上加工工艺的广藿香,叶片不会脱落,或少落叶。

供蒸油用的广藿香,先将茎叶晒干,再堆放一段时间,及时进行蒸馏提取挥发油。

【成品性状】干货。本品茎略呈方柱形,多分枝,枝条稍曲折,表面被柔毛,质脆,易折断,断面中部有髓;老茎类圆柱形,被灰褐色栓皮。叶对生,皱缩成团,展平后叶片呈卵圆形或椭圆形,两面均被灰白色绒毛;先端短尖或钝圆,基部楔形或钝圆,边缘具大小不规则的钝齿,叶柄细,被柔毛,叶含量不得少于 20%,杂质不得过 3%。气香特异,味微苦。统货。

【包装】可选用无公害材料进行包装。包装袋上要注明品名、规格、产地、批号、包装日期、生产单位、采收日期、贮藏条件、注意事项,并附有质量合格的标志。标签应符合 GB/T 191—2008 的规定。

【贮存】置阴凉干燥处贮藏,贮藏过程中注意防潮、防鼠、防虫蛀、防霉变、防串味等。应符合 SB/T 11094—2014、SB/T 11095—2014 的规定。

【质量标准】

1. 杂质　不得过 2%。

2. 水分　不得过 14.0%。

3. 总灰分　不得过 11.0%。

4. 酸不溶性灰分　不得过 4.0%。

5. 浸出物　冷浸法测定,用乙醇作溶剂,不得少于 2.5%。

6. 含量测定　本品按干燥品计算,含百秋李醇不得少于 0.10%。

石斛

【别名】林兰、禁生、杜兰、石遂、石蓫、金钗花、千年润、黄草、吊兰草等。

【来源】本品为兰科植物铁皮石斛 *Dendrobium officinale* Kimuraet Migo、金钗石斛

Dendrobium nobile Lindl.、霍山石斛 *Dendrobium huoshanense* C. Z. Tang et S. J. Cheng、鼓槌石斛 *Dendrobium chrysotoxum* Lindl. 或流苏石斛 *Dendrobium fimbriatum* Hook. 的栽培品及其同属植物近似种的新鲜或干燥茎。

【产地】人工栽培品。主要分布在安徽、浙江、云南、广西、湖南和贵州等地。以湖北南部(宜昌)、海南(白沙)、广西西部至东北部(百色、平南、兴安、金秀、靖西)、四川南部(长宁、峨眉山、乐山)、贵州西南部至北部(赤水、习水、罗甸、兴义、三都)、云南东南部至西北部(富民、石屏、沧源、勐腊、勐海、思茅、怒江河谷、贡山一带)、西藏东南部(墨脱)为主产区。

【采收】通常在栽后 2~3 年开始采收。生长年限愈长,茎数量越多,茎丛产量越高。鲜用石斛一年四季均可采收,加工干石斛以 11 月至翌年 3 月萌发之前收割的为宜,因此时石斛已停止生长,茎坚实饱满,干燥率高。收割时用剪刀剪取,收老留嫩,割大留小;或收无叶的,留有叶的茎。避免将植株拔起,影响植株生长。

【加工】将采回的鲜石斛除去叶和须根,在水中浸泡数日,使叶鞘膜质腐烂后,理顺排整齐,用棕刷由上至下刷去膜质(也有用糠壳搓的),然后晾干水气,置坑上烘烤,并用麻布或竹席等盖好,勿使透气。烘烤火力不宜过大,且要均匀,以免暴干而过于干枯。烤至九成干时,边干边收,收后喷以沸水,顺序堆放并覆盖草垫,待颜色金黄时,再烘至全干即可。另一种加工方法是:将鲜石斛除去须根和叶片后,放入沸水中烫 5 min,捞出滴干水,摊放在水泥晒场或竹席上晒,每天翻动 2~3 次,晒至五六成干时,边晒边搓,反复多次,除去茎上残存膜质叶鞘,晒至全干即可。

铁皮石斛中茎长于 8 cm 者,常可加工成"枫斗"。茎剪去叶,茎基留须根 2 条,多余须根剪去,长 10 cm 以上剪成 2 段,摊放在铝制薄板上小火烘软,边炒边搓,除去叶鞘,并且边炒边扭,用双手捏住每茎两头,轻轻扭成具有 2~4 个杯圈的弹簧形,扭后再烤,直至扭成弹簧状固定下来,并烘至足干。若烘至八成干仍未形成弹簧状,则润水后再扭再烘,直至成形。加工过程不可弄断留下的须根(龙头),同时要保留茎末细梢(凤尾)。

【成品性状】

1. 铁皮石斛　根据不同加工方式,将铁皮石斛药材分为"铁皮枫斗"和"铁皮石斛"两个规格;在铁皮枫斗规格下,根据形状、旋纹、单重、表面特征等,将铁皮枫斗分为"特级""优级""一级"和"二级"4 个等级。特级:螺旋形,一般 2~4 个旋纹,平均单重小于 0.5 g,色暗绿或黄绿色,表面略具角质样光泽,有细纵皱纹,质坚实,易折断,断面平坦,略角质状,气微味淡,嚼之有黏性,久嚼有浓厚的黏滞感,残渣极少。优级:螺旋形,一般 4~6 个旋纹,平均单重不小于 0.5 g,暗绿或黄绿色,表面略具角质样光泽,有细纵皱纹,质坚实,易折断,断面平坦,略角质状,气微味淡,嚼之有黏性,久嚼有浓厚的黏滞感,残渣极少。一级:螺旋形或弹簧形,一般 2~4 个旋纹,平均单重小于 0.5 g,色黄绿或略金黄色,有细纵皱纹,质坚实,易折断,断面平坦,略角质状,气微味淡,嚼之有黏性,久嚼有浓厚的黏滞感,略有残渣。二级:螺旋形或弹簧形,一般 4～6 个旋纹,平均单重不小于 0.5 g,色黄绿或略金黄色,有细纵皱纹,质坚实,易折断,断面平坦,略角质状,气微味淡,嚼之有黏性,久嚼有浓厚的黏滞感,有少量纤维残渣。

在铁皮石斛规格下,根据形状等,将铁皮石斛分为“一级”和“二级”两个等级。一级:呈圆柱形的段,长短均匀,直径 0.2～0.4 cm,色黄绿色或略带金黄色,两端不得发霉质坚实,易折断,断面平坦,略角质状,气微味淡,嚼之有黏性,久嚼有浓厚的黏滞感,略有残渣。二级:呈圆柱形的段,长短不等,直径 0.2～0.4 cm,色黄绿色或略带金黄色,两端不得发霉质坚实,易折断,断面平坦,略角质状,气微味淡,嚼之有黏性,久嚼有浓厚的黏滞感,有少量纤维残渣。

2. 金钗石斛　统货。干燥茎长 20～45 cm,直径 1.0～1.5 cm,基部为圆柱形,中部及上部为扁圆柱形,茎节微向左右弯曲,表面金黄色而微带绿色,有光泽,具纵沟纹,节明显,棕色,有时节部稍膨大,节间长 2.5～3.0 cm,向上渐短。体轻而质致密,易折断,断面类白色,散布有深色的小点。气无,味苦,嚼之带黏性。以身长、色金黄、质致密、有光泽者为佳。

3. 鼓槌石斛　干货。呈粗纺锤形,中部直径 1～3 cm,具 3～7 节。表面光滑,金黄色,有明显凸起的棱。质轻而松脆,断面海绵状。气微,味淡,嚼之有黏性。无捶破,无枯死草,无芦头、须根,无霉变。统货。

4. 流苏石斛　干货。呈长圆柱形。表面黄色至暗黄色,有深纵槽。质疏松,断面平坦或呈纤维性。味淡或微苦,嚼之有黏性。统货。

5. 矮石斛　干货。呈粗纺锤形,常弯曲,长 2.0～4.0 cm,直径 0.4～1.0 cm,具 2～5 节明显,节间长 0.1～1.4 cm,表面金黄色或棕黄色,有细密浅纵皱纹。质坚,易折断,断面灰白色,略显纤维性。味淡,嚼之有黏性。分为选货和统货。选货:颜色均匀,大小一致。统货:颜色不均匀,大小不分。

6. 齿瓣石斛　干货。呈圆柱形,长 20～60 cm,直径 0.2～0.4 cm,表面黄绿色或灰绿色,有的带有紫色,有细纵皱纹,节明显,节上可见残留的膜质叶鞘,多破碎成纤维状。质坚实,略韧,断面不平坦,略显纤维性。气微,味淡,嚼之有黏滞感,有渣。统货。

7. 束花石斛　干货。呈细长圆柱形,长 50～150 cm,直径 0.3～0.6 cm。常弯曲不挺直。表面金黄色或枯黄色,棱条不明显而现纵皱纹。体轻质实,易折断,断面略具纤维性,气淡,嚼之有黏性。统货。

8. 细叶石斛　干货。呈长圆柱形,长可达 80 cm,直径 0.2～1.0 cm,节间长 2.5～4.5 cm,接近根部 1～3 节较细,以上较粗。表面黄色、暗黄色或金黄色,具深槽。近基部 1～2 节光滑无槽。上部多分枝,分枝细,形同竹丫,直径 0.1～0.2 cm,节间 0.5～2.0 cm,光滑或具有稀少的棱,节上可见花梗脱落后的瘢痕。质硬,不易折断,断面不平坦,略呈纤维状,无臭,味淡。统货。

9. 叠鞘石斛　干货。呈长圆柱形,长可达 200 cm,直径 0.3 ~ 1.0 cm,节长 2.5 ~ 4.0 cm,表面黄色至黄绿色,具纵槽,上部多曲折,近基部光滑无槽。质脆易折断,断面纤维性。气微,味微苦,嚼之有黏性。统货。

10. 美花石斛　干货。呈细长圆柱形,常弯曲,盘缠成松散团状,长 10 ~ 20 cm,直径 0.1 ~ 0.2 cm,节间长 1.0 ~ 2.0 cm,表面金黄色或枯黄色,有旋状纵皱纹。质实体轻,易折断,断面颗粒状或略程纤维状,无嗅,味淡,嚼之有黏性。统货。

11. 细茎石斛　干货。呈圆柱形,通常长长 25 ~ 40 cm,直径 0.3 ~ 0.5 cm,表面黄绿色或棕绿色。质硬而脆,易折断,断面平坦,灰白色。气微,味微苦,嚼之有黏滞感,有渣。统货。

12. 霍山石斛　干货。呈圆柱形或类圆锥形,长 1 ~ 12 cm,直径 0.1 ~ 0.4 cm。外表面黄绿色,有细皱纹,质硬而脆,易折断,断面平坦。气微,味淡,嚼之有黏性。

【包装】可选用无公害材料进行包装。包装袋上要注明品名、规格、产地、批号、包装日期、生产单位、采收日期、贮藏条件、注意事项,并附有质量合格的标志。标签应符合 GB/T 191—2008 的规定。

【贮存】置阴凉干燥处贮藏,贮藏过程中注意防潮、防鼠、防虫蛀、防霉变、防串味等。应符合 SB/T 11094—2014、SB/T 11095—2014 的规定。

【质量标准】

1. 水分　不得过 12.0%。

2. 总灰分　铁皮石斛不得过 6.0%,霍山石斛不得过 7.0%,其他石斛不得过 5.0%。

3. 浸出物　热浸法测定,用乙醇作溶剂,铁皮石斛不得少于 6.5%。霍山石斛不得少于 8.0%。

4. 含量测定　铁皮石斛按干燥品计算,含甘露糖应为 13.0% ~ 38.0%。金钗石斛按干燥品计算,含石斛碱不得少于 0.40%。霍山石斛按干燥品计算,含多糖以无水葡萄糖计,不得少于 17.0%。鼓槌石斛按干燥品计算,含毛兰素不得少于 0.030%。

石韦

【别名】石皮、金星草、石兰、石剑、潭剑、金汤匙、石背柳等。

【来源】为水龙骨科植物庐山石韦 *Pyrrosio sheareri*(Bak.) Ching、石韦 *Pyrrosia lingua* (Thunb.) Farwell 或有柄石韦 *Pyrrosia petiolosa* (Christ) Ching 的干燥叶。

【产地】庐山石韦主产于安徽、浙江、湖南、湖北、贵州、四川、广西等地;石韦主产于河南、浙江、安徽、湖北、云南、广东、广西等地;有柄石韦全国大部分地区均产。

【采收】培育 3 ~ 4 年,春、秋两季采收。

【加工】连根挖起,抖净泥土后,阴干或晒干。

【成品性状】

1. 庐山石韦　干货。叶片略皱缩,展平后呈披针形,长 10~20 cm,宽 3~5 cm。先端渐尖,基部耳状偏斜,全缘,边缘常向内卷曲;上表面黄绿色或灰绿色,散布有黑色圆形小凹点;下表面密生红棕色星状毛,有的侧脉间布满棕色圆点状的孢子囊群。叶柄具四棱,长 10~20 cm,直径 1.5~3.0 mm,略扭曲,有纵槽。叶片革质。气微,味微涩苦。统货。

2. 石韦　干货。叶片披针形或长圆披针形,长 8~12 cm,宽 1~3 cm。基部楔形,对称。孢子囊群在侧脉间,排列紧密而整齐。叶柄长 5~10 cm,直径约 1.5 mm。统货。

3. 有柄石韦　干货。叶片多卷曲呈筒状,展平后呈长圆形或卵状长圆形,长 3~8 cm,宽 1.0~2.5 cm。基部楔形,对称;下表面侧脉不明显,布满孢子囊群。叶柄长 3~12 cm,直径约 1 mm。统货。

【包装】可选用无公害材料进行包装。包装袋上要注明品名、规格、产地、批号、包装日期、生产单位、采收日期、贮藏条件、注意事项,并附有质量合格的标志。标签应符合 GB/T 191—2008 的规定。

【贮存】置阴凉干燥处贮藏,贮藏过程中注意防潮、防鼠、防虫蛀、防霉变、防串味等。应符合 SB/T 11094—2014、SB/T 11095—2014 的规定。

儿茶

【别名】儿茶膏、孩儿茶、黑儿茶等。

【来源】豆科金合欢属植物儿茶树 Acacia catechu(L.) Will d. 的干枝加水煎汁浓缩而成的干浸膏。

【产地】分布于云南南部地区,海南岛有栽培。

【采收】一般于 12 月至翌年 3 月,采收干枝。

【加工】剥去外皮,劈成小块,置土钵或铜锅中加水煎煮,收集煎液过滤,滤液浓缩至糖浆状,冷却,倒入特制的模型中,即成儿茶膏。

【成品性状】药材名儿茶膏,呈方形或不规则块状,表面黑色或棕褐色,平滑而稍有光泽、质脆,断面不整齐,内部棕红色。无臭,味涩,先苦后甜。

【包装】可选用无公害材料进行包装。包装袋上要注明品名、规格、产地、批号、包装日期、生产单位、采收日期、贮藏条件、注意事项,并附有质量合格的标志。标签应符合 GB/T 191—2008 的规定。

【贮存】置阴凉干燥处贮藏,贮藏过程中注意防潮、防鼠、防虫蛀、防霉变、防串味等。应符合 SB/T 11094—2014、SB/T 11095—2014 的规定。

【质量标准】

1. 水分　不得过17.0%。

2. 含量测定　本品含儿茶素和表儿茶素的总量不得少于21.0%。

三叉苦

【别名】三桠苦、小黄散、鸡骨树、三丫苦、三枝枪、三叉虎等。

【来源】芸香科吴茱萸属植物三叉苦 *Euodial epta*（Spreng.）Merr. 的干燥枝叶。

【产地】分布于中国台湾、福建、江西、广东、海南、广西、贵州及云南南部。

【采收】种植5年枝条才可以采收,全年可采。

【加工】切碎,阴干。

【成品性状】枝叶多已切成碎块。茎皮表面灰青色,间有白皮斑,皮部易脱落,木部白色,致密细结。茎枝断面中央有白色的髓,具油膩(哈喇、败油)气,味苦。完整叶片展平后呈3出指状复叶,具长柄;小叶纸质,先端长尖,基部渐窄下延成小叶柄,全缘或不规则微波状,叶上表面黄绿色,光滑,可见小油点,叶下表面颜色较浅。揉之有香气,味极苦。

【包装】可选用无公害材料进行包装。包装袋上要注明品名、规格、产地、批号、包装日期、生产单位、采收日期、贮藏条件、注意事项,并附有质量合格的标志。标签应符合GB/T 191—2008 的规定。

【贮存】置阴凉干燥处贮藏,贮藏过程中注意防潮、防鼠、防虫蛀、防霉变、防串味等。应符合 SB/T 11094—2014、SB/T 11095—2014 的规定。

【质量标准】

1. 水分　不得过13.0%。

2. 总灰分　不得过5.0%。

3. 浸出物　热浸法测定,用稀乙醇作溶剂,不得少于4.0%。

大血藤

【别名】血通、红藤、槟榔钻、大血通、大活血等。

【来源】为大血藤科(木通科)大血藤属植物大血藤 *Sargentodoxa cuneata*（Oliv.）Rehd. et Wils. 的干燥藤。

【产地】分布于陕西、江苏、安徽、浙江、江西、福建、河南、湖北、湖南、广西、广东、四川、贵州、云南等地。

【采收】栽培4~5年后可采。冬季落叶采收。野生者全年可采。

【加工】用刀把直径3分以上的茎藤砍下,去净细枝,再砍成2尺长的节子,晒干。

【成品性状】本品呈圆柱形,略弯曲,长 30~60 cm,直径 1~3 cm。表面灰棕色,粗糙,外皮常呈鳞片状剥落,剥落处显暗红棕色,有的可见膨大的节和略凹陷的枝痕或叶痕。质硬,断面皮部红棕色,有数处向内嵌入木部,木部黄白色,有多数细孔状导管,射线呈放射状排列。气微,味微涩。

【包装】可选用无公害材料进行包装。包装袋上要注明品名、规格、产地、批号、包装日期、生产单位、采收日期、贮藏条件、注意事项,并附有质量合格的标志。标签应符合 GB/T 191—2008 的规定。

【贮存】置阴凉干燥处贮藏,贮藏过程中注意防潮、防鼠、防虫蛀、防霉变、防串味等。应符合 SB/T 11094—2014、SB/T 11095—2014 的规定。

【质量标准】

1. 水分　不得过 12.0%。

2. 总灰分　不得过 4.0%。

3. 浸出物　热浸法测定,用乙醇作溶剂,不得少于 8.0%。

4. 含量测定　本品按干燥品计算,含总酚以没食子酸计不得少于 6.8%,含红景天苷不得少于 0.040%,含绿原酸不得少于 0.20%。

大青叶

【别名】大青、蓝叶、蓝菜、蓝靛叶等。

【来源】本品为十字花科植物菘蓝 *Isatis indigotica* Fort. 的干燥叶。

【产地】主产于江苏、安徽、河北、河南、浙江等地。

【采收】一般春播者每年收割大青叶 2~3 次。第 1 次在 5 月中旬;第 2 次在 6 月下旬;第 3 次 9 月结合收根,割下地上部分,选择合格的叶片入药。以第 1 次收获的大青叶质量最好。北方地区一般在夏、秋(霜降前后)分 2 次采收。一般用镰刀离地面 2~3 cm 处割下大青叶,这样既不伤芦头,又可获取较大产量。

大青叶伏天高温季节不能采收,以免发生病害而造成植株死亡。采收宜选择在连续晴天后进行,这样既利于植株重新生长,又利于大青叶的晾晒。

【加工】在通风处搭设荫棚,将大青叶扎成小把,挂于棚内阴干,或放在芦席上晒干,需经常翻动,使其均匀干燥。

【成品性状】干货。多皱缩卷曲,有的破碎。完整叶片展平后呈长椭圆形至长圆状倒披针形,长 5~20 cm,宽 2~6 cm;上表面暗灰绿色,有的可见色较深稍突起的小点;先端钝,全缘或微波状,基部狭窄下延至叶柄呈翼状;叶柄长 4~10 cm,淡棕黄色。质脆。气微,味微酸、苦、涩。以身干、叶片完整而大、无柄、色暗灰绿色。统货。

【包装】可选用无公害材料进行包装。包装袋上要注明品名、规格、产地、批号、包装

日期、生产单位、采收日期、贮藏条件、注意事项,并附有质量合格的标志。标签应符合GB/T 191—2008 的规定。

【贮存】置阴凉干燥处贮藏,贮藏过程中注意防潮、防鼠、防虫蛀、防霉变、防串味等。应符合 SB/T 11094—2014、SB/T 11095—2014 的规定。

【质量标准】

1. 水分　不得过 13.0%。

2. 浸出物　热浸法测定,用乙醇作溶剂,不得少于 8.0%。

3. 含量测定　本品按干燥品计算,含靛玉红($C_{16}H_{10}N_2O_2$)不得少于 0.020%。

马齿苋

【别名】马齿菜、马苋菜、猪母菜、瓜仁菜、瓜子菜、长寿菜、马蛇子菜等。

【来源】马齿苋科马齿苋属植物马齿苋 *Portulaca oleracea* L. 的干燥全草。

【产地】分布全国各省。

【采收】夏、秋两季采收。

【加工】除去泥沙,用沸水略烫或略蒸后晒干。

【成品性状】本品多皱缩卷曲,常结成团。茎圆柱形,长可达 30 cm,直径 0.1 ~ 0.2 cm,表面黄褐色,有明显纵沟纹。叶对生或互生,易破碎,完整叶片倒卵形,长 1.0 ~ 2.5 cm,宽 0.5 ~ 1.5 cm;绿褐色,先端钝平或微缺,全缘。花小,3 ~ 5 朵生于枝端,花瓣5 片,黄色。蒴果圆锥形,长约 5 mm,内含多数细小种子。气微,味微酸。

【包装】可选用无公害材料进行包装。包装袋上要注明品名、规格、产地、批号、包装日期、生产单位、采收日期、贮藏条件、注意事项,并附有质量合格的标志。标签应符合GB/T 191—2008 的规定。

【贮存】置阴凉干燥处贮藏,贮藏过程中注意防潮、防鼠、防虫蛀、防霉变、防串味等。应符合 SB/T 11094—2014、SB/T 11095—2014 的规定。

【质量标准】水分　不得过 12.0%。

牛至

【别名】香薷、土香薷、土茵陈、白花茵陈、江宁府茵陈、小叶薄荷、满坡香、滇香薷、五香草、黑拉骨丹、小甜草等。

【来源】唇形科植物牛至 *Origanum vulgare* L. 的干燥全草。

【产地】分布于江苏、浙江、广东、贵州、四川、云南、新疆、甘肃等地。

【采收】夏末秋初开花时采收。

【加工】将全草齐根头割起,或将全草连根拔起,抖净泥土,晒干后扎成小把。

【成品性状】根圆柱形,表面灰棕色。茎四方形,表面浅棕紫色或浅棕色,密被倒向卷曲的微柔毛。叶对生,稍皱缩,易脱落、破碎。完整叶片呈卵形或长圆状卵形,顶端钝,基部宽楔形、近圆形或浅心形,边全缘或有疏的小锯齿,黄绿或灰绿色,两面均被柔毛和凹陷的腺点。伞房状花序顶生或腋生,苞片倒卵形,花萼钟状,顶端具 5 齿,外面被小硬毛或近无毛。小坚果卵圆形,近无毛。质脆,易折断。气芳香,味微苦。

【包装】可选用无公害材料进行包装。包装袋上要注明品名、规格、产地、批号、包装日期、生产单位、采收日期、贮藏条件、注意事项,并附有质量合格的标志。标签应符合 GB/T 191—2008 的规定。

【贮存】置阴凉干燥处贮藏,贮藏过程中注意防潮、防鼠、防虫蛀、防霉变、防串味等。应符合 SB/T 11094—2014、SB/T 11095—2014 的规定。

【质量标准】

1. 水分　不得过 13.0%。

2. 总灰分　不得少于 9.0%。

半枝莲

【别名】并头草、狭叶韩信草、牙刷草、四方马兰。

【来源】唇形科黄芩属植物半枝莲 Scutellaria barbata D. Don［S. rivularis Wall.］的干燥全草。

【产地】分布于我国南部、西南部及中部各省。

【采收】夏、秋季生长茂盛时采收。

【加工】除去泥沙,洗净晒干。

【成品性状】本品长 15～35 cm,无毛或花轴上疏被毛。根纤细。茎丛生,较细,方柱形;表面暗紫色或棕绿色。叶对生,有短柄;叶片多皱缩,展平后呈三角状卵形或披针形,长 1.5～3.0 cm,宽 0.5～1.0 cm;先端钝,基部宽楔形,全缘或有少数不明显的钝齿;上表面暗绿色,下表面灰绿色。花单生于茎枝上部叶腋,花萼裂片钝或较圆;花冠二唇形,棕黄色或浅蓝紫色,长约 1.2 cm,被毛。果实扁球形,浅棕色。气微,味微苦。以色绿、味苦者为佳。

【包装】可选用无公害材料进行包装。包装袋上要注明品名、规格、产地、批号、包装日期、生产单位、采收日期、贮藏条件、注意事项,并附有质量合格的标志。标签应符合 GB/T 191—2008 的规定。

【贮存】置阴凉干燥处贮藏,贮藏过程中注意防潮、防鼠、防虫蛀、防霉变、防串味等。应符合 SB/T 11094—2014、SB/T 11095—2014 的规定。

【质量标准】

1. 杂质　不得过 2%。

2. 水分　不得过 12.0%。

3. 总灰分　不得过 10.0%。

4. 酸不溶性灰分　不得过 3.0%。

5. 浸出物　照水溶性浸出物测定法的热浸法测定,不得少于 18.0%。

6. 含量测定　本品按干燥品计算,含总黄酮以野黄芩苷计,不得少于 1.50%,含野黄芩苷不得少于 0.20%。

半边莲

【别名】急解索、蛇利草、细米草、蛇舌草、鱼尾花、半边菊、半边旗、奶儿草、半边花、顺风旗、单片芽、小莲花草、绵蜂草、疗积草、白腊滑草、金菊草、金鸡舌、瓜仁草、蛇啄草等。

【来源】桔梗科植物半边莲 *Lobelia chinensis* Lour. 的干燥全草。

【产地】分布于江苏、安徽、浙江、江西、福建、台湾、湖北、湖南、广东、广西、四川、贵州、云南等地。以安徽安庆地区产量最大。

【采收】夏、秋季生长茂盛时采收。

【加工】选晴天,带根拔起,洗净,晒干。

【成品性状】全体长 15～35 cm,常缠结成团。根细小,侧生纤细须根。根茎细长圆柱形,直径 1～2 mm;表面淡黄色或黄棕色,具细纵纹。茎细长,有分枝,灰绿色,节明显。叶互生,无柄;叶片多皱缩,绿褐色,展平后叶片呈狭披针形或长卵形,长 1～2.5 cm,宽 2～5 mm,叶缘具疏锯齿。花梗细长;花小,单生于叶腋;花冠基部连合,上部 5 裂,偏向一边。气微,味微甘而辛。以茎叶色绿、根黄者为佳。

【包装】可选用无公害材料进行包装。包装袋上要注明品名、规格、产地、批号、包装日期、生产单位、采收日期、贮藏条件、注意事项,并附有质量合格的标志。标签应符合 GB/T 191—2008 的规定。

【贮存】置阴凉干燥处贮藏,贮藏过程中注意防潮、防鼠、防虫蛀、防霉变、防串味等。应符合 SB/T 11094—2014、SB/T 11095—2014 的规定。

【质量标准】

1. 水分　不得过 10.0%。

2. 浸出物　热浸法测定,用乙醇作溶剂,不得少于 12.0%。

灯心草

【别名】秧草、水灯心、野席草、灯芯草等。

【来源】灯心草科植物灯心草 *Juncus effusus* L. 的干燥茎髓。

【产地】分布全国各省。

【采收】灯心草在栽种当年秋季茎尖开始枯黄时采收。

【加工】把割下的茎秆稍晾干后，在两竹片中间绑上一根大针，把灯心草放在两竹片中间，用针尖刺破灯草，两手同时向相反方向拉开，茎髓即脱出，把茎髓扎成小把，晒干。

【成品性状】圆柱形，长达 90 多 cm，直径 1～3 mm，表面黄色或淡黄白色，有细纵纹。放大镜下观察，有隆起皱纹及海绵状细小孔隙。体轻，质软如海绵状，略有弹性，易拉断，断面白色。无臭，无味。

【包装】可选用无公害材料进行包装。包装袋上要注明品名、规格、产地、批号、包装日期、生产单位、采收日期、贮藏条件、注意事项，并附有质量合格的标志。标签应符合 GB/T 191—2008 的规定。

【贮存】置阴凉干燥处贮藏，贮藏过程中注意防潮、防鼠、防虫蛀、防霉变、防串味等。应符合 SB/T 11094—2014、SB/T 11095—2014 的规定。

【质量标准】

1. 水分　不得过 11.0%。
2. 总灰分　不得过 5.0%。
3. 浸出物　热浸法测定，用稀乙醇作溶剂，不得少于 5.0%。

侧柏叶

【别名】扁柏、香柏、柏树、柏子树等。

【来源】本品为柏科植物侧柏 *Platycladus orientalis*（L.）Franco 的枝梢及叶。

【产地】全国大部分地区均有分布。

【采收】全年均可采收，以夏、秋季采收者为佳。

【加工】剪下大枝，干燥后取其小枝叶，扎成小把，置通风处风干，不宜曝晒。

【成品性状】带叶枝梢，多分枝，小枝扁平，长短不一，淡红褐色。叶细小鳞片状，先端钝，交互对生，紧密贴伏于小枝上，侧面叶龙骨状，覆盖于正面叶上，深绿色或黄绿色。质脆，易折断，断面黄白色。气清香，味苦涩、微辛。统货。一般以枝嫩、色深绿、无碎末者为佳。

【包装】可选用无公害材料进行包装。包装袋上要注明品名、规格、产地、批号、包装日期、生产单位、采收日期、贮藏条件、注意事项，并附有质量合格的标志。标签应符合 GB/T 191—2008 的规定。

【贮存】置阴凉干燥处贮藏，贮藏过程中注意防潮、防鼠、防虫蛀、防霉变、防串味等。应符合 SB/T 11094—2014、SB/T 11095—2014 的规定。

【质量标准】

1. 杂质　不得过 6%。

2. 水分　不得过 11.0%。

3. 总灰分　不得过 10.0%。

4. 酸不溶性灰分　不得过 3.0%。

5. 浸出物　热浸法测定,用乙醇作溶剂,不得少于 15.0%。

6. 含量测定　本品按干燥品计算,含槲皮苷不得少于 0.10%。

穿心莲

【别名】春莲秋柳、一见喜、榄核莲、苦胆草、金香草、金耳钩、印度草、苦草、四方莲、斩蛇剑等。

【来源】本品为爵床科植物穿心莲 *Andrographis paniculata*（Burm. f.）Nees 的干燥地上部分。

【产地】我国福建、广东、海南、广西、云南常见栽培,江苏、陕西亦有引种。

【采收】每年采收一茬,宜在 10 月份现蕾初花期采收。每年采收两茬则在 8 月和 11 月份采收。穿心莲采收的时候,一般选择晴天,从茎基部分枝 2～3 节的地方,割取全草,第 2 次可齐地割取。

【加工】摊晒在太阳下晒至五六成干,把它扎成小把再晒至足干,捆成大把或用打包机打成 50 kg 一件。药材打捆后宜贮藏于通风干燥处。

【成品性状】统货、干货。呈方柱形,多分枝,节膨大,质脆,易折断,断面有白色髓部。叶片皱缩,上面绿色,下面灰绿色,质脆易断碎,全株味极苦。叶片不少于 30%。无果实、泥沙、杂质、霉坏。

【包装】可选用无公害材料进行包装。包装袋上要注明品名、规格、产地、批号、包装日期、生产单位、采收日期、贮藏条件、注意事项,并附有质量合格的标志。标签应符合 GB/T 191—2008 的规定。

【贮存】置阴凉干燥处贮藏,贮藏过程中注意防潮、防鼠、防虫蛀、防霉变、防串味等。应符合 SB/T 11094—2014、SB/T 11095—2014 的规定。

【质量标准】

1. 浸出物　热浸法测定,用乙醇作溶剂,不得少于 8.0%。

2. 含量测定　本品按干燥品计算,含穿心莲内酯、新穿心莲内酯、14-去氧穿心莲内酯和脱水穿心莲内酯的总量不得少于 1.5%。

麻黄

【别名】木麻黄、麻黄草、西麻黄、卑相、卑盐、木贼麻黄等。

【来源】本品为麻黄科植物草麻黄 *Ephedra sinica* Stapf、中麻黄 *Ephedra intermedia* Schrenk et C. A. Mey. 或木贼麻黄 *Ephedra equisetina* Bge. 的干燥草质茎。

【产地】草麻黄主产于河北省、山西省、内蒙古、新疆；中麻黄主产于甘肃省、青海省、内蒙古、新疆；木贼麻黄主产于河北省、山西省、甘肃省、陕西省、内蒙古、宁夏、新疆。草麻黄产量大，中麻黄次之，商品上两种常混用；木贼麻黄产量小，多自产自销。

【采收】人工种植的麻黄，3 年生即可收割，最佳采收期在 8—9 月。采收时用镰刀或剪刀刈割，留茬高度以根茎 2 cm 左右为宜，忌挖取地下部分。第 1 次采割后一般需要生长 2 年后进行第 2 次采割。

【加工】除去杂质，置于通风处晾干，或晾至五六成干，扎成小把，再晒干，要避免长时间的日晒或雨淋，否则会导致颜色变黄，降低有效成分。

【成品性状】

1. 草麻黄　呈细长圆柱形，少分枝，直径 1~2 mm。有的带少量棕色木质茎。表面淡绿色至黄绿色，有细纵脊线，触之微有粗糙感。节明显，节间长 2~6 cm。节上有膜质鳞叶，长 3~4 mm；裂片 2（稀 3），锐三角形，先端灰白色，反曲，基部联合成筒状，红棕色。体轻，质脆，易折断，断面略呈纤维性，周边绿黄色，髓部红棕色，近圆形。气微香，味涩、微苦。

2. 中麻黄　多分枝，直径 1.5~3.0 mm，有粗糙感。节上膜质鳞叶长 2~3 mm，裂片 3（稀 2），先端锐尖。断面髓部呈三角状圆形。

3. 木贼麻黄　较多分枝，直径 1.0~1.5 mm，无粗糙感。节间长 1.5~3.0 cm。膜质鳞叶长 1~2 mm；裂片 2（稀 3），上部为短三角形，灰白色，先端多不反曲，基部棕红色至棕黑色。

【包装】可选用无公害材料进行包装。包装袋上要注明品名、规格、产地、批号、包装日期、生产单位、采收日期、贮藏条件、注意事项，并附有质量合格的标志。标签应符合 GB/T 191—2008 的规定。

【贮存】置阴凉干燥处贮藏，贮藏过程中注意防潮、防鼠、防虫蛀、防霉变、防串味等。应符合 SB/T 11094—2014、SB/T 11095—2014 的规定。

【质量标准】

1. 杂质　不得过 5%。

2. 水分　不得过 9.0%。

3. 总灰分　不得过 10.0%。

4. 含量测定　本品按干燥品计算，含盐酸麻黄碱和盐酸伪麻黄碱的总量不得少于 0.80%。

茵陈

【别名】绵茵陈、茵陈蒿、白蒿、绒蒿、猴子毛等。

【来源】本品为菊科植物滨蒿 *Artemisia scoparia* Waldst. et Kit. 或茵陈蒿 *Artemisia capillaris* Thunb. 的干燥地上部分。

【产地】滨蒿主产于东北、河北、山东等地；茵陈蒿主产于陕西、河北、山西、安徽等地；以陕西产者（西茵陈），质量最佳。

【采收】春季幼苗高 6 ~ 10 cm 时采收（习称"绵茵陈"）或秋季花蕾长成时采割（习称"茵陈蒿或花茵陈"）。栽培品栽后第两年 3—4 月即可采收嫩梢，连续收获 3 ~ 4 年。

【加工】采收后除去杂质、残根及老茎，晒干。

【成品性状】

1. 绵茵陈　多卷曲成团状，灰白色或灰绿色，全体密被白色茸毛，绵软如绒。茎细小，长 1.5 ~ 2.5 cm，直径 0.1 ~ 0.2 cm，除去表面白色茸毛后可见明显纵纹；质脆，易折断。叶具柄；展平后叶片呈一至三回羽状分裂，叶片长 1 ~ 3 cm，宽约 1 cm；小裂片卵形或稍呈倒披针形、条形，先端尖锐。气清香，味微苦。统货。

2. 茵陈蒿　茎呈圆柱形，多分枝，长 30 ~ 100 cm，直径 2 ~ 8 mm；表面淡紫色或紫色，有纵条纹，被短柔毛；体轻，质脆，断面类白色。叶密集，或多脱落；下部叶二至三回羽状深裂，裂片条形或细条形，两面密被白色柔毛；茎生叶一至二回羽状全裂，基部抱茎，裂片细丝状；头状花序卵形，多数集成圆锥状，长 1.2 ~ 1.5 mm，直径 1.0 ~ 1.2 mm，有短梗；总苞片 3 ~ 4 层，卵形，苞片 3 裂；外层雌花 6 ~ 10 个，可多达 15 个，内层两性花 2 ~ 10 个。瘦果长圆形，黄棕色。气芳香，味微苦。统货。

【包装】可选用无公害材料进行包装。包装袋上要注明品名、规格、产地、批号、包装日期、生产单位、采收日期、贮藏条件、注意事项，并附有质量合格的标志。标签应符合 GB/T 191—2008 的规定。

【贮存】置阴凉干燥处贮藏，贮藏过程中注意防潮、防鼠、防虫蛀、防霉变、防串味等。应符合 SB/T 11094—2014、SB/T 11095—2014 的规定。

【质量标准】

1. 水分　不得过 12.0%。

2. 浸出物　绵茵陈照水溶性浸出物测定法的热浸法测定，不得少于 25.0%。

3. 含量测定　绵茵陈按干燥品计算，含绿原酸不得少于 0.50%。花茵陈按干燥品计算，含滨蒿内酯不得少于 0.20%。

紫苏叶

【别名】苏叶、赤苏、紫苏、皱苏、尖苏、香苏叶、鸡冠紫苏、子苏等。

【来源】本品为唇形科植物紫苏 *Perilla frutescens*（L.）Britt. 的干燥叶（或带嫩枝）。

【产地】主要产地在湖北、湖南、江苏、浙江、安徽等地,多为栽培品。

【采收】摘紫苏叶应在 5 月下旬至 8 月上旬,紫苏未开花时进行。

【加工】摘下叶子置阴凉干燥处摊开阴干,避免阳光直射。

【成品性状】统货。叶片多皱缩卷曲、破碎,完整者展平后卵圆形,长 4～11 cm,宽 2.5～9.0 cm。先端长尖或急尖,基部圆形或宽楔形。两面紫色或上表面绿色,下表面紫色,疏生灰白色毛,下表面有多数凹点状的腺鳞。叶柄长 2～7 cm,紫色或紫绿色。质脆。带嫩枝者,枝的直径 2～5 mm,紫绿色,断面中部有髓。气清香,味微辛。一般以叶完整、色紫、香气浓者为佳。

【包装】可选用无公害材料进行包装。包装袋上要注明品名、规格、产地、批号、包装日期、生产单位、采收日期、贮藏条件、注意事项,并附有质量合格的标志。标签应符合 GB/T 191—2008 的规定。

【贮存】置阴凉干燥处贮藏,贮藏过程中注意防潮、防鼠、防虫蛀、防霉变、防串味等。应符合 SB/T 11094—2014、SB/T 11095—2014 的规定。

【质量标准】

1. 水分　不得过 12.0%。

2. 含量测定　本品按干燥品计算,含盐酸麻黄碱和盐酸伪麻黄碱的总量不得少于 0.80%。

艾

【别名】艾、香艾、艾蒿、艾绒、黄草、灸草、冰台、艾青、甜艾、医草等。

【来源】菊科艾属植物家艾 *Artemisia argyi* Levl. et Vant. 的干燥叶。

【产地】分布全国各省。

【采收】艾草 1 年可以采收 2～3,次 5 月中下旬(阳历)进行第 1 次采收,在 8 月初可以进行第 2 次采收,如果天气较暖和,在 10 月初可以进行第 3 次采收。以晴天收割为好。以端午前后 20 d 内采收的艾叶品质最佳。

【加工】在茂盛未开花前割取地上带有叶片的茎枝,除去杂质和枯叶,摊在太阳下晒至五六成干,扎成小把,再摊放在太阳下晒至足干,扎成捆,或用打捆机压成长方形大捆,用草绳加固,置于干燥处存放。

【成品性状】

1. 艾叶　多为皱缩破碎或少带短茎的叶片,表面灰绿色,背面灰白色,密布灰白色绒毛,质柔软,断面有白绒毛,气清香味苦。

2. 艾绒　系将艾叶捣碎成绒团状,灰绿色,质柔软而韧,用手捻之似棉絮。

3.艾条　系去净叶片之艾茎,圆柱形有纵沟,密布灰白色绒毛,有明显的互生叶痕,质坚韧,断面黄绿色,中央有白色髓。

【包装】可选用无公害材料进行包装。包装袋上要注明品名、规格、产地、批号、包装日期、生产单位、采收日期、贮藏条件、注意事项,并附有质量合格的标志。标签应符合GB/T 191—2008 的规定。

【贮存】置阴凉干燥处贮藏,贮藏过程中注意防潮、防鼠、防虫蛀、防霉变、防串味等。应符合 SB/T 11094—2014、SB/T 11095—2014 的规定。

【质量标准】

1.水分　不得过 15.0%。

2.总灰分　不得过 12.0%。

3.酸不溶性灰分　不得过 3.0%。

4.含量测定　本品按干燥品计算,含桉油精不得少于 0.050%,含龙脑不得少于0.020%。

枇杷叶

【别名】巴叶、枇杷、蜜枇杷叶、炙枇杷叶、芦桔叶等。

【来源】本品为蔷薇科植物枇杷 *Eriobotrya japonica* (Thunb.) Lindl. 的干燥叶。

【产地】中国大部分地区均有栽培。主产广东、江苏、浙江、福建、湖北等地。

【采收】全年均可采收,多在 4—5 月采叶;广东所产皆为拾取自然落叶者,色较紫。

【加工】采摘后,晒至七八成干时,扎成小把,再晒干。

【成品性状】统货。干燥叶片长椭圆形,长 12～25 cm,宽 4～9 cm。叶端渐尖,基部楔形,上部锯齿缘,基部全缘。羽状网脉,中脉下面隆起。叶面灰绿色、黄棕色或红棕色,上面有光泽;下面茸毛棕色。叶柄短。叶革质而脆。气无,味微苦。以叶大、色灰绿、不破碎者为佳。

【包装】可选用无公害材料进行包装。包装袋上要注明品名、规格、产地、批号、包装日期、生产单位、采收日期、贮藏条件、注意事项,并附有质量合格的标志。标签应符合GB/T 191—2008 的规定。

【贮存】置阴凉干燥处贮藏,贮藏过程中注意防潮、防鼠、防虫蛀、防霉变、防串味等。应符合 SB/T 11094—2014、SB/T 11095—2014 的规定。

【质量标准】

1.水分　不得过 13.0%。

2.总灰分　不得过 9.0%。

3.浸出物　热浸法测定,用 75% 乙醇作溶剂,不得少于 18.0%。

4. 含量测定　本品按干燥品计算,含齐墩果酸和熊果酸的总量不得少于 0.70% 。

淡竹叶

【别名】竹叶、淡竹、淡竹叶、淡竹米、竹叶心、甘竹叶、竹叶卷心、迷身草、碎骨子等。

【来源】本品为禾本科植物淡竹叶 *Lophatherum gracile* Brongn. 的干燥茎叶。

【产地】主产于浙江、江苏、湖南、湖北、广东、广西、安徽、福建等地。

【采收】栽后 3 ~ 4 年开始采收。在 6—7 月将开花时,除留种以外,其余一律离地 2 ~ 5 cm 处割起地上部分。

【加工】采摘后,晒干,理顺扎成小把。在晒的过程中,不能间断,以免脱节;夜间不能露天堆放,以免黄叶。

【成品性状】统货。茎圆柱形,长 25 ~ 30 cm,直径 1.5 ~ 2.0 mm;表面淡黄绿色,有节,节上抱有叶鞘,断面中空。叶多皱缩卷曲,叶片披针形,长 5 ~ 20 cm,宽 1.0 ~ 3.5 cm;表面浅绿色或黄绿色,叶脉平行,具横行小脉,形成长方形的网格状,下表面尤为明显。叶鞘长约 5 cm,开裂,外具纵条纹,沿叶鞘边缘有白色长柔毛。体轻,质柔韧。气微,味淡。以叶大、色绿、不带根及花穗者为佳。

【包装】可选用无公害材料进行包装。包装袋上要注明品名、规格、产地、批号、包装日期、生产单位、采收日期、贮藏条件、注意事项,并附有质量合格的标志。标签应符合 GB/T 191—2008 的规定。

【贮存】置阴凉干燥处贮藏,贮藏过程中注意防潮、防鼠、防虫蛀、防霉变、防串味等。应符合 SB/T 11094—2014、SB/T 11095—2014 的规定。

【质量标准】

1. 水分　不得过 13.0% 。
2. 总灰分　不得过 11.0% 。

金钱草

【别名】大金钱草、铜钱草、神仙对坐草、地蜈蚣等。

【来源】本品为报春花科植物过路黄 *Lysimachia christinae* Hance 的干燥全草。

【产地】主产于四川、江苏、湖南、江西以及江南各省均有分布。

【采收】在栽种当年 9—10 月就可收获,以后每年可收 2 次,第 1 次在 6 月,第 2 次在 9 月。收获时一般都长到 40 ~ 50 cm 以上,用镰刀割取。

【加工】割下茎叶去除杂质,切断晒干,并做好翻晒,以免发霉。

【成品性状】统货。常缠结成团,无毛或被疏柔毛。茎扭曲,表面棕色或暗棕红色,有纵纹,下部茎节上有时具须根,断面实心。叶对生,多皱缩,展平后呈宽卵形或心形,长

1～4 cm,宽1～5 cm,基部微凹,全缘;上表面灰绿色或棕褐色,下表面色较浅,主脉明显突起,用水浸后,对光透视可见黑色或褐色条纹;叶柄长1～4 cm。有的带花,花黄色,具长梗。蒴果球形。质易碎。气微,味淡。一般以色绿、叶完整、气清香者为佳。

【包装】可选用无公害材料进行包装。包装袋上要注明品名、规格、产地、批号、包装日期、生产单位、采收日期、贮藏条件、注意事项,并附有质量合格的标志。标签应符合GB/T 191—2008的规定。

【贮存】置阴凉干燥处贮藏,贮藏过程中注意防潮、防鼠、防虫蛀、防霉变、防串味等。应符合SB/T 11094—2014、SB/T 11095—2014的规定。

【质量标准】

1.杂质　不得过8%。

2.水分　不得过13.0%。

3.总灰分　不得过13.0%。

4.酸不溶性灰分　不得过5.0%。

5.浸出物　热浸法测定,用75%乙醇作溶剂,不得少于8.0%。

6.含量测定　本品按干燥品计算,含槲皮素、山柰酚的总量不得少于0.10%。

肉苁蓉

【别名】大云、大芸、寸云、寸芸、淡大云、淡苁蓉、酒苁蓉、肉松蓉、金筍、金笋、纵容、肉松容、碧水龙、黑司命等。

【来源】本品为列当科植物肉苁蓉 *Cistanche deserticola* Y. C. Ma 或管花肉苁蓉 *Cistanche tubulosa* (Schenk) Wight 的干燥带鳞叶的肉质茎。

【产地】主产于内蒙古、新疆、甘肃、陕西、青海等地。内蒙古产量最大,以内蒙古阿拉善、巴彦淖尔为道地产区。

【采收】在生长2～3年后,可采挖。4月至5月上旬采挖出土的肉苁蓉,质量最佳。挖点在接种点上方3～5 cm处切下,以保留下方仍有分生肉苁蓉的能力。采挖时注意不要破坏肉苁蓉根部生长点;注意采大留小。肉苁蓉在开花后,中空且木质化,不宜再作药材使用。

【加工】

1.淡大芸　春季采收后,置沙中半埋半露晒干。加工过程中白天在沙地上摊晒,晚上收集成堆遮盖起来,防止昼夜温差大,冻坏肉苁蓉,晒干后颜色好,质量高。也可烘干,将装满肉苁蓉的不锈钢架子车推进干燥箱后,关闭箱门,打开电源,将温度调整到50 ℃,持续10 h。烘干后肉苁蓉的含水量仅有10%,能够大大延长原药的保存时间。

2.咸大芸　将个大者投入盐湖中腌1～3年,或在地上挖50 cm×50 cm×120 cm的坑,用等大不漏水的塑料袋放入,在气温降到 0 ℃时,把肉苁蓉放入袋内,用当地未加工的土盐,配制成 40% 的盐水腌制,第 2 年 3 月取出晾干。

【成品性状】

1.肉苁蓉(软苁蓉)　分为选货和统货,选货分为一等和二等。呈扁圆柱形,稍弯曲,表面棕褐色或灰棕色,密被覆瓦状排列的肉质鳞叶,通常鳞叶先端已断。体重,质硬,微有柔性,不易折断,断面棕褐色,有淡棕色点状维管束,排列成波状环纹。气微,味甜、微苦。一等:色泽均匀,质地柔韧,肉质肥厚,肉质茎长度 25 cm 以上,中部直径 3.5 cm 以上,每 1 kg 小于 5 根,去除茎尖,无枯心,无干梢、杂质、虫蛀、霉变。二等:质坚硬,微有柔性。肉质茎长度 15~25 cm,中部直径 2.5 cm 以上,每 1 kg 5~10 根,去除茎尖,枯心不超过 10%,无干梢、杂质、虫蛀、霉变。统货:个体长度不均,肉质茎长 3 cm 以上,粗细不均匀,中部直径 2 cm 以上,去除茎尖,枯心不超过 20%,无干梢、杂质、虫蛀、霉变。

2.管花肉苁蓉(硬苁蓉)　分为选货和统货,选货分为一等和二等。呈类纺锤形、扁纺锤形或扁柱形,稍弯曲。表面棕褐色至黑褐色,鳞叶痕粗大。断面颗粒状,灰棕色至灰褐色,散生点状维管束。质地坚硬,无柔韧性。一等:长度 15~25 cm,中部直径 6~9 cm,每 1 kg 小于 5 根,去除茎尖,无枯心,干梢、杂质、虫蛀、霉变。二等:长度 10~15 cm,中部直径 2.5~5.0 cm,每 1 kg 5~10 根,去除茎尖,枯心不超过 10%,无干梢、杂质、虫蛀、霉变。统货:个体长度不均,长 5 cm 以上,粗细不均匀,直径 2.5 cm 以上。去除茎尖,枯心不超过 20%,无干梢、杂质、虫蛀、霉变。

【包装】可选用无公害材料进行包装。包装袋上要注明品名、规格、产地、批号、包装日期、生产单位、采收日期、贮藏条件、注意事项,并附有质量合格的标志。标签应符合 GB/T 191—2008 的规定。

【贮存】置阴凉干燥处贮藏,贮藏过程中注意防潮、防鼠、防虫蛀、防霉变、防串味等。应符合 SB/T 11094—2014、SB/T 11095—2014 的规定。

【质量标准】

1.水分　不得过 10.0%。

2.总灰分　不得过 8.0%。

3.浸出物　冷浸法测定,用稀乙醇作溶剂,肉苁蓉不得少于 35.0%,管花肉苁蓉不得少于 25.0%。

4.含量测定　本品按干燥品计算,肉苁蓉含松果菊苷和毛蕊花糖苷的总量不得少于 0.30%;管花肉苁蓉含松果菊苷和毛蕊花糖苷的总量不得少于 1.5%。

青蒿

【别名】苦蒿、臭青蒿、香青蒿、细叶蒿等。

【来源】本品为菊科植物黄花蒿 *Artemisia annua* L. 的干燥地上部分。

【产地】全国各地均有分布。主产于重庆酉阳、吉林、辽宁、河北(南部)、陕西(南部)、山东、江苏、安徽、浙江、江西、福建、河南、湖北、湖南、广东、广西、四川(东部)、贵州、云南等地。目前酉阳青蒿目前国内最早、世界最大、品种最齐全的青蒿素原料药生产基地。

【采收】秋季花盛开时采割。

【加工】除去老茎,阴干。

【成品性状】干货。药材性状本品茎呈圆柱形,上部多分枝,长 30~80 cm,直径 0.2~0.6 cm;表面黄绿色或棕黄色,具纵棱线;质略硬,易折断,断面中部有髓。叶互生,暗绿色或棕绿色,卷缩易碎,完整者展平后为三回羽状深裂,裂片和小裂片矩圆形或长椭圆形,两面被短毛。气香特异,味微苦。一般以色绿、叶多、香气浓者为佳。统货。

【包装】可选用无公害材料进行包装。包装袋上要注明品名、规格、产地、批号、包装日期、生产单位、采收日期、贮藏条件、注意事项,并附有质量合格的标志。标签应符合 GB/T 191—2008 的规定。

【贮存】置阴凉干燥处贮藏,贮藏过程中注意防潮、防鼠、防虫蛀、防霉变、防串味等。应符合 SB/T 11094—2014、SB/T 11095—2014 的规定。

【质量标准】

1. 水分　不得过 14.0%。

2. 总灰分　不得过 8.0%。

3. 浸出物　冷浸法测定,用无水乙醇作溶剂,不得少于 1.9%。

第十一章 皮类中药材的加工

牡丹皮

【别名】牡丹皮、粉丹皮、木芍药、条丹皮、洛阳花等。

【来源】本品为毛茛科植物牡丹 *Paeonia suffruticosa* Andr. 的干燥根皮。

【产地】主产安徽、四川、甘肃、陕西、湖北、湖南、山东、贵州等地。此外,云南、浙江亦产。以四川、安徽产量最大。安徽铜陵凤凰山所产的质量最佳,称为凤丹皮;安徽南陵所产称瑶丹皮;四川垫江、江堰市所产称川丹皮;甘肃、陕西及四川康定、泸定所产称西丹皮;四川西昌所产的称西昌丹皮,质量较次。

【采收】种子播种生长4~6年,分株繁殖3~4年收获。一般在8—10月份进行,分"夏挖"和"秋挖"两种。"夏挖"的牡丹皮也称"伏货",其新鲜根皮的含水量高,易剥制加工,此时气温高,新鲜根皮易干燥,晒制出的牡丹皮皮色好,腾出的土地也好安排下茬生产。因此时根系仍在生长,物质积累还在进行,"夏挖"的牡丹皮产量和内在质量都相对偏低。"秋挖"的牡丹皮也称"秋货",根皮中的贮藏物质积累要高于"夏挖","秋挖"的牡丹皮产量一般要比"夏挖"的高出10%左右,质量亦好于"伏货",即"粉"愈足。"秋挖"的新鲜根皮质地较硬,加工时较"夏挖"的困难,此时的气温开始下降,牡丹皮的干燥时间长,晒制出的牡丹皮皮色也较差,如遇连续阴雨天气容易霉烂变质。起挖牡丹皮应在晴天进行。起挖时要尽量做到挖出的根系完整,不能将根折损扭断,否则会降低牡丹皮的质量。

【加工】

1. 原丹皮　鲜根挖起后,要抓紧时间抽取牡丹皮,称为"抽筋",以免根皮失水收缩,不易与木质部分离。先将须根(即丹须)一一摘下,然后由细根到粗根,从侧根到主根逐条抽取。具体方法是:两只手抓住某一根条,同时用力反向扭转,扭裂根皮,将木质芯从根皮的断口处抽出,尽量做到使根皮完整不断折。待所有根条全部抽取结束,最后仅剩下贴近地面的根兜时,用木棒锤打根兜,使其破损,然后将外皮剥下。抽筋后的牡丹皮要按粗、细、整、碎分别放于竹席上,置于阳光下晒干。阳光强烈的天气,一般1~2 d即可干透。如果遇到连续阴雨,晒不到七成干时,应置于室内摊开,不能堆积存放,否则会出现裂口变色,降低药材档次。晒时趁其柔软,将根条理直,捏紧刀缝使之闭合。

2. 刮丹皮 趁鲜刮去外皮,再用木棒将根捶破,抽去木部,晒干,为刮丹皮(粉丹皮)。

【成品性状】

1. 凤丹皮 多呈圆筒状,条均匀微弯,两端剪平,纵形隙口紧闭而不整齐,皮细肉厚。表面褐色,质硬而脆,较坚实,断面粉白色或淡粉红色,粉质足。香气浓,味微苦而湿。分为一级、二级、三级和统货。一级:条均匀,长度≥11.0 cm,中部直径≥1.1 cm。二级:条均匀,长度≥9.0 cm,中部直径≥0.9 cm。三级:条均匀,长度≥7.0 cm,中部直径≥0.5 cm。统货:凡不合一、二、三等的细条及断支碎片,均属此等,但其长度应≥5.0 cm,中部直径≥0.5 cm。

2. 连丹皮 多呈圆筒状或半筒状,略内卷曲,稍弯曲。表面灰褐色或黄褐色,栓皮脱落处呈粉棕色。质硬面脆,断面粉白或淡褐色,有粉性。有香气,味微苦涩。分为一级、二级、三级和统货。一级:条均匀,长度≥11.0 cm,中部直径≥1.1 cm。二级:条均匀,长度≥9.0 cm,中部直径≥0.9 cm。三级:条均匀,长度≥7.0 cm,中部直径≥0.5 cm。统货:凡不合一、二、三等的细条及断支碎片,均属此等,但其长度应≥5.0 cm,中部直径≥0.5 cm。

3. 刮丹皮 多呈圆筒状或半筒状,略内卷曲,稍弯曲,表面红棕色或淡灰黄色,有刮刀削痕。在节瘢、皮孔根痕处,偶有未去净的栓皮,形成棕褐色的花斑。断面粉白色,有粉性。有香气,味微苦涩。分为一级、二级、三级和统货。一级:条均匀,长度≥11.0 cm,中部直径≥1.1 cm。二级:条均匀,长度≥9.0 cm,中部直径≥0.9 cm。三级:条均匀,长度≥7.0 cm,中部直径≥0.5 cm。统货:凡不合一、二、三等的细条及断支碎片,均属此等,但其长度应≥5.0 cm,中部直径≥0.5 cm。

【包装】可选用无公害材料进行包装。包装袋上要注明品名、规格、产地、批号、包装日期、生产单位、采收日期、贮藏条件、注意事项,并附有质量合格的标志。标签应符合GB/T 191—2008 的规定。

【贮存】置阴凉干燥处贮藏,贮藏过程中注意防潮、防鼠、防虫蛀、防霉变、防串味等。应符合 SB/T 11094—2014、SB/T 11095—2014 的规定。

【质量标准】

1. 水分 不得过13.0%。

2. 总灰分 不得过5.0%。

3. 浸出物 热浸法测定,用乙醇作溶剂,不得少于15.0%。

4. 含量测定 本品按干燥品计算,含丹皮酚不得少于1.2%。

杜仲

【别名】杜仲、思仲、思仙、石思仙、川杜仲、绵杜仲、厚杜仲、玉丝皮、丝连皮、乱银丝、鬼仙木等。

【来源】本品为杜仲科植物杜仲 *Eucommia ulmoides* Oliv. 的干燥树皮。

【产地】主产于四川、湖北、贵州及河南等地。多为栽培。

【采收】定植 15 年以上的杜仲树,其皮可采收入药。采收时间在 4—7 月,此时是杜仲旺盛生长期,树皮易剥落也易愈合再生。

采收方法剥皮的方法有两种,一为整株采收,一为环剥采收。

1. 整株采收 每年 4—6 月,树液开始活动时,树皮易于剥下。从树干基部约 20 cm 处沿树干环割一刀,环割后每 80 cm 环割一刀,于两环割间笔直纵向割一刀。至基部割完后,将树砍倒,继续把其余的皮用同样的方法环割下来。采伐后的树桩仍可发芽更新,选留 1 ~ 2 条萌条,7 ~ 8 年后又能砍伐剥皮。

2. 环剥采收 5 月上旬—7 月上旬,选择阴天而无雨天气,先在杜仲树干分枝处的下面和树干基部离地面 20 cm 处分别环割一刀,然后在两环割处之间纵向割一刀,并从纵向刀割处向两侧剥皮。割时以不伤木质部为宜。剥皮后,树皮暂不取下,待新皮生长时取皮加工。

剥皮中应注意的是:①剥皮时间以春、夏季即 4—7 月,气温较高,空气湿度较大时为好。②剥皮时不能割伤形成层木质部,也不能碰伤木质部表面的细嫩部分。新鲜细嫩部分稍受损伤,就会形成愈伤组织,影响新皮的再生。③采用环割的杜仲树,宜选用生长旺盛,易于生长新皮的树干。剥皮前 3 ~ 5 d 适当浇水,以增加树液,使树皮易于剥取,剥后成活率高。④避免在雨天剥皮。最好选择阴天进行。⑤避免烈日曝晒,要将原皮盖在树干上,用绳子捆好,隔一段时间后再将原皮取下加工。也可用塑料薄膜遮盖,防止水分过量蒸发或淋雨,24 h 内避免日光直射,不喷洒化学药物。一般在剥皮后 3 ~ 4 d 表面出现淡黄绿色,说明已开始长新皮,若呈现黑色,则说明将死亡。

【加工】剥下后的树皮用开水淋烫后摊开,两张的内皮相对并压平,然后一层一层重叠平放于用稻草垫底的平地上,上盖木板,加重物压实,四周用稻草围严实,使其发汗一周后,当内皮呈紫褐色时,取出晒干,刮去粗皮。

【成品性状】质脆,易折断,断面有细密、银白色、富弹性的橡胶丝相连。内皮暗紫色,外皮灰褐色;外表面有明显的皱纹或纵裂槽纹;内表面光滑。气微,味稍苦。无卷形、杂质、霉变。分为一等、二等和统货。一等:平板,去粗皮,厚度在 0.4 cm 以上,宽度在 30 cm 以上,碎块在 5% 以内。二等:平板,去粗皮,厚度在 0.3 ~ 0.4 cm,碎块在 5% 以内。统货:大小不分,去粗皮,厚度在 0.3 cm 以上,碎块在 10% 以内。

【包装】可选用无公害材料进行包装。包装袋上要注明品名、规格、产地、批号、包装日期、生产单位、采收日期、贮藏条件、注意事项,并附有质量合格的标志。标签应符合GB/T 191—2008 的规定。

【贮存】置阴凉干燥处贮藏,贮藏过程中注意防潮、防鼠、防虫蛀、防霉变、防串味等。应符合 SB/T 11094—2014、SB/T 11095—2014 的规定。

【质量标准】

1. 浸出物　热浸法测定,用 75% 乙醇作溶剂,不得少于 11.0%。

2. 含量测定　本品含松脂醇二葡萄糖苷不得少于 0.10%。

厚朴

【别名】厚皮、重皮、赤朴、烈朴、川朴、紫油厚朴等。

【来源】本品为木兰科植物厚朴 *Magnolia officinalis* Rehd. et Wils. 或凹叶厚朴 *Magnolia officinalis* Rehd. et Wils. var. biloba Rehd. et Wils. 的干燥干皮、根皮、枝皮。

【产地】陕西南部、甘肃东南部、河南东南部、湖北西部、湖南西南部、四川、贵州东北部、广西北部、江西庐山及浙江有栽培。通常将四川、湖北、陕西等地产品称“川朴”,其产量大,质量优,又称“紫油厚朴”;浙江、福建产品称“温朴”。

【采收】一般栽种 15 ~ 20 年收获。树龄愈长皮愈厚,油性愈重,产量高,质量也好。收获期为 5—6 月。此时形成层细胞分裂较快,薄壁细胞富含水分,皮部组织发育旺盛,皮部与木质部之间疏松,易剥离。收获过早,树皮内油分差,皮薄,质量不好。采收方法有伐树剥皮法和环剥方法两种。①伐树剥皮法:采收时将厚朴树连根挖起,分段剥取茎皮、树皮和根皮。此法对资源破坏严重。②环剥方法:5 月中旬至 6 月下旬,选择树干直、生长势强、胸径达 20 cm 以上的树,于阴天(相对湿度 70% ~ 80%)进行环剥。先在离地面 6 ~ 7 cm 处,向上取一段 30 ~ 35 cm 长的树干,在上下两端用环剥刀绕树干横切,上面的刀口略向下,下面的刀口略向上,深度以接近形成层为度。然后纵割 1 刀,在纵割处将树皮撬起,慢慢剥下。长势好的树,一次可以同时剥 2 ~ 3 段。被剥处用透明塑料薄膜包裹,保护幼嫩的形成层。包裹时上紧下松,要尽量减少薄膜与木质部的接触面积。整个环剥操作过程中手指切勿触到形成层,避免形成层可能因此而坏死。剥后 25 ~ 35 d,被剥皮部位新皮生长,即可逐渐去掉塑料薄膜。第 2 年,又可按上法在树干其他部位剥皮。

【加工】

1. 风干法　用竹荚将筒朴夹住置大锅沸水中,用瓢舀开水烫淋,待厚朴柔软时取出,用青草塞住两端,直立放置于清洁的屋角或大木桶内,上盖湿草或清洁棉絮“发汗”24 h 后,树皮横断面成紫褐色或棕褐色,有油润光泽。取出筒朴,分成单张,用竹片或木棒撑开晒干,后用甑子蒸软后,进行行卷筒。树皮大的两人相对从两面用力向内卷起,使成双卷筒,小的卷成单卷。卷好后用稻草捆紧两端,两端用刀截齐,晒干。晚上收回后呈“井”字形摆放,易通风干燥。

2. 烘干法　将新鲜的树皮整理好放入甑中,以少量花椒、白矾及水蒸煮,待蒸气均匀后取出,堆于草中“发汗”12 ~ 24 h(干皮应发汗 5 d,枝皮与阴块应“发汗”后蒸软),取出后卷成万卷书形,两端用麻绳拴好,以炭火烘干。

3. 出口 厚朴选外观完整,卷紧实,不破裂,长度符合要求,皮质厚的厚朴,刮净表面地衣与栓皮,将两头分别浸润软后,纵切成丝,宽 0.2 ~ 0.3 cm。用月芽形弯刀将朴丝修平整,用红线将两端扎紧。将扎紧的厚朴丝放于阴凉干燥通风处,自然干燥后分规格包装。

4. 盘香片 为卷曲的筒朴经加工后横切的薄片,内径小于 1 cm,片厚 0.2 ~ 0.3 cm。一般用二等单筒或双筒厚朴,要求无裂缝,厚度为 0.2 ~ 0.4 cm。将厚朴置锅中水煮,一般为 20 h,且加辅料。配料为鲜姜 10%,青皮 50%,紫苏 5%。煮透后平推开,除去杂质,推卷结实,两头扎紧,凉风略干,再次煮软。第 2 次煮软后,边取边切,片厚 0.2 ~ 0.3 cm,切后弄成筒状后晾晒至六七成干,再烘干(不过 60 ℃),干后的"盘香片"用白纸包扎,放入木箱包装。

【成品性状】

1. 筒朴 分为一等、二等、三等。一等:干货。呈卷筒状或双卷筒状,两端平齐,长 30 cm 以上,外表面灰棕色或灰褐色,有明显的皮孔和纵皱纹,粗糙,刮去粗皮者显黄棕色。内表面较平滑,具细密纵纹,划之显油痕。质坚硬,断面显油润,颗粒性,纤维少,有时可见发亮的细小结晶,气香,味辛辣、微苦。无青苔、杂质、霉变。皮厚 3.0 mm 以上,内表面紫褐色。断面外层黄棕色,内层紫褐色。二等:干货。呈卷筒状或双卷筒状,两端平齐,长 30 cm 以上,外表面灰棕色或灰褐色,有明显的皮孔和纵皱纹,粗糙,刮去粗皮者显黄棕色。内表面较平滑,具细密纵纹,划之显油痕。质坚硬,断面显油润,颗粒性,纤维少,有时可见发亮的细小结晶,气香,味辛辣、微苦。无青苔、杂质、霉变。皮厚 2.0 mm 以上。内表面紫棕色,断面外层灰棕色或黄棕色,内层紫棕色。三等:干货,卷成筒状或不规则的块片,以及碎片、枝朴,不分长短大小,均属此等。外表面灰棕色或灰褐色,有明显的皮孔和纵皱纹。内表面划之略显油痕。断面具纤维性。气香,味苦辛。无青苔、杂质、霉变。皮厚 1.0 mm 以上。内表面紫棕色或棕色。断面外层灰棕色,内层紫棕色或棕色。

2. 根朴 干货。呈卷筒状,或不规则长条状,屈曲不直,长短不分。外表面棕黄色或灰褐色,内表面紫褐色或棕褐色。质韧,断面略显油润,有时可见发亮的细小结晶。气香,味辛辣、微苦。无木心、须根、杂质、霉变、泥土等。统货。

3. 兜朴 干货,为靠近根部的干皮和根皮,呈卷商状或双卷简状,一端膨大,似靴形。长 13 ~ 70 cm,上端皮厚 2.5 mm 以上。外表面棕黄色、灰棕色或灰褐色,粗糙,有明显的皮孔和纵、横皱纹:内面紫褐色,划之显油痕。质坚硬,断面紫褐色,显油润,颗粒状,纤维少,有时可见发亮的细小结晶。气香,味辛辣、微苦。无青苔、杂质、霉变、泥土等。统货。

【包装】可选用无公害材料进行包装。包装袋上要注明品名、规格、产地、批号、包装日期、生产单位、采收日期、贮藏条件、注意事项,并附有质量合格的标志。标签应符合GB/T 191—2008 的规定。

【贮存】置阴凉干燥处贮藏,贮藏过程中注意防潮、防鼠、防虫蛀、防霉变、防串味等。

应符合 SB/T 11094—2014、SB/T 11095—2014 的规定。

【质量标准】

1. 水分　不得过 15.0%。

2. 总灰分　不得过 7.0%。

3. 含量测定　本品按干燥品计算,含厚朴酚与和厚朴酚的总量不得少于 2.0%。

肉桂

【别名】菌桂、大桂、筒桂、辣桂、玉桂、牡桂、紫桂等。

【来源】本品为樟科植物肉桂 *Cinnamomum cassia* Presl 的干燥树皮。

【产地】主产于广东、广西、福建、台湾、云南等地的热带及亚热带地区,其中尤以广西为多。国外印度、老挝、越南至印度尼西亚均有栽培。

【采收】选择 5 年以上树龄的肉桂树。采收中分全部剥皮和部分剥皮两种方式。①全部剥皮:可分两次采收。4—5 月采收的称春剥,9 月采收的称秋剥,一般秋剥质量较好。剥皮之前 15 d 割断树干基部的树皮,剥树皮时在离地面 2~4 cm 高的树干上环割一刀,向上量 40 cm 处再环割一刀,在两环之间,纵割一裂隙,用刀斜插其内,上下左右轻轻剥动,将树皮剥落。第一筒剥后,向上再量 40 cm,依上法剥皮,直至剥完。剥皮后要注意抚育树基的萌蘖,多年后又可进行剥皮。②部分剥皮:于 7—8 月进行,每次每一树干剥取 1/3,以待树皮愈合时再行剥取。剥皮后的伤口应包扎一星期,以利伤口愈合。

【加工】将采下的桂皮,放入水池中浸泡一昼夜后捞起,洗去杂物,擦干表面水分或稍晾干,放入竹篓内焖制。禾篓外面用薄膜封严,篓底部铺垫约 10 cm 厚的稻草、鲜桂叶,周围铺垫 5~10 cm 厚,然后将桂皮逐块地竖放竹篓内,上面再铺 10 cm 厚的稻草、桂叶,并盖上厚麻布,用砖头压紧,置室内阴凉处。每天或隔天将篓内桂皮上下倒换一次,如此焖制至竹篓内的桂皮内表面由黄白色转棕红色,即可取出晾干。

【成品性状】

1. 企边桂　长 30.0~40.0 cm,宽或直径 10.0~15.0 cm。外表面灰棕色,稍粗糙,具不规则细皱纹和横向凸起皮孔,有的可见灰白色斑纹;内表面红棕色,划之有油痕。质硬、脆,断面不平坦,外层棕色较粗糙,内层红棕色而油润,两层间有 1 条黄棕色线纹。气香浓烈,味甜、辣。槽状,板边平整有卷起,厚度 0.3~0.8 cm。

2. 桂通　长 30.0~40.0 cm,宽或直径 10.0~15.0 cm。外表面灰棕色,稍粗糙,具不规则细皱纹和横向凸起皮孔,有的可见灰白色斑纹;内表面红棕色,划之有油痕。质硬、脆,断面不平坦,外层棕色较粗糙,内层红棕色而油润,两层间有 1 条黄棕色线纹。气香浓烈,味甜、辣。卷筒状,单筒或双筒,厚度 0.2~0.8 cm。

【包装】可选用无公害材料进行包装。包装袋上要注明品名、规格、产地、批号、包装

日期、生产单位、采收日期、贮藏条件、注意事项,并附有质量合格的标志。标签应符合 GB/T 191—2008 的规定。

【贮存】置阴凉干燥处贮藏,贮藏过程中注意防潮、防鼠、防虫蛀、防霉变、防串味等。应符合 SB/T 11094—2014、SB/T 11095—2014 的规定。

【质量标准】

1.水分　不得过 15.0%。

2.总灰分　不得过 5.0%。

3.含量测定　本品含挥发油不得少于 1.2%(mL/g),按干燥品计算,含桂皮醛不得少于 1.5%。

黄柏

【别名】黄皮、黄檗、川黄柏、关黄柏、黄菠萝等。

【来源】本品为芸香科植物黄皮树 *Phellodendron chinense* Schneid. 或黄檗 *Phellodendron amurense* Rupr. 的干燥树皮。

【产地】黄皮树主产于四川、贵州、云南、陕西、湖北,在湖南、甘肃、广西等地亦有分布,商品称"川黄柏";黄檗主产于辽宁、吉林、黑龙江,内蒙古、山西、河北等地亦有分布,商品称"关黄柏"。

【采收】栽后 10～15 年便可剥皮作药用,树龄愈大,产量愈高,质量愈佳。收获最佳时间为 5—6 月。选择晴天,先在要割部位的树干上,上下横切一刀,再纵切,剥下树皮,深度以恰好割断韧皮部而不伤及木质部为度,轻轻地把树皮割下,剥离树皮后的茎干裸露部分用塑料薄膜或白绵纸包裹遮阳,经过适当的保护,7～16 d 后树皮重新生成,2～3 年后长成的再生皮还可以重新剥离,剥离后还可以再生,以后每年在树干上轮流剥取。

【加工】将剥下的树皮,趁新鲜、水分多时刮去粗皮,至显现黄色为止;或在树干上先将粗皮刮净,再行剥皮,晒干。此法比较简便、省工。南方产区的加工方法是把剥下的树皮晒至半干,压平,然后将粗皮刨干净,至显黄色为度,不可伤及内皮。也可将树皮剥下后先压平、晾干,再刮去粗皮。

【成品性状】

1.川黄柏　去粗皮,外表面黄褐色或黄棕色,平坦或具纵沟纹,有的可见皮孔痕及残存的灰褐色粗皮;内表面暗黄色或淡棕色,具细密的纵棱纹。体轻,质硬,断面纤维性,呈裂片状分层,深黄色;气微,味极苦,嚼之有黏性。分为选货和统货,选货分为一等和二等。一等:板片状,厚度在 0.3 cm 以上,宽度在 30 cm 以上。二等:板片状,厚度在 0.1～0.3 cm。统货:板片状或槽状,厚度在 0.1 cm 以上。

2.关黄柏　呈板片状或浅槽状,长宽不一,厚 2～4 mm。外表面黄绿色或淡棕黄色,较平坦,有不规则的纵裂纹,皮孔痕小而少见,偶有灰白色的粗皮残留;内表面黄色或黄棕色。体轻,质较硬,断面纤维性,有的呈裂片状分层,鲜黄色或黄绿色。气微,味极苦,嚼之有黏性。统货。

【包装】可选用无公害材料进行包装。包装袋上要注明品名、规格、产地、批号、包装日期、生产单位、采收日期、贮藏条件、注意事项,并附有质量合格的标志。标签应符合GB/T 191—2008 的规定。

【贮存】置阴凉干燥处贮藏,贮藏过程中注意防潮、防鼠、防虫蛀、防霉变、防串味等。应符合 SB/T 11094—2014、SB/T 11095—2014 的规定。

【质量标准】

1. 水分　不得过 15.0%。

2. 总灰分　不得过 5.0%。

3. 含量测定　本品含挥发油不得少于 1.2%(mL/g),按干燥品计算,含桂皮醛不得少于 1.5%。

五加皮

【别名】五夹皮、南五加、南五夹、南五加皮、刺五加、刺五夹、刺五甲、加皮、真五加皮、豺漆皮、豺节皮、文章草根皮、五花根皮、木骨根皮、追风使皮、刺通皮、白刺皮、茨玉甲皮、白笑树皮、五叶路刺皮、细柱五加皮、老虎獠根皮、五花眉根皮、水面油根皮、白芦刺根皮、五加花根皮、鸡脚风根皮、五佳皮等。

【来源】本品为五加科植物细柱五加 *Acanthopanax gracilistylus* W. W. Smith 的干燥根皮。

【产地】主产于湖北、河南、安徽、陕西、山西、四川、广西、浙江、江苏等地。湖北宜昌市、四川广元市、山西岢岚县和阳曲县等地为主产区。

【采收】野生品可在夏、秋两季采挖。栽培品宜在栽种后 4~5 年采收,采收时间在秋后叶落至春季萌芽前。

【加工】抖去泥土,除净须根,洗净,趁鲜用刀剥取根皮,或用木棒轻击,使皮与木芯部分离,再用刀将根纵剖至木芯部,抽去木芯,摊开在太阳下晒干。

【成品性状】商品呈长筒状,多为双卷。外表皮灰褐色,有纵向稍扭曲的纵沟及横向长圆形皮孔,内表面呈黄色,有纵纹,质轻而脆,易折断。断面不整齐,灰黄色或灰白色。微有香气,味苦、涩。一般以粗长、皮厚、气香、无木心者为佳。

【包装】可选用无公害材料进行包装。包装袋上要注明品名、规格、产地、批号、包装日期、生产单位、采收日期、贮藏条件、注意事项,并附有质量合格的标志。标签应符合GB/T 191—2008 的规定。

【贮存】置阴凉干燥处贮藏,贮藏过程中注意防潮、防鼠、防虫蛀、防霉变、防串味等。应符合 SB/T 11094—2014、SB/T 11095—2014 的规定。

【质量标准】

1. 水分 不得过 12.0%。

2. 总灰分 不得过 11.5%。

3. 酸不溶性灰分 不得过 3.5%。

4. 浸出物 热浸法测定,用乙醇作溶剂,不得少于 10.5%。

地骨皮

【别名】杞根、地骨、地辅、地节、枸杞根、苟起根、枸杞根皮、山杞子根、甜齿牙根、红耳堕根、山枸杞根、狗奶子根皮、红榴根皮、狗地芽皮等。

【来源】本品为茄科植物枸杞 *Lycium chinense* Mill. 或宁夏枸杞 *Lycium barbarum* L. 的干燥根皮。

【产地】主产于山西、河南、浙江、江苏等地。习惯上以河南、山西、安徽、陕西、江浙、河北等地出产的红皮地骨皮为佳,也就是有的标准上说的"甜地骨皮"。这些地方的地骨皮几乎均为野生,因其果实枸杞子不佳,故而无人种植。

【采收】一般以采挖野生枸杞的根或已采完果后的枸杞树根为主,前者一年四季可采,但以晴明前较好,此时浆水足,色黄皮厚,易剥落,质量高。

【加工】将枸杞根挖起后,洗净泥土,用刀将其横切数段,每段长 7～10 cm,用木棒敲打,使根皮与木心分离,趁鲜剥下根皮,然后去掉木心,晒干。

【成品性状】干货。呈筒状或槽状,外表面棕黄色,粗糙,有不规则纵裂纹,易成鳞片状剥落。内表面黄白色至灰黄色,较平坦,有细纵纹。体轻,质脆,易折断,断面不平坦,外层黄棕色,内层灰白色。气微,味微甘而后苦分为三等。一等:长度≥8 cm,未抽芯率≤3%,0.5 cm 以下的碎块灰渣重量占比≤3%。二等:长度≥6 cm,未抽芯率≤5%,0.5 cm 以下的碎块灰渣重量占比≤10%。三等:长度≥3 cm,未抽芯率≤10%,0.5 cm 以下的碎块灰渣重量占比≤15%。一般以块大、肉厚、无木心与杂质者为佳。

【包装】可选用无公害材料进行包装。包装袋上要注明品名、规格、产地、批号、包装日期、生产单位、采收日期、贮藏条件、注意事项,并附有质量合格的标志。标签应符合 GB/T 191—2008 的规定。

【贮存】置阴凉干燥处贮藏,贮藏过程中注意防潮、防鼠、防虫蛀、防霉变、防串味等。应符合 SB/T 11094—2014、SB/T 11095—2014 的规定。

【质量标准】

1. 水分 不得过 11.0%。

2. 总灰分　不得过 11.0% 。

3. 酸不溶性灰分　不得过 3.0% 。

土荆皮

【别名】罗汉松皮、土槿皮、荆树皮、金钱松皮等。

【来源】本品为松科植物金钱松 *Pseudolarix amabilis*（Nelson）Rehd. 的干燥根皮或近根树皮。

【产地】分布于江苏、安徽、浙江、江西、福建、湖北、湖南、四川等地。多为栽培。

【采收】春、秋两季采挖。

【加工】剥取根皮，除支外粗皮，洗净，晒干。

【成品性状】干货。根皮呈不规则的长条块片状，长短大小不一，扭曲而稍卷，厚 3~6 mm。外表面粗糙有皱纹及横向灰白色皮孔。木栓灰黄色，常呈鳞片状剥落，显出红棕色皮部。内表面红棕色或黄白色，较平坦，有纵向纹理。质脆，易断，断面红褐色，外皮颗粒性，内皮纤维性。气微弱，味苦而涩。树皮大多呈条状或片状，厚约 1 cm，外表暗棕色，作龟裂状，外皮甚厚；内表面较根皮为粗糙。以形大、黄褐色、有纤维质而无栓皮者为佳。

【包装】可选用无公害材料进行包装。包装袋上要注明品名、规格、产地、批号、包装日期、生产单位、采收日期、贮藏条件、注意事项，并附有质量合格的标志。标签应符合 GB/T 191—2008 的规定。

【贮存】置阴凉干燥处贮藏，贮藏过程中注意防潮、防鼠、防虫蛀、防霉变、防串味等。应符合 SB/T 11094—2014、SB/T 11095—2014 的规定。

【质量标准】

1. 水分　不得过 13.0% 。

2. 总灰分　不得过 6.0% 。

3. 酸不溶性灰分　不得过 2.0% 。

4. 浸出物　热浸法测定，用 75% 乙醇作溶剂，不得少于 15.0% 。

5. 含量测定　本品按干燥品计算，含土荆皮乙酸不得少于 0.25% 。

合欢皮

【别名】合昏皮、夜台皮、合欢木皮等。

【来源】本品为豆科植物合欢 *Albizia julibrissin* Durazz. 的干燥树皮。

【产地】全国各地均产。主产在河南、湖北、海南等地。

【采收】春、秋两季采。

【加工】剥取树皮,切段,晒干。

【成品性状】干货。呈卷曲筒状或半筒状,长 40～80 cm,厚 0.1～0.3 cm。外表面灰棕色至灰褐色,稍有纵皱纹,有的呈浅裂纹,密生明显的椭圆形横向皮孔,棕色或棕红色,偶有突起的横棱或较大的圆形枝痕,常附有地衣斑;内表面淡黄棕色或黄白色,平滑,有细密纵纹。质硬而脆,易折断,断面呈纤维性片状,淡黄棕色或黄白色。气微香,味淡、微涩、稍刺舌,而后喉头有不适感。

【包装】可选用无公害材料进行包装。包装袋上要注明品名、规格、产地、批号、包装日期、生产单位、采收日期、贮藏条件、注意事项,并附有质量合格的标志。标签应符合 GB/T 191—2008 的规定。

【贮存】置阴凉干燥处贮藏,贮藏过程中注意防潮、防鼠、防虫蛀、防霉变、防串味等。应符合 SB/T 11094—2014、SB/T 11095—2014 的规定。

【质量标准】

1. 水分　不得过 10.0%。

2. 总灰分　不得过 6.0%。

3. 浸出物　热浸法测定,用稀乙醇作溶剂,不得少于 12.0%。

4. 含量测定　按干燥品计算,含(-)-丁香树脂酚-4-O-β-D-呋喃芹糖基-(1→2)-β-D-吡喃葡萄糖苷不得少于 0.030%。

苦楝皮

【别名】楝皮、楝根木皮、双白皮等。

【来源】本品为楝科植物川楝 *Melia toosendan* Sieb. et Zucc. 或楝 *Melia azedarach* L. 的干燥树皮和根皮。

【产地】分布于四川、湖北、湖南等地。

【采收】春、秋两季采。

【加工】剥取皮晒干,或除去粗皮晒干。

【成品性状】干货。树皮稍呈槽状,少数呈卷筒状。外表面灰褐色或灰棕色,粗糙,有纵裂纹及细的横纹,可见横向皮孔。除去粗皮者淡黄色,内表面黄白色。质韧,不易折断,断面纤维性,呈层片状,可剥离。无臭,味苦。根皮全形狭长,不规则条块状、卷筒状、槽状、厚 2～3 mm,木栓层常呈鳞片状,剥落后呈砖红色。余同树皮。

【包装】可选用无公害材料进行包装。包装袋上要注明品名、规格、产地、批号、包装日期、生产单位、采收日期、贮藏条件、注意事项,并附有质量合格的标志。标签应符合 GB/T 191—2008 的规定。

【贮存】置阴凉干燥处贮藏,贮藏过程中注意防潮、防鼠、防虫蛀、防霉变、防串味等。

应符合 SB/T 11094—2014、SB/T 11095—2014 的规定。

【质量标准】

1. 水分　不得过 12.0%。

2. 总灰分　不得过 10.0%。

3. 含量测定　本品按干燥品计算,含川楝素应为 0.01%~0.20%。

香加皮

【别名】楝皮、楝根木皮、双白皮等。

【来源】本品为萝藦科植物杠柳 *Periploca sepium* Bge. 的干燥根皮。

【产地】分布于四川、湖北、湖南等地。

【采收】春、秋两季采。

【加工】剥取皮晒干,或除去粗皮晒干。

【成品性状】干货。树皮稍呈槽状,少数呈卷筒状。外表面灰褐色或灰棕色,粗糙,有纵裂纹及细的横纹,可见横向皮孔。除去粗皮者淡黄色,内表面黄白色。质韧,不易折断,断面纤维性,呈层片状,可剥离。无臭,味苦。根皮全形狭长,不规则条块状、卷筒状、槽状、厚 2~3 mm,木栓层常呈鳞片状,剥落后呈砖红色。余同树皮。

【包装】可选用无公害材料进行包装。包装袋上要注明品名、规格、产地、批号、包装日期、生产单位、采收日期、贮藏条件、注意事项,并附有质量合格的标志。标签应符合 GB/T 191—2008 的规定。

【贮存】置阴凉干燥处贮藏,贮藏过程中注意防潮、防鼠、防虫蛀、防霉变、防串味等。应符合 SB/T 11094—2014、SB/T 11095—2014 的规定。

【质量标准】

1. 水分　不得过 13.0%。

2. 总灰分　不得过 10.0%。

3. 酸不溶性灰分　不得过 4.0%。

4. 浸出物　热浸法测定,用稀乙醇作溶剂,不得少于 20.0%。

5. 含量测定　本品于 60 ℃干燥 4 h,含 4-甲氧基水杨醛不得少于 0.20%。

秦皮

【别名】腊树皮、苦榴皮、花曲柳皮、岑皮、秦木皮、北秦皮、石檀皮、秦白皮、盆桂皮、辽秦皮、秦岭白蜡树皮、苦枥木皮等。

【来源】本品为木犀科植物苦枥白蜡树 *Fraxinus rhynchophylla* Hance、白蜡树 *Fraxinus chinensis* Roxb.、尖叶白蜡树 *Fraxinus szaboana* Lingelsh. 或宿柱白蜡树 *Fraxinus* stylosa Lingelsh. 的干燥枝皮或干皮。

【产地】分布辽宁、吉林、河北、河南、内蒙古、陕西、山西、四川等地。

【采收】春、秋两季采。

【加工】剥下枝皮或干皮,晒干。

【成品性状】外表面灰白色、灰棕色或黑棕色,内表面黄白色或棕色,平滑,质坚硬,不易折断,断面纤维性较强。气微,味苦。分为一等、二等选货和统货。一等:主要是干皮,干皮为长条状块片,厚 3～6 mm。外表面灰棕色,具龟裂状沟纹及红棕色圆形或横长的皮孔。二等:主要为枝皮,枝皮呈卷筒状或槽状,长 10～60 cm,厚 1.5～3.0 mm。外表面灰白色、灰棕色至黑棕色或相间呈斑状,平坦或稍粗糙,并有灰白色圆点状皮孔及细斜皱纹,有的具分枝痕。统货:不规则的条或块状。外表面灰白色、灰棕色至黑棕色或相间呈斑状,平坦或稍粗糙,并有灰白色圆点状皮孔及细斜皱纹,有的具分枝痕。

【包装】可选用无公害材料进行包装。包装袋上要注明品名、规格、产地、批号、包装日期、生产单位、采收日期、贮藏条件、注意事项,并附有质量合格的标志。标签应符合GB/T 191—2008 的规定。

【贮存】置阴凉干燥处贮藏,贮藏过程中注意防潮、防鼠、防虫蛀、防霉变、防串味等。应符合 SB/T 11094—2014、SB/T 11095—2014 的规定。

【质量标准】

1. 水分　不得过 7.0%。

2. 总灰分　不得过 8.0%。

3. 浸出物　热浸法测定,用乙醇作溶剂,不得少于 8.0%。

4. 含量测定　本品按干燥品计算,含秦皮甲素和秦皮乙素的总量,不得少于 1.0%。

丁香

【别名】香花、百结、情客、龙梢子、华北紫丁香花、紫丁白等。

【来源】本品为桃金娘科植物丁香 *Eugenia caryophyllata* Thunb. 的干燥花蕾。

【产地】原产地在印度尼西亚,斯里兰卡、桑吉巴尔等国家也有一定的产量,质量最好的属于印尼槟榔屿所产。分布在我国海南省以及雷州半岛。

【采收】种植 5～6 年后开花。在我国海南省引种区,6—7 月花芽开始分化,明显看见花蕾,当花蕾由淡绿色变为暗红色时,或偶有 1～2 朵开放时,即把花序从基部摘下。

【加工】采收后的丁香花蕾,拣净杂物于阳光下晒,若天气晴朗一般晒 3～4 d 即可。为了充分干燥,花蕾不可堆得太厚,而且要定时翻动,晒至干脆易断。

【成品性状】干货。本品略呈研棒状,长 1～2 cm。花冠圆球形,直径 0.3～0.5 cm,花瓣 4,复瓦状抱合,棕褐色或褐黄色,花瓣内为雄蕊和花柱,搓碎后可见众多黄色细粒状的花药。萼筒圆柱状,略扁,有的稍弯曲,长 0.7~1.4 cm,直径 0.3~0.6 cm,红棕色或棕褐色,上部有 4 枚三角状的萼片,十字状分开。质坚实,富油性。气芳香浓烈,味辛辣、有麻舌感。杂质不得过4%。

【包装】可选用无公害材料进行包装。包装袋上要注明品名、规格、产地、批号、包装日期、生产单位、采收日期、贮藏条件、注意事项,并附有质量合格的标志。标签应符合 GB/T 191—2008 的规定。

【贮存】置阴凉干燥处贮藏,贮藏过程中注意防潮、防鼠、防虫蛀、防霉变、防串味等。应符合 SB/T 11094—2014、SB/T 11095—2014 的规定。

【质量标准】

1. 水分　不得过 12.0%。

2. 含量测定　本品含丁香酚不得少于 11.0%。

桑白皮

【别名】桑根白皮、桑根皮、桑皮、白桑皮等。

【来源】本品为桑科植物桑 *Morus alba* L. 的干燥根皮。

【产地】主产于安徽、河南、浙江、江苏、湖南等地。

【采收】秋末落叶时至次春发芽前采。

【加工】采挖根部,刮去黄棕色粗皮,纵向剖开,剥取根皮,晒干。

【成品性状】干货。本品呈扭曲的卷筒状、槽状或板片状,长短宽窄不一。内表面黄白色或灰黄色,有细纵纹。体轻、质韧,纤维性强,难折断,易纵向撕裂,撕裂时有粉尘飞扬。气微,味微甘。无虫蛀、霉变。分为选货和统货。选货:外表面白色或淡黄白色,较平坦,厚度不小于 3 mm。统货:外表面黄白色,有的残留橙黄色或棕黄色鳞片状粗皮,厚度 1~4 mm。

【包装】可选用无公害材料进行包装。包装袋上要注明品名、规格、产地、批号、包装日期、生产单位、采收日期、贮藏条件、注意事项,并附有质量合格的标志。标签应符合 GB/T 191—2008 的规定。

【贮存】置阴凉干燥处贮藏,贮藏过程中注意防潮、防鼠、防虫蛀、防霉变、防串味等。应符合 SB/T 11094—2014、SB/T 11095—2014 的规定。

【质量标准】

1. 水分　不得过 13.0%。

2. 总灰分　不得过 9.0%。

3. 酸不溶性灰分　不得过 2.5%。

4. 浸出物　水溶性热浸浸出物不得低于 25.0%。

5. 含量测定　以干燥品计,桑皮苷 A 质量分数不低于 0.91%。

白鲜皮

【别名】白藓皮、八股牛、山牡丹等。

【来源】本品为芸香科植物白鲜 *Dictamnus dasycarpus* Turcz. 的干燥根皮。

【产地】主产于辽宁、河北、四川、江苏等地。

【采收】春、秋二季采。

【加工】采挖根部,除去泥沙及粗皮,剥取根皮,切片,干燥。

【成品性状】干货。本品呈卷筒状,长 5 ~ 15 cm,直径 1 ~ 2 cm,厚 0.2 ~ 0.5 cm。外表面灰白色或淡灰黄色,具细纵皱纹和细根痕,常有突起的颗粒状小点;内表面类白色,有细纵纹。质脆,折断时有粉尘飞扬,断面不平坦,略呈层片状,剥去外层,迎光可见闪烁的小亮点。有羊膻气,味微苦。

【包装】可选用无公害材料进行包装。包装袋上要注明品名、规格、产地、批号、包装日期、生产单位、采收日期、贮藏条件、注意事项,并附有质量合格的标志。标签应符合 GB/T 191—2008 的规定。

【贮存】置阴凉干燥处贮藏,贮藏过程中注意防潮、防鼠、防虫蛀、防霉变、防串味等。应符合 SB/T 11094—2014、SB/T 11095—2014 的规定。

【质量标准】

1. 水分　不得过 14.0%。

2. 浸出物　水溶性热浸浸出物不得低于 20.0%。

3. 含量测定　本品按干燥品计算,含梣酮不得少于 0.05%,黄柏酮不得少于 0.15%。

椿皮

【别名】椿根皮、樗白皮、苦椿皮等。

【来源】本品为苦木科植物臭椿 *Ailanthus altissima* (Mill.) Swingle 的干燥根皮或干皮。

【产地】分布于河北、湖北及全国大部分地区。

【采收】全年均可采。

【加工】剥取根皮或干皮,刮去外层粗皮,晒干。

【成品性状】干货。根皮呈不整齐的片状或卷片状,大小不一,厚 0.3 ~ 1.0 cm。外表面灰黄色或黄褐色,粗糙,有多数纵向皮孔样突起和不规则纵、横裂纹,除去粗皮者显黄白色;内表面淡黄色,较平坦,密布梭形小孔或小点。质硬而脆,断面外层颗粒性,内层纤维性。气微,味苦。干皮呈不规则板片状,大小不一,厚 0.5 ~ 2.0 cm。外表面灰黑色,极粗糙,有深裂。

【包装】可选用无公害材料进行包装。包装袋上要注明品名、规格、产地、批号、包装日期、生产单位、采收日期、贮藏条件、注意事项,并附有质量合格的标志。标签应符合GB/T 191—2008 的规定。

【贮存】置阴凉干燥处贮藏,贮藏过程中注意防潮、防鼠、防虫蛀、防霉变、防串味等。应符合 SB/T 11094—2014、SB/T 11095—2014 的规定。

【质量标准】

1.水分　不得过 13.0%。

2.总灰分　不得过 11.0%。

3.酸不溶性灰分　不得过 2.0%。

4.浸出物　热浸法测定,用稀乙醇作溶剂,不得少于 5.0%。

第十二章 花类中药材的加工

槐花

【别名】金药树、护房树、豆槐、槐米、槐蕊、槐花等。

【来源】本品为豆科植物槐 *Sophora japonica* L. 的干燥花及花蕾。

【产地】槐米主产于河南、山东、山西、陕西、安徽、河北、江苏、贵州等地。以河北、河南、山东为道地产区。

【采收】夏季花未开放时采收其花蕾,称为"槐米";花开放时采收,称为"槐花"。应选择在每天上午9时至下午6时进行采摘;阴雨天、早晨露水未干时不应采摘。将整个花穗人工或用剪枝工具剪下,并除去部分枝梗、叶、杂质,置于专用的竹筐中。输时应注意轻采轻放,不应过分挤压。

【加工】

1. 自然晒干　应将花穗均匀铺摊在光照充足、平整、干燥的场地或筛子中,尽量摊薄进行曝晒,其间不应翻动。

2. 烘干　如遇阴雨天,应炕干或烘干。采收后应即刻利用烘干机或炕房烘烤,前3 h应将温度控制在55~65 ℃,后3 h温度控制在70~75 ℃。

3. 蒸晒　将花穗收回后先摊晾略干,并拣去粗枝梗、残叶及杂质,将花穗放入蒸棚中,待水蒸气上升后再蒸1 h左右,蒸好后取出,薄摊晒干。

【成品性状】

1. 槐米　花蕾卵形或椭圆形,长2~6 mm,直径约2 mm。花萼黄绿色,下部有数条纵纹。萼的上方为黄白色未开放的花瓣。花梗细小。体轻,手捻即碎。无臭,味微苦涩。一般以色黄绿、身干、无枝梗杂质、黑粒不超过3%、花不超过5%者为佳。

2. 槐花　本品皱缩而卷曲,花瓣多散落。完整者花萼钟状,黄绿色,先端5浅裂;花瓣5,黄色或黄白色,1片较大,近圆形,先端微凹,其余4片长圆形。雄蕊10,其中9个基部连合,花丝细长。雌蕊圆柱形,弯曲。体轻。无臭,味微苦。一般以色黄白,整齐,身干,无枝梗杂质者佳。

【包装】可选用无公害材料进行包装。包装袋上要注明品名、规格、产地、批号、包装日期、生产单位、采收日期、贮藏条件、注意事项,并附有质量合格的标志。标签应符合

GB/T 191—2008 的规定。

【贮存】置阴凉干燥处贮藏,贮藏过程中注意防潮、防鼠、防虫蛀、防霉变、防串味等。应符合 SB/T 11094—2014、SB/T 11095—2014 的规定。

【质量标准】

1. 水分　不得过 11.0%。

2. 总灰分　槐花不得过 14.0%,槐米不得过 9.0%。

3. 酸不溶性灰分　槐花不得过 8.0%,槐米不得过 3.0%。

4. 浸出物　热浸法测定,用 30% 甲醇作溶剂,槐花不得少于 37.0%,槐米不得少于 43.0%。

5. 含量测定　本品按干燥品计算,含芦丁槐花不得少于 6.0%,槐米不得少于 15.0%。

金银花

【别名】忍冬花、双花、二花,银花、鹭鸶花、金花、双苞花、金藤花等。

【来源】本品为忍冬科植物忍冬 Lonicera japonica Thunb 的干燥花蕾或带初开的花。

【产地】主产于山东、陕西、河南、河北、湖北、江西、广东等地。河南封丘、山东平邑和河北巨鹿为主要产区。

【采收】5 月上旬至 5 月下旬开始采收。第 1 次采花后,以后每隔 1 个月左右采收第 2、第 3、第 4、第 5 茬花。但因地区不同,开花的先后略有差异,可因地因时自行确定采收的合适时期。金银花从花蕾至开放需 5~8 d,为了保证产品质量,当现蕾后就要常常观察花外部形态特征,以便适时采收。采收过早,虽然质量较好,但产量低,采收过晚,产量较高,但质量亦较差。宜在花蕾由绿变白、顶部膨大、含苞待放时采收为佳。以每天清晨和上午采的花质量最好,此时采收花蕾不易开放,养分足、气味浓、颜色好。

【加工】

1. 自然晒干　将采收的金银花摊在场地,晒花层要薄,厚度 2~3 cm,晒时中途不可翻动,在未干翻动,会造成花蕾发黑,影响商品花的价格,以曝晒 1 d 干制的花蕾商品价值最优。

2. 烘干　一般在 30~35 ℃初烘 2 h,温度可升至 40 ℃右。经 5~10 h 后,保持室温 45~50 ℃,烘 10 h 后,鲜花水分大部分排出,再将室温升高至 55 ℃,使花速干。一般烘 12~20 h 即可全部干燥,注意烘干不能翻动,否则容易变黑,而且未干也不能停烘,否则会发热变质。

【成品性状】花蕾呈细棒槌状,上粗下细,略弯曲,长 2~3 cm,上部直径约 3 mm,下部直径约 1.5 mm。表面黄白色或绿白色(贮久色渐深),密被短柔毛。偶见叶状苞片。

花萼绿色,先端5裂,裂片有毛,长约2 mm。开放者花冠筒状,先端二唇形,雄蕊5个,附于筒壁,黄色;雌蕊1个,子房无毛。气清香,味淡、微苦。按照加工方法分为晒货和烘货。均分为三等。一等:花蕾肥壮饱满、匀整,黄白色(晒货)或青绿色(烘货),无开放花,无枝叶,无黑头黑条,无破碎。二等:花蕾饱满、较匀整,浅黄色(晒货)或绿白色(烘货),开花率≤1%,含枝叶率≤1%,黑头黑条率≤1%。三等:欠匀整,色泽不均,开花率≤2%,含枝叶率≤1.5%,黑头黑条率≤1.5%。

【包装】可选用无公害材料进行包装。包装袋上要注明品名、规格、产地、批号、包装日期、生产单位、采收日期、贮藏条件、注意事项,并附有质量合格的标志。标签应符合GB/T 191—2008的规定。

【贮存】置阴凉干燥处贮藏,贮藏过程中注意防潮、防鼠、防虫蛀、防霉变、防串味等。应符合SB/T 11094—2014、SB/T 11095—2014的规定。

【质量标准】

1. 水分 不得过12.0%。

2. 总灰分 不得过11.0%。

3. 酸不溶性灰分 不得过3.0%。

4. 重金属及有害元素 照铅、镉、砷、汞、铜测定法测定,铅不得过5 mg/kg,镉不得过1 mg/kg,砷不得过2 mg/kg,汞不得过0.2 mg/kg,铜不得过20 mg/kg。

5. 含量测定 本品按干燥品计算,含绿原酸不得少于1.5%,含酚酸类以绿原酸、3,5-二-O-咖啡酰奎宁酸($C_{24}H_{24}O_{12}$)和4,5-二-O-咖啡酰奎宁酸的总量计,不得少于3.8%,含木犀草苷不得少于0.050%。

菊花

【别名】黄花、秋菊、龄草、日精、女华、寿客、延年、隐逸花、重阳花等。

【来源】本品为菊科植物菊 *Chrysanthemum morifolium* Ramat. 的干燥头状花序。

【产地】全国各地均产。主要有产自浙江省桐乡市的"杭白菊"、浙江省德清县的"德菊"、安徽省滁州的"滁菊"、安徽省歙县的"贡菊"、安徽省亳州市"亳菊"、河北省安国市的"祁菊"、河南省焦作市的"怀菊"、四川省中江市的"川菊"等为商品品种。

【采收】一般于霜降至立冬采收。以花心散开2/3时为采收适期。采收菊花要选择晴天,采收后要及时加工,防止腐烂、变色。

【加工】

1. 自然晾干 常于晴天露水干后或午后,将花头摘下,边采收边把花朵用稻草扎成小把,挂于通风干燥处晾干3~4周,防雨淋,不能曝晒,否则香气差。干燥快的色白,干燥慢的为淡黄色,至花有八成干时,即可将花摘下,置熏房内用硫黄熏白。熏后再摊晒至全干。早期的"怀菊"和"亳菊"采用上述方法加工。但由于容易造成花瓣散瓣,降低收率,再加上硫黄熏蒸的禁用,现在基本不用此法。

2.烘焙 将采回来的新花上畚,放入烘房进行第1轮嫩焙(晴天采的干花结束嫩畚烘焙需2.5~3.0 h,水花需5.5~6 h)。此时,烘房内的温度在40~50 ℃,放在烘畚上不烫手为宜(炭火烧着用灰压着后的温度达80 ℃,达到烘畚烘花的温度在53 ℃左右)。若火力大了,要焙焦;火力小,温度低,水花烘不透,达到不所需的火力,也会使菊花变色,降低质量。待到九成干时,转入第2轮烘焙,这时温度可低于嫩焙火力的1/3,烘焙时间要比第1轮嫩焙时间要短些。视火力大小而定,一般需要3 h左右。到烘至象牙色时,即可将花取下烘畚,拿出烘房,放置干通风处。这样烘焙出来的花色鲜嫩洁白,好像刚摘的新鲜花,质量上等。安徽"贡菊"采用此法加工。

3.晒干 将采收的金银花摊在场地,晒花层要薄,厚度2~3 cm,晒时中途不可翻动,在未干翻动,会造成花蕾发黑,影响商品花的价格,以曝晒一天干制的花蕾商品价值最优。

4.热风干燥 采用热风循环烘箱或烘房,一般在30~35 ℃初烘2 h,温度可升至40 ℃左右。经5~10 h后,保持室温45~50 ℃,烘10 h后,鲜花水分大部分排出,再将室温升高至55 ℃,使花速干。一般烘12~20 h即可全部干燥,注意烘干不能翻动,否则容易变黑,而且未干也不能停烘,否则会发热变质。

5.蒸后晒干 传统采用烧柴的小灶蒸花,铁锅外缘直径约50 cm,上缘直径为37~39 cm。蒸花时铁锅上要加拱形木锅盖。①蒸前处理:首先要挑选出烂花。一般采花后晒半天至1 d再蒸,可使花瓣变得更白。同时花中水分减少,蒸时不容易过火,又易晒干。若采收时采花落雨或有露水花,需晒去水分后再蒸。如果采收后不能及时加工,必须放在通风的室内用帘子摊开,摊放厚度以不超过1.5 cm为好,每天需要翻动2次,可保存3~4 d。②蒸花:蒸花前首先将花轻轻地放在蒸花盘上,厚度一般以4朵花厚度为好。摊薄蒸,颜色好,易晒干。蒸时首先把锅水烧开,然后放入蒸盘。蒸花时火力要猛而均匀。每蒸一笼需4~5 min。若蒸得时间过长,花熟过头,就会产生"湿腐状",不易晒干,而且花色发黄;若蒸得过短,则出现"生花",刚出笼的花瓣不贴伏,颜色灰白,经风一吹,则成红褐色。过熟、过生质量都差。蒸花时锅里要及时添水,并要经常换水,保持清洁。用烧煤大灶蒸时,水面保持在锅缘下13 cm左右为好。水过少,蒸汽不足,蒸花时间长,花色差,水过多,沸水易溅到花上,变成了"汤花",质量下降。灶内添煤要在花出笼时进行,以保持上屉后火力猛而均匀,使笼内温度正常。③晒花:蒸好的花,一出笼即排在晒板上。晒板为正方形,边长65~70 cm,用木板条夹稻草秆制成或用箕白编成。菊花在晒板上晒2~3 d后,翻过来再晒2~3 d,然后摊在帘子上晒到花心完全发硬为止。如中间有潮块,应拣出复晒。晒花时或未干时切忌手捏、叠压和卷拢,以免菊花成"螺蛳肉"状,影响规格质量。晒花还要注意卫生,烟灰和尘土飞扬处都不能晒花。摊晒3~4 d后,任取1朵花蕊用大拇指和示指捻搓,若无腻的感觉即为干燥。杭菊采用此法加工。其他引种杭菊品种的产区也大多沿用此法。

6.机械杀青干燥　将采回的菊花均匀置于杀青机的运输带上,厚度不超过 3 cm,蒸汽温度以 100 ~ 105 ℃为宜,时间 20 ~ 30 s。将杀青后的菊花均匀平铺在不锈钢网筛或竹筛等器具上,厚度不超过 3 cm,置于多层摊晾架上,移入烘房后于温度 70 ~ 80 ℃条件下干燥 200 ~ 300 min。移出后于加工场所晾放回潮 1 ~ 2 d,然后进行第 2 次干燥,温度 60 ~ 65 ℃,干燥时间 150 ~ 200 min。此法效率高、产品质量好,主产区多采用此法。

7.其他特殊加工　滁菊花采后阴干,硫黄熏白,晒至六成干时,用竹筛将花头筛成圆球形,再晒至全干。同样由于硫熏容易造成硫残留超标,此法应用受到很大限制。

【成品性状】

1.亳菊　呈倒圆锥形或圆筒形,有时稍压扁呈扇形,直径 1.5 ~ 3.0 cm,离散。总苞碟状;总苞片 3 ~ 4 层,卵形或椭圆形,草质,黄绿色或褐绿色,外面被柔毛,边缘膜质。花托半球形,无托片或托毛。舌状花数层,雌性,位于外围,类白色,劲直,上举,纵向折缩,散生金黄色腺点;管状花多数,两性,位于中央,为舌状花所隐藏,黄色,顶端 5 齿裂,瘦果不发育,无冠毛。体轻,质柔润,干时松脆。气清香,味甘、微苦。分为选货和统货。选货:花朵均匀,碎朵率≤10%,花梗、枝叶≤1%。统货:花朵欠均匀,碎朵率≤30%,花梗、枝叶、霜打花≤3%。

2.杭菊　呈碟形或扁球形,直径 2.5 ~ 4.0 cm,常数个相连成片。舌状花类白色或黄色,平展或微折叠,彼此粘连,通常无腺点;管状花多数,外露。分为选货和统货。选货:花朵均匀,碎朵率≤5%,潜汤花、花梗、枝叶≤1%。统货:花朵欠均匀,碎朵率≤30%,潜汤花、花梗、枝叶≤3%。

3.贡菊　呈扁球形或不规则球形,直径 1.5 ~ 2.5 cm。舌状花白色或类白色,斜升,上部反折,边缘稍内卷而皱缩,通常无腺点;管状花少,外露。分为选货和统货。选货:花朵均匀,碎朵率 ≤5%,花梗、枝叶 ≤1%。统货:花朵欠均匀,碎朵率 ≤50%,花梗、枝叶≤3%。

4.怀菊　呈不规则球形或扁球形,直径 1.5 ~ 2.5 cm。多数为舌状花,舌状花类白色或黄色,不规则扭曲,内卷,边缘皱缩,有时可见腺点;管状花大多隐藏。碎朵率≤50%。花梗、枝叶≤3%。统货。

5.滁菊　呈不规则球形或扁球形,直径 1.5 ~ 2.5 cm。舌状花类白色,不规则扭曲,内卷,边缘皱缩,有时可见淡褐色腺点:管状花大多隐藏。统货。目前市场上已无滁菊销售。

一般以身干、色白(黄)、花朵完整不散瓣、香气浓郁、无杂质者为佳,通常认为亳菊和滁菊品质最优。

【包装】可选用无公害材料进行包装。包装袋上要注明品名、规格、产地、批号、包装

日期、生产单位、采收日期、贮藏条件、注意事项,并附有质量合格的标志。标签应符合 GB/T 191—2008 的规定。

【贮存】置阴凉干燥处贮藏,贮藏过程中注意防潮、防鼠、防虫蛀、防霉变、防串味等。应符合 SB/T 11094—2014、SB/T 11095—2014 的规定。

【质量标准】

1. 水分　不得过 15.0% 。

2. 含量测定　品按干燥品计算,含绿原酸不得少于 0.20% ,含木犀草苷不得少于 0.080% ,含 3,5-O-二咖啡酰基奎宁酸不得少于 0.70% 。

西红花

【别名】番红花、藏红花、泊夫蓝、番栀子蕊、撒馥兰、撒法郎等。

【来源】本品为鸢尾科植物番红花 *Crocus sativus* L. 的干燥柱头。

【产地】原产地在伊朗、西班牙、希腊、小亚细亚、波斯等国。在我国河南、江苏、上海、安徽、北京、山东、浙江、四川等地也有引种栽培。我国上海市崇明岛、浙江省建德市等地是主产区。

【采收】于每年 10 月中旬至 11 月上旬开花。上午 8—9 时为盛花期,当花朵呈半开时采收质量最佳。采收时将整朵花摘下,放入筐内运回及时加工。

【加工】将采得的花朵,轻轻地剥开花瓣,用两手各拿三片花瓣往下剥去,至基部花冠筒处撕开,摘取黄色部分的柱头及花柱。采用快速烘干法,50~60 ℃烘 4 h 即可干燥,贮放于干燥密闭器中,置避光阴凉处贮藏。

【成品性状】

1. 进口西红花　本品呈线形,暗红色至鲜红色,上部较宽而略扁平,顶端边缘显不整齐的齿状,内侧有一短裂隙,下端有时残留一小段黄色花柱。或花柱被压扁,薄如纸片。体轻,质松软,无油润光泽,干燥后质脆易断。气特异,微有刺激性,味微苦。分为四级。一级:长度≥1.8 cm,断碎药材≤5%,无残留黄色花柱。二级:长度≥1.5 cm,断碎药材≤10%,无残留黄色花柱。三级:长度≥1.5 cm,断碎药材≤15%,残留黄色花柱≤0.2 cm。四级:长度≥1.0 cm,断碎药材≤30%,残留黄色花柱≤0.2 cm。

2. 国产西红花　本品呈线形,暗红色,上部较宽而略扁平,顶端边缘显不整齐的齿状,内侧有一短裂隙,下端有时残留一小段黄色花柱。体轻,质松软,无油润光泽,干燥后质脆易断。气特异、微有刺激性,味微苦。分为三级。一级:长度≥1.9 cm,断碎药材≤5%,无残留黄色花柱。二级:长度≥1.5 cm,断碎药材≤10%,残留黄色花柱≤0.1 cm。三级:长度≥1.0 cm,断碎药材≤30%,残留黄色花柱≤0.2 cm。

一般以身长、色紫红、滋润而有光泽、黄色花柱少、味辛凉者为佳。

【包装】可选用无公害材料进行包装。包装袋上要注明品名、规格、产地、批号、包装日期、生产单位、采收日期、贮藏条件、注意事项，并附有质量合格的标志。标签应符合GB/T 191—2008 的规定。

【贮存】置阴凉干燥处贮藏，贮藏过程中注意防潮、防鼠、防虫蛀、防霉变、防串味等。应符合 SB/T 11094—2014、SB/T 11095—2014 的规定。

【质量标准】

1. 干燥失重　减失重量不得过 12.0%。

2. 总灰分　不得过 7.5%。

3. 吸光度　在 432 nm 的波长处测定吸光度，不得低于 0.50。

4. 含量测定　本品按干燥品计算，含西红花苷－Ⅰ和西红花苷－Ⅱ的总量不得少于10.0%，含苦番红花素不得少于 5.0%。

款冬花

【别名】款冬、款花、艾冬花、看灯花、九九花、菟奚花、兔溪花、菟菜花、颗冻花、颗冬、囊吾花、囊石花、虎须花、款冻花、苦萃花、氐冬花、钻冻花、八角乌花、西冬花、钻冬花等。

【来源】本品为菊科植物款冬 *Tussilago farfara* L. 的干燥花蕾。

【产地】产于河南、甘肃、山西、陕西等地，以河南产量大；甘肃灵台、陕西榆林产者质佳，称"灵台冬花"。

【采收】种植 1 年，通常于 10 月下旬至 11 月收获，海拔较低处也可于第 2 年土壤解冻后采收。花蕾未出土，苞片紫色时应及时采摘。摘蕾后的根茎可照原穴埋入土中，第2 年继续采收。

【加工】将花蕾薄薄地摊放在晒席上，放阴凉通风处，经 3~4 d 后，用木板轻轻搓压，筛去泥土，剔除杂质，再晒或晾至全干。如遇阴雨天，用无烟煤微火炕干。干时摊花不能太厚，时间不宜过久，也不能用手抓花，更忌雨淋露漫，以免花蕾颜色变黑，影响质量。

【成品性状】呈不整齐的粗棒状，常 2~3 朵花序连在一起，长 1.0~2.5 cm，直径0.6~1.0 cm，花上端较粗，中部稍丰满，下端渐细或带有短梗，花头外面被有多数鱼鳞状苞片，外表面呈紫红色或淡红色，苞状内表面布满白色絮状毛茸。气清香，味微苦而辛，嚼之显棉絮状。分为选货和统货。其中选货又分为一等和二等。一等：干货，长圆棒状，上端较粗，下线渐细，外面被有多数鱼鳞状片，体轻，撕开可见絮状白色毛茸。气香，味微苦而辛。花较大，表面淡红色、紫红色。无开头。黑头≤3%，总花梗长度≤0.5 cm。二等：干货，长圆棒状，上端较粗，下线渐细，外面被有多数鱼鳞状片，体轻，撕开可见絮状白色毛茸。气香，味微苦而辛。花较大，表面淡红色、紫红色。开头率≤3%。黑头≤3%，总花梗长度≤2 cm。统货：干货，长棒状，外面被有鱼鳞状夜片，体轻，柔开可见禁状白色毛茸。味微苦而辛。花蕾大小不均匀，表面紫红色、紫褐色，间有白绿色；开头率≤10%。黑头≤10%，总花梗长度≤2 cm。

以身干大、无土、朵大、色紫红、鲜艳、花梗短者为佳。

【包装】药材含水量在 13% 以下时，即可选用无公害材料进行包装。包装袋上要注明品名、规格、产地、批号、包装日期、生产单位、采收日期、贮藏条件、注意事项，并附有质量合格的标志。标签应符合 GB/T 191—2008 的规定。

【贮存】置阴凉干燥处贮藏，贮藏过程中注意防潮、防鼠、防虫蛀、防霉变、防串味等。应符合 SB/T 11094—2014、SB/T 11095—2014 的规定。

【质量标准】

1. 浸出物　热浸法测定，用乙醇作溶剂，不得少于 20.0%。
2. 含量测定　本品按干燥品计算，含款冬酮不得少于 0.070%。

红花

【别名】怀红花、散红花、大散红花、川红花、南红花、西红花、云红花等。

【来源】本品为菊科植物款冬 *Tussilago farfara* L. 的干燥花蕾。

【产地】红花的原产地在欧洲及中亚地区，我国红花产地主要在新疆、云南、甘肃、河南、湖南、四川、西藏等地。国内第一大产区是新疆，第二大产区是云南省永胜县、巍山彝族回族自治县、宾川县、弥渡县、泸水县、镇康县。第三大产区位于甘肃玉门花海镇周边、瓜州等地。

【采收】红花为 1 年生草本植物，北方地区播种后当年进行采收。适宜时间应以具体年份的花发育状况为标准。一般采收时间为 7 月 1 日至 7 月 30 日。红花花期短，一般开花 2～3 d 便进入盛花期，要在盛花期抓紧采收。红花适宜采收期应为开花第 2 天早晨 6 点多开始采摘，同时注意要在露水干后开始进行。从外观形态上来看，以花冠顶由黄变红，中部为橘红色，花托的边缘开始呈现米黄色时采收为宜。采花时用三指（拇指、示指、中指）或四指捏紧花冠向上提拉，摘取花冠，放入挂在腰间的干净器具内。不要侧向提拉花冠，否则花头撕裂。

【加工】对所采收的红花花冠应及时清除混有的杂质、干叶、枯枝病叶和非药用部分（枝条），剔除破损、腐烂变质部分。将晒床或洁净的篷布摊放在干净的摊晾场。红花采摘后薄铺于其上，摊开厚度在 7 cm 以下，在阳光下晒干或阴干，不宜长时间曝晒。晾晒时不宜用有汗的手翻搅，如果必须要翻动，最好带上棉质手套或者使用竹竿翻动。如遇阵雨，就提前收入室内，摊薄阴干。干燥程度用手搓揉即成粉末为宜。

【成品性状】干货。管状花皱缩弯曲，成团或散在。不带子房的管状花，长 1～2 cm。

花冠筒细长,先端5裂,裂片呈狭条形,长5~8 cm;雄蕊5,花药聚合成筒状,黄白色;柱头长圆柱形,顶端微分叉。质较软,有香气,味微苦,无虫蛀,霉变。分为选货和统货。选货:表面深红、鲜红色,微带淡黄色。杂质含量不得过0.5%,水分含量不得过11.0%。统货:表面浅红、暗红或黄色。杂质含量不得过2.0%,水分含量不得过13%。

【包装】可选用无公害材料进行包装。包装袋上要注明品名、规格、产地、批号、包装日期、生产单位、采收日期、贮藏条件、注意事项,并附有质量合格的标志。标签应符合GB/T 191—2008的规定。

【贮存】置阴凉干燥处贮藏,贮藏过程中注意防潮、防鼠、防虫蛀、防霉变、防串味等。传统贮藏法:将净红花用纸分包(每包500~1000 g),贮于石灰箱内,以保持红花鲜艳的色泽。应符合SB/T 11094—2014、SB/T 11095—2014的规定。

【质量标准】

1. 水分　减失重量不得过13.0%。

2. 总灰分　不得过15.0%。

3. 酸不溶灰分　不得过5.0%。

4. 吸光度　在518 nm的波长处测定吸光度,不得低于0.20。

5. 浸出物　水溶性浸出物测定的冷浸法测定,不得少于30.0%。

6. 含量测定　本品按干燥品计算,含山奈酚不得少于0.05%。

辛夷

【别名】望春花、木笔花、迎春花、毛辛夷等。

【来源】本品为木兰科植物望春花 *Magnolia biondii* Pamp.、玉兰 *Magnolia denudata* Desr. 或武当玉兰 *Magnolia sprengeri* Pamp. 的花蕾。

【产地】主产于河南、湖北、浙江、安徽、陕西等地。主要产地是河南省南召县。

【采收】苗移栽后5~7年始花,嫁接苗2~3年开花。每年冬春季采集未开放的花蕾。

【加工】采回的花蕾,除去杂质,晒至半干时,收起堆放1~2 d,使其发汗,阴晾或再晒至全干。如遇雨天,可用烘房低温烘烤,也可用无烟煤或炭火烘烤,当烘至半干时,堆放1~2 d,再烘1次,直至花蕾内部全干为度。

【成品性状】

1. 望春花　干货。除去枝梗,阴干,呈长卵形,似毛笔头,长1.2~2.5 cm,直径0.8~1.5 cm。基部常具短梗,长约5 mm,梗上有类白色点状皮孔。苞片2~3层,每层2片,两层苞片间有小鳞芽,苞片外表面密被灰白色或灰绿色茸毛,内表面类棕色,无毛。花被片9,棕色,外轮花被片3,条形,约为内两轮长的1/4,呈萼片状,内两轮花被片6,每轮3,轮状排列。雄蕊和雌蕊多数,螺旋状排列。体轻,质脆,气芳香,味辛凉而稍苦。无杂质、虫蛀、霉变。分为三等。一等:花蕾长度 3 cm 以外(包括 3 cm),含杂率低于 1%。二等:花蕾长度 2 cm 以外(包括 2 cm),3 cm 以内,含杂率低于 1%。三等:花蕾长度 2 cm 以内,含杂率低于 3%。

2. 玉兰　长 1.5~3.0 cm,直径 1.0~1.5 cm。苞片外层表面密被灰白色或黄绿色茸毛。花被片 9 枚,内外轮同型。统货。

3. 武当玉兰　长 2~4 cm,直径 1~2 cm。皮孔红棕色。苞片外层表面密被淡黄色或淡黄绿色茸毛,有的外层表面茸毛已脱落而呈黑褐色。花被片 10~12 枚。统货。

一般以花蕾完整、内瓣紧密、身干、色绿、无枝梗杂质、香气浓者为佳。

【包装】可选用无公害材料进行包装。包装袋上要注明品名、规格、产地、批号、包装日期、生产单位、采收日期、贮藏条件、注意事项,并附有质量合格的标志。标签应符合 GB/T 191—2008 的规定。

【贮存】置阴凉干燥处贮藏,贮藏过程中注意防潮、防鼠、防虫蛀、防霉变、防串味等。传统贮藏法:将净红花用纸分包(每包 500~1000 g),贮于石灰箱内,以保持红花鲜艳的色泽。应符合 SB/T 11094—2014、SB/T 11095—2014 的规定。

【质量标准】

1. 水分　减失重量不得过 18.0%。

2. 含量测定　本品含挥发油不得少于 1.0%(mL/g);本品按干燥品计算,含木兰脂素不得少于 0.40%。

月季花

【别名】四季花、月月红、胜春、斗雪红、月贵花、月记、月月开、长春花、月月花、艳雪红、绸春花、月季红、勒泡、月光花、四香春、月七花等。

【来源】本品为蔷薇科植物月季 *Rosa chinensis* Jacq. 的干燥花。

【产地】主产于江苏苏州、南京、无锡、靖江;湖北襄阳;山东长清、历城、菏泽;河北沧州、保定、唐山;上海、天津及北京郊区。以江苏苏州所产质佳。

【采收】6—7 月择晴天清晨采收花蕾。

【加工】采摘将开花的花蕾,及时摊开晒开或用微火烘干。

【成品性状】干货。呈类球形,直径 1.5~2.5 cm。花托长圆形,萼片 5,暗绿色,先端尾尖;花瓣呈覆瓦状排列,有的散落,长圆形,紫红色或淡紫红色;雄蕊多数,黄色。体轻,质脆。气清香,味淡、微苦。

【包装】可选用无公害材料进行包装。包装袋上要注明品名、规格、产地、批号、包装日期、生产单位、采收日期、贮藏条件、注意事项,并附有质量合格的标志。标签应符合

GB/T 191—2008 的规定。

【贮存】置阴凉干燥处贮藏,贮藏过程中注意防潮、防鼠、防虫蛀、防霉变、防串味等。应符合 SB/T 11094—2014、SB/T 11095—2014 的规定。

【质量标准】

1. 水分　不得过 13.0%。

2. 总灰分　不得过 5.0%。

3. 含量测定　本品按干燥品计算,含金丝桃苷和异槲皮苷的总量不得少于 0.38%。

黄蜀葵花

【别名】黄葵、秋葵、棉花葵、侧金盏、黄秋葵、金花捷报等。

【来源】本品为锦葵科植物黄蜀葵 *Abelmoschus manihot*(L.)Medic. 的干燥花冠。

【产地】主产于中国广东、广西、福建、湖南、湖北、河南、云南、贵州、四川、山东、河北等地。

【采收】7—10 月分批采摘花蕾。

【加工】主要的干燥方法是烘干。由于花朵极易变色腐烂,所以干燥必须及时,最好采用热风循环、烘干房或烘干机,一般不宜晒干。烘干温度应控制在 80 ~ 100 ℃,约 3 h 内烘干,由于花中含水量高,折干率低,当天采摘的花应及时按顺序烘干,不能立即送入烘房的花应摊开放置,经常翻动,不能堆积,防止发热腐烂。干燥后的花及时揉碎,除去杂质、异物及腐烂变色的花,及时装袋。

【成品性状】干货。本品多皱缩破碎,完整的花瓣呈三角状阔倒卵形,长 7 ~ 10 cm,宽 7 ~ 12 cm,表面有纵向脉纹,呈放射状,淡棕色,边缘浅波状;内面基部紫褐色。雄蕊多数,联合成管状,长 1.5 ~ 2.5 cm,花药近无柄。柱头紫黑色,匙状盘形,5 裂。气微香,味甘淡。

【包装】可选用无公害材料进行包装。包装袋上要注明品名、规格、产地、批号、包装日期、生产单位、采收日期、贮藏条件、注意事项,并附有质量合格的标志。标签应符合 GB/T 191—2008 的规定。

【贮存】置阴凉干燥处贮藏,贮藏过程中注意防潮、防鼠、防虫蛀、防霉变、防串味等。应符合 SB/T 11094—2014、SB/T 11095—2014 的规定。

【质量标准】

1. 水分　不得过 12.0%。

2. 总灰分　不得过 8.0%。

3. 酸不溶性灰分　不得过 2.0%。

4. 浸出物　冷浸法测定,用乙醇作溶剂,不得少于 18.0%。

5. 含量测定　本品按干燥品计算,含金丝桃苷不得少于 0.50%。

洋金花

【别名】山茄花、曼陀罗花、押不芦、胡茄花、大闹杨花、马兰花、风茄花、洋大麻子花、关东大麻子花、虎茄花、风麻花、酒醉花等。

【来源】本品为茄科植物白花曼陀罗 *Datura metel* L. 的干燥花。

【产地】分布江苏、浙江、福建、广东、广西、湖北、四川等地；上海、南京一带有栽培。

【采收】8—11月,采初开放的花朵。

【加工】晒干、阴干或微火烘干。亦可捆把后再晒干。

【成品性状】干货。本品多皱缩成条状,完整者长9~15 cm。花萼呈筒状,长为花冠的2/5,灰绿色或灰黄色,先端5裂,基部具纵脉纹5条,表面微有茸毛；花冠呈喇叭状,淡黄色或黄棕色,先端5浅裂,裂片有短尖,短尖下有明显的纵脉纹3条,两裂片之间微凹；雄蕊5,花丝贴生于花冠筒内,长为花冠的3/4；雌蕊1,柱头棒状。烘干品质柔韧,气特异；晒干品质脆,气微,味微苦。

【包装】可选用无公害材料进行包装。包装袋上要注明品名、规格、产地、批号、包装日期、生产单位、采收日期、贮藏条件、注意事项,并附有质量合格的标志。标签应符合GB/T 191—2008 的规定。

【贮存】置阴凉干燥处贮藏,贮藏过程中注意防潮、防鼠、防虫蛀、防霉变、防串味等。应符合 SB/T 11094—2014、SB/T 11095—2014 的规定。

【质量标准】

1.水分　不得过11.0%。

2.总灰分　不得过11.0%。

3.酸不溶性灰分　不得过2.0%。

4.浸出物　冷浸法测定,用乙醇作溶剂,不得少于9.0%。

5.含量测定　本品按干燥品计算,含东莨菪碱不得少于0.15%。

野菊花

【别名】野菊、野黄菊、苦薏等。

【来源】本品为菊科植物野菊 *Chrysanthemum indicum* L. 的干燥头状花序。

【产地】全国大部分地方均有分布,其中主要以湖北、河南、安徽等地区为主产区,主产区湖北的襄樊、枣阳、随州、京山、广水、新州、麻城、英山、罗田,河南的桐柏、新县、商城、确山,安徽省的岳西、金寨、霍山等。

【采收】秋季开花盛期,分批采收。

【加工】

1.阴干法 将采摘下来的野菊花放在干燥、通风良好的地方,也被称为风干。风干需要 15 ~ 20 d 的时间才能完全干燥。

2.先蒸后晒 新鲜野菊花加水蒸 15 ~ 25 min,放在干燥、阳光充足、通风的环境中干燥。

3.烘干法 野菊花烘干温度调节范围为常温到 85 ℃,相对湿度调节范围为 15% ~ 85%。

4.炒晒法 鲜野菊花放在锅中炒 1 ~ 2 min 然后放入到匾中晒干,1 ~ 2 d 后贮存发酵再反复晒,直至晒干为止。

【成品性状】干货。本品呈类球形,直径 0.3 ~ 1.0 cm,棕黄色。总苞由 4 ~ 5 层苞片组成,外层苞片卵形或条形,外表面中部灰绿色或浅棕色,通常被白毛,边缘膜质;内层苞片长椭圆形,膜质,外表面无毛。总苞基部有的残留总花梗。舌状花 1 轮,黄色至棕黄色,皱缩卷曲;管状花多数,深黄色。体轻。气芳香,味苦。

【包装】可选用无公害材料进行包装。包装袋上要注明品名、规格、产地、批号、包装日期、生产单位、采收日期、贮藏条件、注意事项,并附有质量合格的标志。标签应符合 GB/T 191—2008 的规定。

【贮存】置阴凉干燥处贮藏,贮藏过程中注意防潮、防鼠、防虫蛀、防霉变、防串味等。应符合 SB/T 11094—2014、SB/T 11095—2014 的规定。

【质量标准】

1.水分 不得过 14.0%。

2.总灰分 不得过 9.0%。

3.酸不溶性灰分 不得过 2.0%。

4.含量测定 本品按干燥品计算,含蒙花苷不得少于 0.80%。

第十三章　果实及种子类中药材的加工

五味子

【别名】玄及、会及、五梅子、山花椒、壮味、五味、吊榴等。

【来源】本品为木兰科植物五味子 *Schisandra chinensis*（Turcz.）Baill. 或华中五味子 *Schisandra sphenanthera* Rehd. et Wils. 的干燥成熟果实。前者习称"北五味子"，后者习称"南五味子"。

【产地】北五味子主要产地在东北地区及内蒙古、河北、山西等地。南五味子主要产在黄河流域以南，如江苏、安徽、浙江、江西、福建、湖北、湖南、广东、广西、四川、云南等。北五味子主要产区有吉林省长白县（被国家命名为"中国北五味子之乡"）、辽宁省岫岩满族自治县、内蒙古鄂伦春自治旗等地。南五味子主产区为陕西陇县等地。

【采收】五味子一年生苗移栽后 3 年开花结果，4～5 年进入盛产期。五味子要在深秋果实成熟后采收；时间应于 8 下旬至 9 月末果实呈紫红色时采摘，在晚秋落叶霜冻以后采摘，霜打后果实呈紫红半干时质量最佳，但过晚采摘会不利于植株秋季生长，会影响下一年产量。最好选择在晴天的上午露水消失后进行，以便能及时置阳光下晒干。野生五味子切忌提前采收，特别杜绝采青现象发生。

【加工】人工采收后，摊在水泥地面上或用苇席等做铺垫进行晾晒，于日光下晒，晒至抽皱，并要勤翻动，要防雨，以免发霉变质，使其自然风干。直至达到干燥标准要求为止。若遇到阴雨天，要在室内进行烘干，烘干时要注意保持合适的温度，开始时室温在 60 ℃左右，烘至半干时将室内温度降至 40～50 ℃。当达到八成干时，可以在室外进行晾晒。但温度不能过高，以防挥发油散失或变成焦粒，降低药材质量。晾干或烘干后，要拣去果枝、果柄、黑色的果粒、杂质异物，筛去灰屑即可贮藏。

【成品性状】

1. 北五味子　干货。呈不规则球形或椭圆形。皱缩，内有肾形种子 1～2 粒。果肉味酸，种子有香气，味辛微苦。无枝梗、杂质、虫蛀、霉变。分为二等。一等：表面红色、暗红色或紫红色，质柔润，干瘪粒不超过 2%。二等：表面黑红，干瘪粒不超过 20%。

2. 南五味子　干货。粒较小，表面红棕色至暗棕色，干瘪，皱缩，果肉常紧贴种子上。干枯粒不超过 10%。统货。

【包装】可选用无公害材料进行包装。包装袋上要注明品名、规格、产地、批号、包装日期、生产单位、采收日期、贮藏条件、注意事项,并附有质量合格的标志。标签应符合GB/T 191—2008 的规定。

【贮存】置阴凉干燥处贮藏,贮藏过程中注意防潮、防鼠、防虫蛀、防霉变、防串味等。应符合 SB/T 11094—2014、SB/T 11095—2014 的规定。

【质量标准】

1. 杂质 不得过 1% 。

2. 水分 五味子不得过 16.0% ,南五味子不得过 12.0% 。

3. 总灰分 五味子不得过 7.0% ,南五味子不得过 6.0% 。

4. 含量测定 五味子含五味子醇甲不得少于 0.40% ,南五味子含五味子酯甲不得少于 0.20% 。

木瓜

【别名】楔楂、木李、海棠、光皮木瓜、木瓜海棠等。

【来源】本品为蔷薇科植物贴梗海棠 *Chaenomeles speciosa* (Sweet) Nakai 的干燥近成熟果实。

【产地】主产于我国西南、华中、华东等地。历代本草均记载木瓜以安徽宣城为道地药材。目前木瓜产地以安徽、湖北、四川等地为主,其中产于安徽宣城的称宣木瓜,浙江淳安的称为淳木瓜,产自湖北长阳的习称资木瓜,重庆綦江的习称川木瓜。

【采收】木瓜的采收时间一般以初熟期采摘为好,初熟期一般在"大暑"至"立秋"这段时间。如果采摘过早,有效成分含量低,药用功效差;采摘过晚,则木瓜会自行掉落,有效成分也有损失,同时还会影响下年挂果。

【加工】

1. 生晒法 先将采摘的木瓜纵切成 2 瓣,然后单摆在水泥晒场上曝晒 15～20 d 晒干。曝晒时,开始 2～3 d 要把切面对着阳光,无水分外渗后方可任意单摆翻晒。为保证产品质量,应日晒夜露,晒干的成品背面无青色,呈紫红色或棕红色,具有不规则的深皱褶及微细皱纹。如果加工期间遇到阴雨天气,为防止切面生霉,可放在烤房中将切面朝下单摆,用微火烘烤,待机出晒。

2. 熟晒法 先把木瓜纵切成 2 瓣,然后将木瓜按大、小分批放入沸水锅中煮,大的煮7～8 min,小的煮 5～6 min,以木瓜刚熟过心为宜。煮好后,立即捞起,沥干表面水汽,并及时放到水泥晒场上单摆曝晒,不能损伤表面细皮。熟晒法比起生晒法省工省时,一般8～10 d 即可晒干,但品质稍有降低。

【成品性状】分为选货和统货。选货:干货。纵剖成半圆形,长 4～9 cm。外表面紫红色或棕红色,有不规则的深皱纹;剖面边缘向内卷曲,果肉红棕色,中心部分凹陷,紫褐色或淡棕色;种子扁长三角形,多脱落。质坚硬、肉厚。味酸而涩。无光皮、焦枯、杂质、虫蛀、霉变。统货:干货。纵剖成半圆形。外表面紫红色或棕红色,有不规则的深皱纹;剖面边缘向内卷曲,果肉红棕色,中心部分凹陷,紫褐色或淡棕色;种子扁长三角形,多脱落。质坚硬、肉厚。味酸而涩。无光皮、焦枯、杂质、虫蛀、霉变。

【包装】可选用无公害材料进行包装。包装袋上要注明品名、规格、产地、批号、包装日期、生产单位、采收日期、贮藏条件、注意事项,并附有质量合格的标志。标签应符合GB/T 191—2008 的规定。

【贮存】置阴凉干燥处贮藏,贮藏过程中注意防潮、防鼠、防虫蛀、防霉变、防串味等。应符合 SB/T 11094—2014、SB/T 11095—2014 的规定。

【质量标准】

1. 水分　不得过 15.0%。

2. 总灰分　不得过 5.0%。

3. 酸度　pH 值应为 3.0~4.0。

4. 浸出物　热浸法测定,用乙醇作溶剂,不得少于 15.0%。

5. 含量测定　本品按干燥品计算,含齐墩果酸和熊果酸的总量不得少于 0.50%。

枳壳

【别名】只壳、商壳等。

【来源】本品为芸香科植物酸橙 *Citrus aurantium* L. 及其栽培变种的干燥近成熟果实。

【产地】分布于我国长江流域地区,主产于江西、湖南、四川、贵州等地。主产区有江西樟树、湖南安仁、重庆市江津区等地。

【采收】枳壳宜在大暑前后采摘,选采绿色尚未成熟果实。

【加工】横切对开,一片一片铺开,晒时瓤肉向上,切勿沾灰、沾水,晒至半干后,再反转晒皮至全干即可。

【成品性状】本品呈半球形,直径 3~5 cm。外果皮棕褐色至褐色,有颗粒状突起,突起的顶端有凹点状油室;有明显的花柱残迹或果梗痕。切面中果皮黄白色,光滑而稍隆起,厚0.4~1.3 cm,边缘散有1~2列油室,瓤囊7~12瓣,少数至15瓣,汁囊干缩呈棕色至棕褐色,内藏种子。质坚硬,不易折断。气清香,味苦、微酸。江西枳壳:平放较川枳壳高厚,外果皮疣状突起明显,果柄周围有放射状皱纹,肉厚,质硬,气香。四川枳壳:平放略矮扁,外果皮光滑细腻,果柄周围无放射状皱纹,肉厚,质硬,气香。湖南枳壳:平放略高厚,果柄周围有放射状皱纹,肉薄,质松,气香较淡。浙江枳壳:外果皮有密集的细小油点,肉稍厚,质松,气香较淡。均分为二等。一等:肉厚6.5 cm以上,气香浓郁。二等:肉厚6.5 cm以下,气香淡。

当前药材市场枳壳规格按照产地进行划分,以江西宜春、新干的江枳壳和重庆江津的枳壳为道地药材,具有皮青,肉厚而白,质坚硬,气香的特征,《中国药典》规定的柚皮苷和新橙皮苷含量高,质量最好;其次是四川产区、江西其他产区的枳壳和湖南湘枳壳,其含量较低一些;再次是浙江枳壳,来源主要为芸香科植物玳玳花 *Citrus aurantium* L. var. amara Engl. 的干燥未成熟果实。

【包装】可选用无公害材料进行包装。包装袋上要注明品名、规格、产地、批号、包装日期、生产单位、采收日期、贮藏条件、注意事项,并附有质量合格的标志。标签应符合GB/T 191—2008 的规定。

【贮存】置阴凉干燥处贮藏,贮藏过程中注意防潮、防鼠、防虫蛀、防霉变、防串味等。应符合 SB/T 11094—2014、SB/T 11095—2014 的规定。

【质量标准】

1. 水分　不得过12.0%。

2. 总灰分　不得过7.0%。

3. 含量测定　本品按干燥品计算,含柚皮苷不得少于4.0%,新橙皮苷不得少于3.0%。

枳实

【别名】枳、臭杞、枳壳、臭橘、野橙子、唐橘、铁篱寨等。

【来源】本品为芸香科植物酸橙 *Citrus aurantium* L. 及其栽培变种或甜橙 *Citrus sinensis* Osbeck 的干燥幼果。

【产地】分布于我国长江流域地区,主产于江西、湖南、四川、贵州等地。主产区有江西清江和新干、重庆江津、四川遂宁、湖南沅江等地。川枳实产于重庆江津、铜梁、綦江及其周边地区;江枳实产于江西樟树市及其周边地区;湘枳实产于湖南益阳地区沅江县及其周边地区。

【采收】种子繁殖在栽后8～10年开花结果,嫁接苗栽后4～5年结果。于5—6月采摘幼果或待其自然脱落后拾其幼果。

【加工】除去杂质,自中部横切为两半,晒干或低温干燥,较小者直接晒干或低温干燥。

【成品性状】

1. 酸橙枳实　分为选货和统货。选货:干货。幼果横切,呈扁圆片形,表面黑绿色或棕褐色,表面光滑,有颗粒状突起和皱纹,有明显的花柱残基或果柄痕。切面中果皮隆起,黄白色或黄褐色,厚3~7 mm,边缘有1~2列油室,肉厚囊小,瓤囊棕褐色,呈车轮纹,质坚硬。气清香,味苦,微酸。分为一等、二等、三等。一等:直径2.0~2.5 cm。二等直径1.5~2.0 cm。三等:直径1.5 cm以下,间有未切的个子,但不得超过30%。统货:大小不等,幼果横切,呈扁圆片形,表面黑绿色或棕褐色,有颗粒状突起和皱纹,有明显的花柱残基或果柄痕。切面中果皮隆起,黄白色或黄褐色,边缘有1~2列油室,瓤囊棕褐色,质坚硬。气清香,味苦,微酸。

2. 甜橙枳实　干货。外皮黑褐色,较平滑,有微小颗粒状突起,切面类白色,厚3~5 mm,瓤囊8~13瓣,味酸、甘、苦。统货。

当前药材市场枳实规格按照产地进行划分,并且不同产地的药材在价格上体现出一定的差异,主要有川枳实、江枳实、湘枳实,川枳实主要为酸橙,江枳实主要为臭橙,湘枳实主要为香橙。

【包装】可选用无公害材料进行包装。包装袋上要注明品名、规格、产地、批号、包装日期、生产单位、采收日期、贮藏条件、注意事项,并附有质量合格的标志。标签应符合GB/T 191—2008的规定。

【贮存】置阴凉干燥处贮藏,贮藏过程中注意防潮、防鼠、防虫蛀、防霉变、防串味等。应符合SB/T 11094—2014、SB/T 11095—2014的规定。

【质量标准】

1. 水分　不得过15.0%。

2. 总灰分　不得过7.0%。

3. 浸出物　热浸法测定,用70%乙醇作溶剂,不得少于15.0%。

4. 含量测定　本品按干燥品计算,含辛弗林不得少于0.30%。

陈皮

【别名】橘皮、贵老、红皮、黄橘皮等。

【来源】本品为芸香科植物橘 *Citrus reticulata* Blanco 及其栽培变种的干燥成熟果皮。

【产地】以"橘"为来源的陈皮,分布于广东及广西、福建、江苏、浙江、江西、湖南、四川、云南、贵州等地;以"茶枝柑"为来源的新会皮,主要分布于广东新会,江门、四会有种植;以"行柑"为来源的广陈皮主要分布于广东省四会市。按照产地分为陈皮和广陈皮。

【采收】按照采收时间或果实特征可以把不同采收时期品分为胎柑、青柑、二红柑、大红柑。前两者陈化后为青皮、后两者陈化后为红皮。3—5月采收的为小胎柑,5—6月采收的为大胎柑,6—8月采收的为小青柑,9—10月采收的为青柑,10—11月采收的为二红柑,11—12月的大红柑。

【加工】用正三刀法或对称二刀法开皮。选择晴朗天气,将已开好的鲜果皮置于当风、当阳处,使其自然失水萎蔫,质地变软后翻皮,使橘白向外。选择晴朗、干燥天气,将已翻好的果皮置于专用晒皮容器或晒场内自然晾晒干。或者将翻好的果皮置于干皮专用容器,在低温烘房内(最高温度不超过45 ℃)烘干。

【成品性状】

1.广陈皮　分为选货和统货。选货:干货。常拨成3瓣,成捆,每瓣反卷,果瓤面向外。每瓣近宽椭圆形,基部相连。放置日久者,外表面有无数凹入的油点。内表面粗糙,有麻点,较疏松,有分布不均匀的筋络。质柔软,富有弹性,不易折断。气清香,味甘微辛,嚼之稍有麻舌感。分为一等、二等。一等:外表面呈棕褐色,内表面淡黄白色,气味浓。二等:外表面暗棕色,内表面黄白色,气味较清香。统货:剥成3瓣相连。外表面棕褐色或暗棕色,内表面淡黄白色或黄白色,厚度均匀。点状油室较大,对光照视,透明清晰。质较柔软。气香,味辛、苦。

2.陈皮　干货。常剥成数瓣,基部相连,有的呈不规则的片状。外表面橙红色或红棕色,有细皱纹和凹下的点状油室;内表面浅黄白色,粗糙,附黄白色或黄棕色筋络状维管束。质稍硬而脆。气香,味辛、苦。统货。

【包装】可选用无公害材料进行包装。包装袋上要注明品名、规格、产地、批号、包装日期、生产单位、采收日期、贮藏条件、注意事项,并附有质量合格的标志。标签应符合GB/T 191—2008 的规定。

【贮存】置于地势较高、自然通风、干燥的地方贮藏,贮藏过程中注意防潮、防鼠、防虫蛀、防霉变、防串味等。应符合 SB/T 11094—2014、SB/T 11095—2014 的规定。

【质量标准】

1.水分　不得过 13.0%。

2.黄曲霉毒素　本品每1000 g含黄曲霉毒素 B_1 不得过 5 μg,黄曲霉毒素 G_2、黄曲霉毒素 G_1、黄曲霉毒素 B_2 和黄曲霉毒素 B_1 的总量不得过 10 μg。

3.含量测定　本品按干燥品计算,含橙皮苷不得少于3.5%。

栀子

【别名】木丹、鲜支、厄子、支子、越桃、山栀子、枝子、小厄子、黄鸡子、黄荑子、黄栀子、黄栀、山黄栀、山栀等。

【来源】本品为茜草科植物栀子 *Gardenia jasminoides* Ellis 的干燥成熟果实。

【产地】全国大部分地区有栽培。主产在贵州、浙江、江苏、江西、福建、湖北、湖南、四川、河南、陕西南部等地。福建福鼎市,浙江省苍南、丽水,江西的樟树、丰城、新干、九江,湖南常德,河南桐柏、唐河等地为主产区。

【采收】种植后第3年开始采果。10—11月在果皮呈红黄色时分批采收,一般分两批采收,10 月下旬采收第一批,采摘已经成熟的果实,11 月上旬采收第二批,采收剩余的全部果实。选择晴天露水干后再采摘。

【加工】采收回的鲜果可堆放室内,不得过厚,保持通风,一般要求采收后 5 d 内及时加工处理。对鲜果应进行拣选清除杂质异物,并按照成熟程度、果实大小区别分拣分级。若是晒干加工,也可在晒的过程继续清除杂质异物及分级。栀子果倒入蒸汽罐中蒸 3 ~ 5 min。蒸后栀子立即摊开置于太阳下曝晒,晒约 5 d,至七成干,然后堆放室内"发汗"1 ~ 2 d,接着再晒 4 ~ 5 d,再收回"发汗"1 d,最后晒 2 ~ 3 d 至果实内坚硬干燥即可,整个干燥过程周期一般要 15 d 左右,视天气情况而不同。烘干:蒸后栀子果实置 60 ℃ 以下热风循环烘干,其间也需堆放"发汗"。在干燥过程中,应小心轻轻翻动果实,使果实均匀干燥,防止外干内湿,同时免伤果皮。

【成品性状】分为选货和统货。

选货:干货。呈长圆形或椭圆形,具有纵棱,顶端有宿存萼片。皮薄脆革质,略有光泽。气微,味微酸而苦。无焦黑个、杂质、虫蛀、霉变。分为一等和二等。一等:表面呈红色、棕红色、橙红色、橙色、红黄色,种子团与果壳空隙较小,种子团饱满充实,种子团呈深红色、紫红色或淡红色、棕黄色,青黄个重量占比≤5%,果柄重量占比≤1%。二等:表面呈深褐色、褐色、棕黄色、棕色、淡棕色、枯黄色,种子团与果壳空隙较大,种子团较瘦小,呈棕红色、红黄色、暗棕色、棕褐色,青黄个重量占比≤10%,果柄重量占比≤2%。

统货:干货。呈长圆形或椭圆形,具有纵棱,顶端有宿存萼片。表面呈红色、橙色、褐色、棕黄色、棕色、枯黄色、青色。皮薄脆革质,略有光泽。气微,味微酸而苦。青黄个重量占比≤10%,果柄重量占比≤2%。无焦黑个、杂质、虫蛀、霉变。

【包装】可选用无公害材料进行包装。包装袋上要注明品名、规格、产地、批号、包装日期、生产单位、采收日期、贮藏条件、注意事项,并附有质量合格的标志。标签应符合 GB/T 191—2008 的规定。

【贮存】置阴凉干燥处贮藏,贮藏过程中注意防潮、防鼠、防虫蛀、防霉变、防串味等。应符合 SB/T 11094—2014、SB/T 11095—2014 的规定。

【质量标准】

1.水分　不得过 8.5%。

2.总灰分　不得过 6.0%。

3.重金属及有害元素　铅不得过 5 mg/kg,镉不得过 1 mg/kg,砷不得过 2 mg/kg,汞不得过 0.2 mg/kg,铜不得过 20 mg/kg。

4.含量测定　本品按干燥品计算,含栀子苷不得少于 1.8%。

瓜蒌

【别名】栝楼、药瓜、肚瓜、大肚瓜、鸭屎瓜等。

【来源】本品为葫芦科植物栝楼 *Trichosanthes kirilowii* Maxim. 或双边栝楼 *Trichosanthes tosthornii* Hrams. 的干燥成熟果实。

【产地】全国大部分地区有栽培。瓜蒌,主要产地集中在辽宁、华北、华东、中南、陕西、甘肃、四川、贵州和云南等地。双边全瓜蒌主产于江西、湖北、湖南、广东、云南、四川等地。全瓜蒌主产于山东、河北、山西、陕西等地。

【采收】种植后 2~3 年开始结果。果实于 9—11 月先后成熟,当果皮表面开始有白粉,蜡被较明显,并稍变淡黄色时表示果实成熟,便可分批采摘。采收时可将茎蔓从根部割断,使瓜蒌在棚上挂一个时期,但悬挂时间不可过长。采摘过早,果实不成熟,糖分大,质量低,种子亦不成熟;采摘过晚,水分大,难干燥,果皮变薄,产量减少。

【加工】

1. 全瓜蒌　可将果实带 30 cm 左右茎蔓割下来,均匀编成辫子,不要让两个果实靠在一起,以防霉烂。操作时轻拿轻放,不能摇晃碰撞。编好的辫子将瓜蒌蒂向下倒挂于室内阴凉干燥通风处,晾 10 余天至半干,发现底部瓜皮产生皱缩时,再将瓜蒌向上并用原藤蔓吊起阴干即成。这样干燥可使瓜蒌不发霉或腐烂,切开时瓜瓤呈新鲜状态。不可在烈日下曝晒,日光晒干的色泽深暗,晾干的色鲜红。如果采摘适时,晾干得当,仁瓜蒌 2 个多月可晾干(即到第 2 年春天果实内部水分蒸发殆尽,外皮干透,内部糖液黏稠,与种子黏成一团)。糖瓜蒌水分大,需 3~4 个月才能晾干,冬季注意防雨淋防冻。

2. 瓜蒌皮、仁　先将成熟的果实切去茎蔓,从果蒂处剖开,挤出内瓤和种子,内瓤和种子放入盛有草木灰的盆内,先用木棒搅拌,使种子和内瓤充分吸收草木灰,等种子黏上草木灰,形成颗粒状后,再用手反复揉搓,搓出种子后,再用筛子把种子筛出,放入盛有水的盆里,在水中淘净内瓤,反复冲洗,直到把种子冲洗干净为止,把种子摊在干燥的地方晒干,为瓜蒌仁。挤出种子和内瓤的皮,晒干或烘干,为瓜蒌皮。

【成品性状】干货。呈类球形,表面橙红色或橙黄色,皱缩或较光滑,顶端有圆形的花柱残基,基部略尖,具残存的果梗。轻重不一。质脆,易破开,内表面黄白色,有红黄色丝络,果瓤橙黄色,黏稠,与多数种子黏结成团。具焦糖气,味微酸、甜。分为一等、二等、三等和统货。一等:外皮橙黄色或橙红色,颜色均一,直径大于 9 cm,质重,无破碎、虫蛀或发霉。二等:外皮有灰白色,直径 7~9 cm,少破碎,无虫蛀或发霉。三等:外皮色杂,有的发黑,直径 6~8 cm,质轻,有破碎、虫蛀或发霉。统货:干货。外皮颜色不一,直径 6~10 cm。

【包装】可选用无公害材料进行包装。包装袋上要注明品名、规格、产地、批号、包装日期、生产单位、采收日期、贮藏条件、注意事项,并附有质量合格的标志。标签应符合 GB/T 191—2008 的规定。

【贮存】置阴凉干燥处贮藏,贮藏过程中注意防潮、防鼠、防虫蛀、防霉变、防串味等。应符合 SB/T 11094—2014、SB/T 11095—2014 的规定。

【质量标准】

1. 水分　不得过 16.0%。

2. 总灰分　不得过 7.0%。

3. 浸出物　水溶性浸出物测定的热浸法测定,不得少于 31.0%。

山茱萸

【别名】蜀枣、魆实、鼠矢、鸡足、山萸肉、实枣儿、肉枣、枣皮、药枣、红枣皮等。

【来源】本品为山茱萸科植物山茱萸 *Cornus officinalis* Sieb. Et Zucc. 的干燥成熟果皮。

【产地】主要分布陕西、河南、山西、山东、安徽、浙江、四川等地。主产区有河南西峡县、栾川县,陕西周至县、佛坪县、太白山,山西阳城县,浙江省淳安县、临安县,安徽歙县地。

【采收】栽种后 8~10 年便开花结果。每年 9—10 月当果皮呈鲜红色时采收。采收时要小心,不要折断树枝,以免影响第 2 年产年采挖。

【加工】

1. 水煮法　将果实放入沸水锅内,煮 5~10 min,并不断翻动,待锅有泡,果实膨胀柔软,用手挤压果核很快滑出为度,即捞出放入冷水冷却,趁势挤出果核,取果肉在太阳下晒干或用文火烘干。

2. 蒸法　把果放入蒸笼内,烧火蒸至冒气 5 min 时,便取出挤出种子,把果肉晒干或烘干。但是时间不宜太长,否则影响产量和质量。

3. 火烘法　把果实摊于竹席上,用文火烘至果皮膨胀变软时,立即取出摊晾,挤出果核,再将果肉晒干和烘干即成。

【成品性状】干货。本品呈不规则的片状或囊状,皱缩,质柔软。气微,味酸、涩、微苦。分为四等。一等:有光泽,表面鲜红色,暗红色在 10% 以内,杂质在 1% 以内。二等:有光泽,表面暗红色,红褐色在 15% 以内,杂质在 3% 以内。三等:有光泽,表面红褐色,黑色在 15% 以内,杂质在 3% 以内。四等:表面黑色,杂质在 3% 以内。

【包装】可选用无公害材料进行包装。包装袋上要注明品名、规格、产地、批号、包装日期、生产单位、采收日期、贮藏条件、注意事项,并附有质量合格的标志。标签应符合 GB/T 191—2008 的规定。

【贮存】置阴凉干燥处贮藏,贮藏过程中注意防潮、防鼠、防虫蛀、防霉变、防串味等。应符合 SB/T 11094—2014、SB/T 11095—2014 的规定。

【质量标准】

1. 水分　不得过 16.0%。

2. 总灰分　不得过 6.0%。

3. 重金属及有害元素　铅不得过 5 mg/kg,镉不得过 1 mg/kg,砷不得过 2 mg/kg,汞不得过 0.2 mg/kg,铜不得过 20 mg/kg。

4. 浸出物　水溶性浸出物测定的热浸法测定,不得少于 50.0%。

5. 含量测定　本品按干燥品计算,含莫诺苷和马钱苷的总量不得少于 1.2%。

豆蔻

【别名】白豆蔻、圆豆蔻、原豆蔻、扣米、紫蔻、十开蔻等。

【来源】本品为姜科植物白豆蔻 *Amomum kravanh* Pirre ex Gagnep. 或爪哇白豆蔻 *Amomum compactum* Soland ex Maton 的干燥成熟果实。

【产地】按产地不同分为"原豆蔻"和"印尼白蔻"。原豆蔻主产于泰国、柬埔寨。印尼白豆蔻主产于印度尼西亚爪哇,我国云南、广东、广西等地亦有栽培。

【采收】种植后的第 3 年起便开花结百果。每年 8 月间当果实变黄色时,将整个果序割下。

【加工】把豆蔻均匀地放置在托盘上,不宜堆叠过高,房温度不宜过高,一般设定在 45～50 ℃,相对湿度 60% 左右。烘干温度由低到高,后由高到低反复进行,至品相及干燥程度符合要求为止。

【成品性状】

1. 白豆蔻　干货。本品为白豆蔻(原豆蔻),呈类球形,表面黄白色或淡黄棕色,有 3 条较深的纵向槽纹,顶端有突起的柱基,基部有凹下的果柄痕,两端均具浅色或浅棕色绒毛。果皮体轻,质脆,易纵向裂开,内分 3 室,每室含种子约 10 粒,种子呈不规则多面体,背面略隆起,表面暗棕色,有皱纹。气芳香,味辛凉略似樟脑。分为选货和统货。选货:直径大约 1 cm,大小均匀,无残留假种皮。统货:直径 0.5～2.0 cm,大小不等,残留假种皮。

2. 爪哇白豆蔻　干货。本品为爪哇白豆蔻(印尼白蔻),呈类球形,个略小。表面黄白色,微显紫棕色。有 3 条较深的纵向槽纹,顶端有突起的柱基,基部有凹下的果柄痕,两端具有浅色绒毛,果皮较薄,种子瘦瘪。气味较弱。分为选货和统货。选货:直径大约 1 cm,大小均匀,无残留假种皮。统货:直径 0.5～1.5 cm,大小不等,残留假种皮。

【包装】可选用无公害材料进行包装。包装袋上要注明品名、规格、产地、批号、包装日期、生产单位、采收日期、贮藏条件、注意事项,并附有质量合格的标志。标签应符合 GB/T 191—2008 的规定。

【贮存】置阴凉干燥处贮藏,贮藏过程中注意防潮、防鼠、防虫蛀、防霉变、防串味等。应符合 SB/T 11094—2014、SB/T 11095—2014 的规定。

【质量标准】

1. 杂质　原豆蔻不得过 1%,印尼白蔻不得过 2%。

2. 水分　原豆蔻不得过 11.0%,印尼白蔻不得过 12.0%。

3. 含量测定　原豆蔻仁含挥发油不得少于 5.0%(mL/g);印尼白蔻仁不得少于 4.0%(mL/g)。本品按干燥品计算,豆蔻仁含桉油精不得少于 3.0%。

山楂

【别　名】杭、檕梅、杭子、鼠查、羊梂、赤爪实、棠梂子、赤枣子、山里红果、酸枣、鼻涕团、柿楂子、茅楂、猴楂、映山红果、海红、酸梅子、山梨、酸查、山果子等。

【来　源】本品为蔷薇科植物山里红 *Crataegus pinnatifida* Bge. var. major N. E. Br. 或山楂 *Crataegus pinnatifida* Bge. 的干燥成熟果实。

【产　地】主要分布于黑龙江、吉林、辽宁、内蒙古、河北、河南、山东、山西、陕西、江苏等地。主要产区有河北承德、山东潍坊、河南安阳、广西河池、山西运城等地。

【采　收】9 月下旬至 10 月下旬果实相继成熟采收。当果皮变红、果点明显,果面出现果粉和蜡质光泽,果实的涩味消失,并且有一定的风味和独特的香味时,表明果实已经成熟,此时就是最佳采收时期。采收过早,在贮藏期间果实容易发生皱皮和缩果,降低果品质量和商品性。采收过晚,则果实肉质松软发面,极不利于贮藏和运输。

【加　工】山里红和山楂的果实采下后趁鲜横切或纵切成两瓣,晒干,或采用切片机切成薄片,在 60～65 ℃下烘干。野山楂的果实采下后即晒干或压成饼状后晒干。

【成品性状】

1. 去核山楂　分为三级。一级:圆形中间片,外皮红色,有灰白色小斑点,果肉浅黄色,切面平整,大小匀整,厚度≥0.2 cm,片径不小于 2 cm。二级:圆形中间片,兼有边片,外皮红色、暗红色,有灰白色小斑点,略具皱纹,果肉浅黄色至深黄色,切面较平整,大小较匀整,偶见破损片,厚度≥0.2 cm,片径一般不小于 1.5 cm。三级:圆形边片为主,少量中间片,外皮红色、暗红色,有灰白色小斑点,具皱纹,果肉浅黄色、深黄色至浅棕色。切面欠平整,大小欠匀整,少量破损片,有的边片可见短而细的果柄或花萼残迹,厚度≥0.2 cm,片径≥1.0 cm。

2. 带核山楂　分为三级。一级:圆形中间片,外皮红色,有灰白色小斑点,果肉浅黄色,切面平整,大小匀整,厚度≥0.2 cm,片径不小于 2 cm,杂质率≤3%。二级:圆形中间片,兼有边片,外皮红色、暗红色,有灰白色小斑点,略具皱纹,果肉浅黄色至深黄色,切面较平整,大小较匀整,少量切片可见短而细的果柄或花萼残迹,偶见破损片,厚度≥0.2 cm,片径一般不小于 1.5 cm,杂质率≤5%。三级:圆形边片为主,有部分中间片,外皮暗红色,有灰白色小斑点,具皱纹,果肉浅棕色,切面欠平整,大小欠匀整,有的切片可见短而细的果柄或花萼残迹,少量破损片,厚度≥0.2 cm,片径≥1.0 cm,杂质率≤7%。

【包装】可选用无公害材料进行包装。包装袋上要注明品名、规格、产地、批号、包装日期、生产单位、采收日期、贮藏条件、注意事项,并附有质量合格的标志。标签应符合GB/T 191—2008 的规定。

【贮存】置阴凉干燥处贮藏,贮藏过程中注意防潮、防鼠、防虫蛀、防霉变、防串味等。应符合 SB/T 11094—2014、SB/T 11095—2014 的规定。

【质量标准】

1. 水分　不得过 12.0%。

2. 总灰分　不得过 3.0%。

3. 重金属及有害元素　铅不得过 5 mg/kg,镉不得过 1 mg/kg,砷不得过 2 mg/kg,汞不得过 0.2 mg/kg,铜不得过 20 mg/kg。

4. 浸出物　热浸法测定,用乙醇作溶剂,不得少于 21.0%。

5. 含量测定　本品按干燥品计算,含有机酸以枸橼酸计,不得少于 5.0%。

八角茴香

【别名】舶上茴香、大茴香、舶茴香、八角珠、八角香、八角大茴、八角、原油茴、八月珠、大料、五香八角等。

【来源】本品为木兰科植物八角茴香 *Illicium verum* Hook. f. 的干燥成熟果实。

【产地】主要产在福建、广东、广西、贵州、云南、台湾、浙江等地,其中广西既是八角茴香的主产地,也是全国最大的八角集散地。广西藤县被命名为"中国八角之乡"。

【采收】栽培 8 年有少量结果,10 年进入盛果期。4 月份成熟者称为春果或四季果,产量较低;9—10 月份成熟者称为秋果或大造果,产量较高。科学测定,7 月下旬至 8 月上旬采收者,果形瘦小,籽粒扁平,含油率低;9—10 月采收的果实比 7 月下旬至 8 月上旬采收者,果实肥大,籽粒饱满,含油率高。

【加工】

1. 杀青　杀青方法主要有 3 种。①沸水煮黄法:将摘回的生果放入沸水中,用木棍搅拌,煮沸 6～10 min 后,果实由青色变黄色时即捞起,待晾至水滴完后,摊晒在晒场;也可以把生果装入竹筐内,把竹筐放入锅中,用水瓢舀取沸水淋烫,直至果实变为熟黄为止。此法劳动强度大,而且部分油质流失,含油量降低,并增加含水量,果实易发霉脱瓣。②烘炉焖黄法:把摘下的鲜果倒入烘炉内,用木板挡住进口,一边装入果实一边把匀,直装到与四周炉壁同高(也可以装成馒头状),上面用竹席盖好。装入生果一半时开始生火烘烤,使果实受热散发出水蒸气把青果焖黄。此法省力、省时、省燃料,加工出来的八角果实品质较好。③晒闷法:把摘下的鲜果在阳场上摊开,数量不限,摊匀、摊平,以

3～4 cm 厚为宜。然后用一块不漏气的白色塑料薄膜覆盖,四周用石块压紧,切忌漏风。盖好后,利用太阳光闷热,强光一般闷 3～5 h,弱光闷 5～7 h,以果实闷至适度热为宜(即果皮由青色闷成褐黄色,过熟则易烂皮跑油,过生则晒成青果色)。此法既省柴火又简便易行,加工出来的八角果实色泽鲜艳,含油量高,但只能在有太阳天气进行。

2. 干燥　①晒干:晴天把经过杀青的鲜果均匀摊平在晒场或竹席上,摊得越薄越好。每隔 2～3 h 用齿耙翻动 1 次,以加快水分蒸发,使八角果实干得均匀,色泽好。一般摊晒 2～3 d 即可干燥。②烘干:如遇到阴天雨天气,可用烤炉烘干。烤炉的建造视八角果实数量的多少而定。一般烤炉的炉身四周用耐火砖和三合土砌成,炉高 120 cm,长 200 cm,宽 150 cm。在离地 100 cm 处用 4～5 cm 粗的木条,每隔 20 cm 铺放 1 条,上面铺放竹笪,四周用砖砌高 20 cm,以防八角果实落地。烤炉造成后,装入杀过青的八角果实,然后在炉内烧木炭或柴火,保持 50 ℃的温度烘烤,频频翻动,约 2 d 可烘干一炉。此法加工的八角成品,果实紫红色,暗淡无光泽,但品质好,香气浓郁。

【成品性状】为聚合果,多由 8 个果组成,放射状排列于中轴上。果长 1～2 cm,宽 0.3～0.5 cm,高 0.6～1.0 cm;外表面红棕色,有不规则皱纹,顶端呈鸟喙状,上侧开裂;内表面淡棕色,平滑有光泽,质硬而脆。果梗长 3～4 cm,连于果实端,弯曲。每个果含种子一粒,扁卵圆形,长约 6 mm,红棕色或黄棕色,光亮,富油性。气芳香,味辛、甜。根据色、气味、碎口和瘦果的比例,主产区广西将八角茴香分为 3 种 7 个等级。①大红八角:干爽,新鲜色大红,肥壮肉厚,气味芳香,成朵,无枝梗,无黑子无霉变。一级:大朵均匀,碎口不超过 5%,瘦果不超过 5%。二级:中朵均匀,碎口不超过 10%,瘦果不超过 10%。三级:中小朵欠均匀,碎口不超过 20%,瘦果不超过 20%。②角花八角:干爽,有肉,成朵色红,气味芳香,瘦果少,稍带枝柄,无霉坏。一级:大朵均匀,碎口不超过 15%。二级:中朵均匀,碎口不超过 20%。三级:中小朵欠均匀,碎口不超过 30%。③干枝八角:干爽,黑红色,无霉变,无杂质。

【包装】可选用无公害材料进行包装。包装袋上要注明品名、规格、产地、批号、包装日期、生产单位、采收日期、贮藏条件、注意事项,并附有质量合格的标志。标签应符合 GB/T 191—2008 的规定。

【贮存】置阴凉干燥处贮藏,贮藏过程中注意防潮、防鼠、防虫蛀、防霉变、防串味等。应符合 SB/T 11094—2014、SB/T 11095—2014 的规定。

【质量标准】含量测定:含挥发油不得少于 4.0%(mL/g)。本品含反式茴香脑不得少于 4.0%。

苦杏仁

【别名】山杏仁、杏仁、杏核仁、杏子、木落子、杏梅仁等。

【来源】本品为蔷薇科植物山杏 *Prunus armeniaca* L. var. ansu Maxim. 、西伯利亚杏 *Prunus sibirica* L. 、东北杏 *Prunus mandshurica*（Maxim.）Koehne 或杏 *Prunus armeniaca* L. 的干燥成熟种子。

【产地】山杏主产于河北、山西、陕西等地；西伯利亚杏主产于东北等地；东北杏主产于东北、河北、山西等地；杏主产于我国北方各地。河北省平泉县为全国最大的苦杏仁产地。

【采收】夏季采收成熟果实。

【加工】除去果肉和核壳，取出种子，晒干。

【成品性状】干货。本品呈扁心形，长 1.0~1.9 cm，宽 0.8~1.5 cm，厚 0.5~0.8 cm。表面黄棕色至深棕色，一端尖，另端钝圆，肥厚，左右不对称，尖端一侧有短线形种脐，圆端合点处向上具多数深棕色的脉纹。种皮薄，子叶2，乳白色，富油性。气微，味苦。不按直径大小分等。统货。一般以颗粒均匀、饱满、整齐不碎者为佳。

【包装】可选用无公害材料进行包装。包装袋上要注明品名、规格、产地、批号、包装日期、生产单位、采收日期、贮藏条件、注意事项，并附有质量合格的标志。标签应符合 GB/T 191—2008 的规定。

【贮存】置阴凉干燥处贮藏，贮藏过程中注意防潮、防鼠、防虫蛀、防霉变、防串味等。应符合 SB/T 11094—2014、SB/T 11095—2014 的规定。

【质量标准】

1. 水分　不得过 7.0%。

2. 过氧化值　不得过 0.11。

3. 含量测定　本品按干燥品计算，含苦杏仁苷不得少于 3.0%。

桃仁

【别名】脱桃仁、大桃仁、山桃仁、桃核仁、单桃仁、毛桃仁、白桃仁、红桃仁、概桃仁、山毛桃仁、野桃仁、花桃仁、桃实等。

【来源】本品为蔷薇科植物桃 *Prunus persica*（L.）Batsch. 或山桃 *Prunus davidiana*（Carr.）Franch. 的干燥成熟种子。

【产地】桃仁全国大部分地区有产，主产于四川、云南、陕西、山东、河北、山西、河南、北京等地。山桃仁主产于河南、河北、山东、山西、陕西、四川等地。

【采收】夏季采收成熟果实。

【加工】除去硬壳杂质，置沸水锅中煮至外皮微皱，捞出，浸入凉水中，搓去种皮，晒干，簸净。

【成品性状】

1. 桃仁 干货。扁长卵形,一端尖,中部膨大,另端钝圆稍偏斜,边缘较薄。表面黄棕色至棕褐色,表面密布颗粒状突起。尖端一侧有短线形种脐,圆端有颜色略深不甚明显的合点,自合点处散出多数纵向维管束,子叶类白色。质脆,富油性。气微,味微苦。无杂质、异种、虫蛀、霉变、胶粒、病斑、出油、异色、异味。分为三等。一等:核仁饱满,长1.5 cm以上,宽0.8 cm以上,整仁率≥90%。二等:核仁饱满,长1.2 cm以上,宽0.7 cm以上,整仁率≥85%。三等:长1.0 cm以上,宽0.5 cm以上,整仁率≥80%。

2. 山桃仁 类卵圆形,一端尖,中部膨大,另端钝圆稍偏斜,边缘较薄。表面黄棕色至棕褐色,表面密布颗粒状突起。尖端一侧有短线形种脐,圆端有颜色略深不甚明显的合点,自合点处散出多数纵向维管束,子叶类白色。质脆,富油性。气微,味微苦。无杂质、异种、虫蛀、霉变、胶粒、病斑、出油、异色、异味。分为三等。一等:核仁饱满,长1.3 cm以上,宽0.7 cm以上,整仁率≥90%。二等:核仁饱满,长1.1 cm以上,宽0.6 cm以上,整仁率≥85%。三等:长0.9 cm以上,宽0.5 cm以上,整仁率≥80%。

【包装】可选用无公害材料进行包装。包装袋上要注明品名、规格、产地、批号、包装日期、生产单位、采收日期、贮藏条件、注意事项,并附有质量合格的标志。标签应符合GB/T 191—2008的规定。

【贮存】置阴凉干燥处贮藏,贮藏过程中注意防潮、防鼠、防虫蛀、防霉变、防串味等。应符合SB/T 11094—2014、SB/T 11095—2014的规定。

【质量标准】

1. 水分 不得过7.0%。

2. 酸败度 酸值不得过10.0,羰基值不得过11.0。

3. 重金属及有害元素 铅不得过5 mg/kg,镉不得过1 mg/kg,砷不得过2 mg/kg,汞不得过0.2 mg/kg,铜不得过20 mg/kg。

4. 黄曲霉毒素 本品每1000 g含黄曲霉毒素 B_1 不得过5 μg,黄曲霉毒素 G_2、黄曲霉毒素 G_1、黄曲霉毒素 B_2 和黄曲霉毒素 B_1 的总量不得过10 μg。

5. 含量测定 本品按干燥品计算,含苦杏仁苷不得少于2.0%。

酸枣仁

【别名】枣仁、酸枣核、山枣仁、酸枣、酸枣核、酸枣子、棘仁、棘实、棘刺实、樲仁、樲枣仁、樲枣实、野枣仁、山酸枣仁、调睡参军、刺酸枣等。

【来源】本品为鼠李科植物酸枣 *Zizyphus jujuba* Mill. Var. spinosa（Bunge）Hu ex H. F. Chou 的干燥成熟种子。

【产地】主产河北、陕西、辽宁、河南。此外,内蒙古、甘肃、山西、山东、安徽、江苏等地亦产。以河北赞皇、陕西秦岭为道地产区。

【采收】秋季当果实外皮呈红色时及时采收。

【加工】将采摘的鲜酸枣晒成半干,再放到水缸里泡 4~5 d,把酸枣肉泡稀泡松,把果肉去掉,取出枣种核。枣核晒干,放到专用磨上去磨(此磨齿大、沟深),磨完后用筛子筛出种仁和碎皮,然后放入水缸内淘洗,种仁较轻,漂浮在水面;碎种皮较重,下沉,然后用笊篱随搅随把种仁捞出来,晒干。

采用水漂法取仁,不但容易使色变成乌暗,影响质量,而且容易引起黄曲霉毒素超标。现在产区多采用机械脱壳、筛选。

【成品性状】干货。呈扁圆形或略扁椭圆形一面平坦或较平坦,另一面稍呈圆隆状突起。其一面或有一条隆起的纵线纹。断面内仁浅黄色,有油性。气微,味淡。无黑仁、杂质、虫蛀、霉变。分为二等。一等:表面深红色或紫褐色,有光泽。饱满。核壳不超过 2% ,碎仁在 1%~2% 。二等:表面深红色或棕黄色,无光泽,较干瘪。核壳在 2%~3% ,碎仁在 2.5%~3.5% 。以粒大,饱满,外皮色紫红,光滑油润,种仁色黄白、无核壳者为佳,习惯以顺枣仁为最优。

【包装】可选用无公害材料进行包装。包装袋上要注明品名、规格、产地、批号、包装日期、生产单位、采收日期、贮藏条件、注意事项,并附有质量合格的标志。标签应符合 GB/T 191—2008 的规定。

【贮存】置阴凉干燥处贮藏,贮藏过程中注意防潮、防鼠、防虫蛀、防霉变、防串味等。应符合 SB/T 11094—2014、SB/T 11095—2014 的规定。

【质量标准】

1. 杂质(核壳等)　不得过 5% 。

2. 水分　不得过 9.0% 。

3. 总灰分　不得过 7.0% 。

4. 重金属及有害元素　铅不得过 5 mg/kg,镉不得过 1 mg/kg,砷不得过 2 mg/kg,汞不得过 0.2 mg/kg,铜不得过 20 mg/kg。

5. 黄曲霉毒素　本品每 1000 g 含黄曲霉毒素 B_1 不得过 5 μg,黄曲霉毒素 G_2、黄曲霉毒素 G_1、黄曲霉毒素 B_2 和黄曲霉毒素 B_1 的总量不得过 10 μg。

6. 含量测定　本品按干燥品计算,含酸枣仁皂苷 A 不得少于 0.030% ;含斯皮诺素不得少于 0.080% 。

薏苡仁

【别名】苡仁、苡米、薏米、米仁、苡仁米、莆米仁、起实、玉珠、玉秫等。

【来源】本品为禾本科植物薏苡 *Coix lacryma-jobi* L. var. ma-yuen (Roman) Stapf 的

干燥成熟种仁。

【产地】主产湖北、湖南、福建、贵州等地。以湖北蕲春、贵州兴仁、福建宁化等地为主要产区。

【采收】薏苡种子成熟期不一致,一般早熟品种在 7 月下旬至 8 月初收获;中熟品种在 8 月下旬至 9 月下旬;晚熟品种在 10 月下旬;当种子成熟度达 80% 时即可收获。选晴天收获后放置 3 ~ 4 d 用脱粒机进行脱粒。

【加工】脱粒后种子放在干净的晒场上曝晒直至干燥,然后用碾米机碾去外壳和种皮,过筛后即可得到薏苡仁。

【成品性状】干货。呈圆球形或椭圆球形,基部较宽而略平,顶端钝圆,长 5 ~ 7 mm,宽 3 ~ 5 mm;表面白色或黄白色,光滑或有不明显的纵纹,有残留少数黄褐色的外皮,侧面有 1 条深而宽的纵沟,沟底粗糙,褐色,基部凹入,其中有一棕色小点。质坚硬,破开后内部白色,有粉性、气微、味淡。以粒大、饱满、整齐均匀、色白、无破碎、无粉屑、无杂质及无虫蛀者佳。统货。

【包装】可选用无公害材料进行包装。包装袋上要注明品名、规格、产地、批号、包装日期、生产单位、采收日期、贮藏条件、注意事项,并附有质量合格的标志。标签应符合GB/T 191—2008 的规定。

【贮存】置阴凉干燥处贮藏,贮藏过程中注意防潮、防鼠、防虫蛀、防霉变、防串味等。应符合 SB/T 11094—2014、SB/T 11095—2014 的规定。

【质量标准】

1. 杂质(核壳等) 不得过 2%。

2. 水分 不得过 15.0%。

3. 黄曲霉毒素 本品每 1000 g 含黄曲霉毒素 B_1 不得过 5 μg,含黄曲霉毒素 G_2、黄曲霉毒素 G_1、黄曲霉毒素 B_2 和黄曲霉毒素 B_1 的总量不得过 10 μg。

4. 玉米赤霉烯酮 本品每 1000 g 含玉米赤霉烯酮不得过 500 μg。

5. 浸出物 热浸法测定,用无水乙醇作溶剂,不得少于 5.5%。

6. 含量测定 本品按干燥品计算,含甘油三油酸酯不得少于 0.50%。

巴豆

【别名】日刚子、巴仁、巴米、巴果、巴菽、江子、刚子、川江子、老阳子、双眼龙、毒鱼子、猛子仁、草兵等。

【来源】本品为大戟科植物巴豆 *Croton tiglium* L. 的干燥成熟果实。

【产地】主产于四川、云南、广西、贵州等地。多系栽培。以四川宜宾为主要产区。

【采收】种植 5 ~ 6 年后即可结果。每年于 8—11 月,分批采收。

【加工】摊放 2～3 d,使种子后熟,然后晒干或烤干,打破果壳,簸净果壳及杂物,即为巴豆。用黏稠的米汤或面汤浸拌,拌匀后取出,放在簸箕或筛中,置日光下曝晒或用火烘烤至开裂时为止,搓去皮,簸去屑,取净仁晒干。即为巴豆仁。

【成品性状】干货。本品呈卵圆形,一般具三棱,长 1.8～2.2 cm,直径 1.4～2.0 cm。表面灰黄色或稍深,粗糙,有纵线 6 条,顶端平截,基部有果梗痕。破开果壳,可见 3 室,每室含种子 1 粒。种子呈略扁的椭圆形,长 1.2～1.5 cm,直径 0.7～0.9 cm,表面棕色或灰棕色,一端有小点状的种脐和种阜的瘢痕,另端有微凹的合点,其间有隆起的种脊;外种皮薄而脆,内种皮呈白色薄膜;种仁黄白色,油质。气微,味辛辣。统货。

【包装】可选用无公害材料进行包装。包装袋上要注明品名、规格、产地、批号、包装日期、生产单位、采收日期、贮藏条件、注意事项,并附有质量合格的标志。标签应符合 GB/T 191—2008 的规定。

【贮存】置阴凉干燥处贮藏,贮藏过程中注意防潮、防鼠、防虫蛀、防霉变、防串味等。应符合 SB/T 11094—2014、SB/T 11095—2014 的规定。

【质量标准】

1. 杂质(核壳等)　不得过 2%。

2. 水分　不得过 15.0%。

3. 黄曲霉毒素　本品每 1000 g 含黄曲霉毒素 B_1 不得过 5 μg,含黄曲霉毒素 G_2、黄曲霉毒素 G_1、黄曲霉毒素 B_2 和黄曲霉毒素 B_1 的总量不得过 10 μg。

4. 玉米赤霉烯酮　本品每 1000 g 含玉米赤霉烯酮不得过 500 μg。

5. 浸出物　热浸法测定,用无水乙醇作溶剂,不得少于 5.5%。

6. 含量测定　本品按干燥品计算,含甘油三油酸酯,不得少于 0.50%。

枸杞子

【别名】甜菜子、狗奶子、红青椒、苟起子、枸杞红实、枸蹄子、枸杞果、地骨子等。

【来源】茄科植物宁夏枸杞 *Lycium barbarum* L. 的干燥成熟果实。

【产地】主产于宁夏、甘肃、青海、新疆、内蒙古、河北、河南等地。以宁夏中宁为主要产区。按产地划分为宁夏枸杞、新疆枸杞、甘肃枸杞、青海枸杞及内蒙古枸杞、华北枸杞等。

【采收】在每年的 6—11 月陆续成熟,应适时采摘。当果实由青绿变成红色或橘红色,果蒂、果肉稍变松软时即可采摘。采摘过早,果不饱满,干后色泽不鲜;采摘过迟,糖分太足且易脱落,晒干或烘干后成为绛黑色(俗称油籽)而降低商品价值。采果宜在晴天上午 10 时后进行,切勿采摘雨后果及露水果,采摘时轻拿轻放,连同果柄一起摘下。否则,果汁流出会影响其内在质量。

【加工】

1. 晒干法　把鲜果薄摊在干净的晒席上,以枸杞果互不重叠为度。头两天以强烈阳光曝晒,中午移至荫凉处晾 1 ~ 2 h,避免整天曝晒而成僵子。第 3 天后,可整天曝晒,直至干透。

2. 烘干法　烘干主要应掌握好温度,分 3 个阶段进行:首先在 40 ~ 45 ℃ 条件下烘烤 24 ~ 36 h,使果皮略皱;晾凉后第 2 次在 45 ~ 50 ℃ 温度下烘烤 36 ~ 48 h,至果实全部收缩起皱;最后以 50 ~ 55 ℃ 温度继续烘 24 h 即可全干。

【成品性状】

1. 宁夏枸杞(新疆枸杞、甘肃枸杞、青海枸杞、内蒙古枸杞)　干货。本品呈呈椭圆形或长卵形,略扁稍皱缩;果皮红色、紫红或枣红色;味甜,具枸杞应有的滋味、气味;无杂质、虫蛀、霉变。分为三等。一等:质柔软滋润,粒度(粒/50 g)≤370,不完善粒≤1.0%。二等:质柔软滋润,粒度(粒/50 g)≤580,不完善粒≤1.5%。三等:质较柔软滋润,粒度(粒/50 g)≤900,不完善粒≤3.0%。

2. 华北枸杞　呈类纺锤形,略扁,果皮红色或深红色,果肉柔润,味甜微酸。无杂质、虫蛀、霉变。分为二等和三等。二等:粒度(粒/50 g)≤800,不完善粒≤3.0%。三等:粒度(粒/50 g)≥800,不完善粒≤3.0%。

【包装】可选用无公害材料进行包装。包装袋上要注明品名、规格、产地、批号、包装日期、生产单位、采收日期、贮藏条件、注意事项,并附有质量合格的标志。标签应符合 GB/T 191—2008 的规定。

【贮存】置阴凉干燥处贮藏,贮藏过程中注意防潮、防鼠、防虫蛀、防霉变、防串味等。应符合 SB/T 11094—2014、SB/T 11095—2014 的规定。

【质量标准】

1. 水分　不得过 13.0%。

2. 总灰分　不得过 5.0%。

3. 重金属及有害元素　照铅、镉、砷、汞、铜测定法(通则 2321 原子吸收分光光度法或电感耦合等离子体质谱法)测定,铅不得过 5 mg/kg,镉不得过 1 mg/kg,砷不得过 2 mg/kg,汞不得过 0.2 mg/kg,铜不得过 20 mg/kg。

4. 浸出物　照水溶性浸出物测定的热浸法测定,不得少于 55.0%。

5. 含量测定　本品按干燥品计算,含甜菜碱不得少于 0.50%。

益智

【别名】益智子、益智仁、摘芋子等。

【来源】本品为姜科植物益智 *Alpinia oxyphylla* Miq. 的干燥成熟果实。

【产地】益智主产地海南、广东雷州半岛,广西、云南等地也有栽培。

【采收】种植株栽培3年左右便可开花结果,在第五年会逐渐进入盛果期。每年6—7月,当益智果实由绿色变成黄色、果皮茸毛减少、内仁(种子)呈棕色或棕褐色、嗅之芳香味、口嚼有姜辣味时,选择晴天用剪刀将果实连穗一起剪取。

【加工】

采摘果实(注意不要弄破皮,影响品质),晴天铺开曝晒每天翻动5~6次,使其受热均匀,连晒天即可干燥。若遇连续阴雨天,可采用烘干方法加工:在室内用砖块砌成4三面封闭、一面敞开的简易烘炉,炉高50 cm,长、宽视加工数量而定。在离地面40 cm处横通条钢筋,把装有益智鲜果的竹筛搁在其上。炉内燃烧2~3堆木炭(没有木炭可用木柴),炉温保持50~60 ℃。烘烤时不断翻动果实。经24~30 h便可全干,摘去果柄,即成商品。

【成品性状】干货。呈椭圆形,两端略尖,有纵向凹凸不平的突起棱线13~20条,顶端有花被残基,基部常残存果梗。果皮薄而稍韧,与种子紧贴,种子集结成团,中有隔膜将种子团分为3瓣,每瓣有种子6~11粒。种子呈不规则的扁圆形,略有钝棱,表面灰褐色或灰黄色,外被淡棕色膜质的假种皮;质硬,胚乳白色。味辛、微苦。无杂质、虫蛀、霉变。分为选货和统货。选货:长度大于1.5 cm,直径大于1 cm,饱满均匀、表面棕色或棕红,气味香浓。统货:表面棕色或灰棕色,气味香。

【包装】可选用无公害材料进行包装。包装袋上要注明品名、规格、产地、批号、包装日期、生产单位、采收日期、贮藏条件、注意事项,并附有质量合格的标志。标签应符合GB/T 191—2008 的规定。

【贮存】置阴凉干燥处贮藏,贮藏过程中注意防潮、防鼠、防虫蛀、防霉变、防串味等。应符合SB/T 11094—2014、SB/T 11095—2014 的规定。

【质量标准】

1.总灰分　不得过8.5%。

2.酸不溶性灰分　不得过1.5%。

3.含量测定　本品种子含挥发油不得少于1.0%(mL/g)。

补骨脂

【别名】破故纸、和兰苋、胡韭子等。

【来源】本品为姜科植物益智 *Alpinia oxyphylla* Miq. 的干燥成熟果实。

【产地】栽培或野生。分布河南、安徽、广东、陕西、山西、江西、四川、云南、贵州等地。主产四川、河南、陕西、安徽等地。

【采收】秋季当小穗上的种子有80%变为黑色时采收。一般7~10 d采收1次。

【加工】收获后,及时将果实摊开晒干、脱粒、除去杂质。

【成品性状】干货。呈肾形,略扁,表面黑色、黑褐色或灰褐色,具细微网状皱纹。顶端圆钝,有一小突起,凹侧有果梗痕。质硬。果皮薄,与种子不易分离;种子1枚,子叶2,黄白色,有油性。无虫蛀、霉变。分为选货和统货。选货:颗粒饱满、均匀,掺杂率不高于1.5%,千粒重不低于14.0 g。统货:颗粒欠均匀,掺杂率不高于4.0%,千粒重不低于13.5 g。

【包装】可选用无公害材料进行包装。包装袋上要注明品名、规格、产地、批号、包装日期、生产单位、采收日期、贮藏条件、注意事项,并附有质量合格的标志。标签应符合GB/T 191—2008 的规定。

【贮存】置阴凉干燥处贮藏,贮藏过程中注意防潮、防鼠、防虫蛀、防霉变、防串味等。应符合 SB/T 1094—2014、SB/T 11095—2014 的规定。

【质量标准】

1. 水分　不得过9.0%。

2. 总灰分　不得过8.0%。

3. 酸不溶性灰分　不得过2.0%。

4. 含量测定　本品按干燥品计算,含补骨脂素和异补骨脂素的总量不得少于0.70%。

马钱子

【别名】番木鳖、苦实、马前子、方八、大方八、牛银、伏水、伏贡等。

【来源】本品为马钱科植物马钱 Strychnos nux-vomica L. 的干燥成熟种子。

【产地】主产于印度、越南、泰国等国。我国云南等地有栽培。

【采收】冬季采收成熟果实。

【加工】取出种子,晒干。

【成品性状】干货。本品呈纽扣状圆板形,常一面隆起,一面稍凹下,直径1.5~3.0 cm,厚0.3~0.6 cm。表面密被灰棕色或灰绿色绢状茸毛,自中间向四周呈辐射状排列,有丝样光泽。边缘稍隆起,较厚,有突起的珠孔,底面中心有突起的圆点状种脐。质坚硬,平行剖面可见淡黄白色胚乳,角质状,子叶心形,叶脉5~7 条。气微,味极苦。统货。

【包装】可选用无公害材料进行包装。包装袋上要注明品名、规格、产地、批号、包装日期、生产单位、采收日期、贮藏条件、注意事项,并附有质量合格的标志。标签应符合GB/T 191—2008 的规定。

【贮存】置阴凉干燥处贮藏,贮藏过程中注意防潮、防鼠、防虫蛀、防霉变、防串味等。应符合 SB/T 11094—2014、SB/T 11095—2014 的规定。

【质量标准】

1. 水分　不得过 13.0%。

2. 总灰分　不得过 2.0%。

3. 黄曲霉毒素　本品每 1000 g 含黄曲霉毒素 B_1 不得过 5 μg,含黄曲霉毒素 G_2、黄曲霉毒素 G_1、黄曲霉毒素 B_2 和黄曲霉毒素 B_1 的总量不得过 10 μg。

4. 含量测定　本品按干燥品计算,含士的宁应为 1.20%~2.20%,马钱子碱不得少于 0.80%。

槟榔

【别名】尖槟、榔玉、花槟榔、花片、大腹子、吕宋槟、海南子、大白、白槟榔、鸡心槟榔等。

【来源】本品为棕榈科植物槟榔 *Areca catechu* L. 的干燥成熟种子。

【产地】主产于印度、越南、泰国等国。我国云南等地有栽培。

【采收】一般采收分两个时期。第一个时期,11—12 月采收青果加工成榔干。以采收长椭圆形或椭圆形,茎部带宿萼,剖开内有未成熟瘦长形种子的青果加工成榔干品质为佳。第二个时期,3—6 月采收熟果加工榔玉。以采收圆形或卵形橙黄或鲜红熟果,剖开内有饱满种子的成熟果实加工成榔玉为佳品。

【加工】

1. 榔玉　将成熟果实晒 1~2 d,然后放在烤灶内用干柴火慢慢地烤干,7~10 d 取出待冷,砸果取榔玉再晒 1~2 d 即可。

2. 榔干　采下青果去枝,然后置果实于锅内加水煮沸约 30 min,捞出凉干,再将果实放置于烤灶内用湿柴文火烘烤。烤 2~3 d 翻炒 1 次,连翻两次便可。8~10 d 用木棒从上面直插底层,如一插便入,说明底层已干,此时取出即成榔干。

3. 大腹皮　将成熟果实纵剖成半,剥下果皮,晒干,打松干燥即得。

【成品性状】干货。呈扁圆形或圆锥形。表面淡黄色或棕色。质坚实。断面有灰白色与红棕色交错的大理石花纹。味涩微苦。分为二等。一等:每 1000 g 160 个以内。无枯心、破碎、杂质、虫蛀、霉变。二等:每 1000 g 160 个以上,间有破碎、枯心不超过 5%;轻度虫蛀不超过 3%。无杂质、霉变。

【包装】可选用无公害材料进行包装。包装袋上要注明品名、规格、产地、批号、包装日期、生产单位、采收日期、贮藏条件、注意事项,并附有质量合格的标志。标签应符合 GB/T 191—2008 的规定。

【贮存】置阴凉干燥处贮藏,贮藏过程中注意防潮、防鼠、防虫蛀、防霉变、防串味等。应符合 SB/T 11094—2014、SB/T 11095—2014 的规定。

【质量标准】

1.水分　不得过 10.0%。

2.黄曲霉毒素　本品每 1000 g 含黄曲霉毒素 B_1 不得过 5 μg,含黄曲霉毒素 G_2、黄曲霉毒素 G_1、黄曲霉毒素 B_2 和黄曲霉毒素 B_1 的总量不得过 10 μg。

3.含量测定　本品按干燥品计算,含槟榔碱不得少于 0.20%。

第十四章 藻、菌及地衣类中药材的加工

冬虫夏草

【别名】虫草、冬虫草等。

【来源】本品为麦角菌科真菌冬虫夏草菌 *Cordyceps sinensis*（Ber K.）Sacc. 寄生在蝙蝠蛾科昆虫幼虫上的子座和幼虫尸体的干燥复合体。

【产地】主产在青海、西藏、四川、云南、甘肃等地的高寒地带和雪山草原。产冬虫夏草的海拔在 3500 ~ 5500 m 的高海拔地。

【采收】各地适宜采挖冬虫夏草的时间，一般从4月下旬到7月初。

【加工】冬虫夏草出土后，须洗去泥沙，除去附在虫体上的黄色蜡衣和其他杂质，置日光下晒至七八成干，此为毛货。再晒至全干，然后用黄酒喷之使变软，整理平直，每7 ~ 8 条用红线扎成小把，用微火烘烤至完全干透。

【成品性状】干货。由虫体与从虫头部长出的真菌子座相连而成。虫体似蚕，表面深黄色至黄棕色，有环纹20 ~ 30个，近头部的环纹较细；足8对，中部4对较明显；质脆，易折断，断面略平坦。子座深褐色至棕褐色，有细纵皱纹，上部稍膨大；质柔韧。气腥，味微苦。无死草、牙签，铁丝等杂质。分为9等级及断草。一级：1600 条/kg，大小均一，虫体大，无断草。二级：2000 条/kg，大小均一，虫体大，无断草。三级：2500 条/kg，大小均一，无断草。四级：3000 条/kg，大小均一，无断草。五级：3500 条/kg，大小均一，无断草。六级：4000 条/kg，大小均一，无断草。七级：5000/kg，无断草。八级：6000 条/kg，大小均一，无断草。混等：无数条/kg。断草：数条/kg，断草，草头多。

【包装】可选用无公害材料进行包装。包装袋上要注明品名、规格、产地、批号、包装日期、生产单位、采收日期、贮藏条件、注意事项，并附有质量合格的标志。标签应符合GB/T 191—2008 的规定。

【贮存】置阴凉干燥处贮藏，贮藏过程中注意防潮、防鼠、防虫蛀、防霉变、防串味等。应符合 SB/T 11094—2014、SB/T 11095—2014 的规定。

【质量标准】

1. 重金属及有害元素　照铅、镉、砷、汞、铜测定法测定，铅不得过 5 mg/kg，镉不得过 1 mg/kg，汞不得过 0.2 mg/kg，铜不得过 20 mg/kg。

2. 含量测定　本品含腺苷不得少于 0.010%。

灵芝

【别名】赤芝、红芝、丹芝、瑞草、木灵芝、菌灵芝、万年蕈、灵芝草等。

【来源】本品为多孔菌科真菌赤芝 *ganoderma lucidum*（Leyss. exFr.）Karst. 或紫芝 *ganoderma sinense* Zhao，Xu et Zhang 的干燥子实体。

【产地】主产在浙江、黑龙江、吉林、安徽、江西、湖南、贵州、广东、福建等地。

【采收】一般在秋季采收。当灵芝的菌盖不再出现白色边缘，原白色也变赤褐色，菌盖下面的管孔开始向外喷射担子（成熟）即可采收。

【加工】采收后的子实体及时切去菌柄基部黏附的培养料，在太阳光下晒干，或置于烤房内烘干，温度控制在 55～65 ℃。

【成品性状】

1. 野生灵芝　干货。菌盖完整，常有不完整，有丛生，叠生混入。盖面红褐色至棕褐色，稍有光泽，腹面浅褐色。木栓质，质密。菌盖直径≤10 cm，菌盖厚度≤1.0 cm，菌柄长短不一。一般会有虫蛀等现象，附有朽木、泥沙的下端菌柄，气微香，味苦涩。

2. 段木赤芝（未产孢）　分为选货和统货。选货：菌盖完整，肾形、半圆形或近圆。盖面红褐色至紫红色，有光泽，腹面黄白色，干净，无划痕。木栓质，质重，密实。菌柄≤2.5 cm。无虫孔、霉变、杂质，气微香，味苦涩。分为三级。特级：菌盖直径≥20 cm，菌盖厚度≥2.0 cm。一级：菌盖直径≥18 cm，菌盖厚度≥1.5 cm。二级：菌盖直径≥15 cm，菌盖厚度≥1.0 cm。统货：菌盖完整，肾形、半圆形或近圆形，或有丛生、叠生混入。盖面黄褐色至红褐色，腹面黄白色或浅褐色。菌盖直径大小不一，菌盖厚薄不一，菌柄长度长短不一。无虫孔、霉变、杂质，气微香，味苦涩。

3. 段木赤芝（产孢）　菌盖完整，肾形、半圆形或近圆形，或有丛生、叠生混入。盖面黄褐色至红褐色，皱缩，光泽度不佳，腹面棕褐色或可见明显管孔裂痕。木栓质，质地稍疏松。菌盖直径大小不一，菌盖厚薄不一，菌柄长度长短不一。无虫孔、霉变、杂质，气微香，味苦涩。统货。

4. 代料赤芝（未产孢）　外形呈伞状，菌盖完整，肾形、半圆形或近圆形。盖面黄褐色至红褐色，腹面黄白色或浅褐色。木栓质，质地稍疏松。菌盖直径大小不一，菌盖厚薄不一，菌柄长度长短不一。无虫孔、霉变、杂质，气微香，味苦涩。统货。

5. 代料赤芝（产孢）　外形呈伞状，菌盖完整，肾形、半圆形或近圆形。盖面黄褐色至红褐色，皱缩，光泽度不佳，腹面棕褐色或可见明显管孔裂痕。木栓质，质地稍疏松。菌盖直径大小不一，菌盖厚薄不一，菌柄长度长短不一。无虫孔、霉变、杂质，气微香，味苦涩。统货。

6.椴木紫芝　外形呈伞状,菌盖完整,肾形、半圆形或近圆形。盖面紫黑色,有漆样光泽,腹面锈褐色。木栓质,质重,密实。菌盖直径大小不一,菌盖厚薄不一,菌柄长度长短不一。无虫孔、霉变、杂质,气微香,味淡。统货。

7.代料紫芝　外形呈伞状,菌盖完整,肾形、半圆形或近圆形。盖面紫黑色,有漆样光泽,腹面锈褐色。木栓质,质地稍疏松。菌盖直径大小不一,菌盖厚薄不一,菌柄长度长短不一。无虫孔、霉变、杂质,气微香,味淡。统货。

【包装】可选用无公害材料进行包装。包装袋上要注明品名、规格、产地、批号、包装日期、生产单位、采收日期、贮藏条件、注意事项,并附有质量合格的标志。标签应符合GB/T 191—2008 的规定。

【贮存】置阴凉干燥处贮藏,贮藏过程中注意防潮、防鼠、防虫蛀、防霉变、防串味等。应符合 SB/T 11094—2014、SB/T 11095—2014 的规定。

【质量标准】

1.水分　不得过 17.0%。

2.总灰分　不得过 3.2%。

3.浸出物　水溶性浸出物测定的热浸法测定,不得少于 3.0%。

4.含量测定　本品按干燥品计算,含三萜及甾醇以齐墩果酸计,不得少于 0.50%。

茯苓

【别名】茯菟、茯灵、茯蕶、伏苓、伏菟、松腴、绛晨伏胎、云苓、茯兔、松薯、松木薯、松苓等。

【来源】本品为多孔菌科真菌茯苓 *Poria cocos*(Schw.)Wolf 的干燥菌核。

【产地】分布河北、河南、山东、安徽、浙江、福建、广东、广西、湖南、湖北、四川、贵州、云南、山西等地。主产于安徽、云南、湖北、河南。

【采收】茯苓一般于 4 月下旬至 5 月下旬下种,当年 11—12 月第 1 次采收,于翌年4—5 月第 2 次采收。茯苓成熟的标准是:苓场的土壤裂隙不再增大,菌核长口处已弥合,苓皮表面呈黑褐色或棕褐色,外皮薄而粗糙,裂纹不见白色。若苓皮呈现黄白色,则表示茯苓正在生长,可以延迟采挖。

【加工】

1.发汗　选一泥土地面或砖铺的地面,且不通风、能保温保湿的房间,先在地上铺一层稻草,中间留一条走道,然后将鲜茯苓按不同采挖时间和不同大小置于草上、大的铺放2 层,小的铺放 3 层,草和苓逐层铺放,其上再厚盖一层稻草或麻袋,四周可用草封严,使其"发汗"。第 1 周,每天翻动 1 次,以后两三天翻转 1 次,翻转时动作要轻,每次翻半边,不可上下对翻,以免茯苓"发汗"不匀。两三层叠放的,要上下换位翻转。15 d 左右,茯苓表皮长出白色绒毛状菌丝或表面呈现暗褐色,表皮翘起,有鸡皮状裂纹时,取出刷拭干净,置凉爽处阴干即可剥皮切制。

2. 切制　先将苓皮剥去,尽量带苓肉,用平口切刀把内部白色肉与近皮处的红褐色苓肉分开,然后按不同规格分别切成所需的大小和形状。切制时,握刀要紧,应同时向前向下用力,使苓块表面平整、光滑。

3. 干燥　将切好的茯苓片和块平放摊晒(如遇雨天用文火烘干),第 2 天翻面再晒至七八成干,收回让其回潮,稍压平后再复晒,或自然风干,便成商品。

【成品性状】

1. 个苓　大小不一,呈不规则圆球形或块状,表面黑褐色或棕褐色。断面白色。味淡。无杂质、霉变。分为二等。一等:体坚实、皮细,完整。二等:体轻泡、皮粗、质松。间有土沙、水锈、破伤。

2. 茯苓片　不规则圆片状或长方形,大小不一,含外皮,边缘整齐,厚度不小于3.1 mm。分为二等。一等:色白,质坚实。二等:色灰白,部分边缘为淡红色或淡棕色,质松泡。

3. 白苓片　不规则圆片状或长方形,大小不一,不含外皮,边缘整齐,厚度不小于3.1 mm。分为二等。一等:色白,质坚实,边缘整齐。二等:色灰白,部分边缘略带淡红色或淡棕色,质松泡,边缘整齐。

4. 白苓块　呈扁平方块,边缘苓块可不成方形,无外皮,色白,大小不一,宽度最低不小于2 cm,厚度在 1 cm 左右。分为二等。一等:质坚实。二等:质松泡,部分边缘为淡红色或淡棕色。

5. 白苓丁　呈立方形块,部分形状不规则,一般在 0.5 ~ 1.5 cm。分为二等。一等:色白,质坚实,间有少于5%的不规则的碎块。二等:灰白色,质松泡,间有少于10%的不规则的碎块。统货。

6. 白碎苓　加工过程中产生的白色或灰白色茯苓,碎块或碎屑,体轻、质松。统货。

7. 赤苓块　呈扁平方块,边缘苓块可不成方形,无外皮,色淡红或淡棕,质松泡,大小不一,宽度最低不小于2 cm,厚度不低于0.2 mm。统货。

8. 赤苓丁　呈立方形块,部分形状不规则,长度在 0.5 ~ 1.5 cm。分为二等。一等:色淡红或淡棕,质略坚实,间有少于5%的不规则的碎块。二等:间有少于10%的不规则的碎块。

9. 赤碎苓　为加工过程中产生的淡红色或淡棕色大小形状不规则的碎块或碎屑,体轻、质松。统货。

10. 茯苓卷　呈卷状薄片,白色或灰白色,质细,无杂质,部分边缘带外皮,长度一般为6 ~ 8 cm,厚度小于 1 mm。统货。

11. 茯苓刨片　呈不规则卷状薄片,白色或灰白色,质细,易碎,含10% ~ 20%的碎片。统货。

12. 茯神块　呈扁平方形块,白色或淡红色或淡棕色,质坚实,宽度最低不小于 2 cm,间有 1.5 cm 以上的碎块,无杂质、霉变。统货。

13. 毛茯神　呈扁平片状,大小不一,色白(具外皮,边缘黑色),质坚,碎块含量不大于 5%。统货。

【包装】可选用无公害材料进行包装。包装袋上要注明品名、规格、产地、批号、包装日期、生产单位、采收日期、贮藏条件、注意事项,并附有质量合格的标志。标签应符合 GB/T 191—2008 的规定。

【贮存】置阴凉干燥处贮藏,贮藏过程中注意防潮、防鼠、防虫蛀、防霉变、防串味等。应符合 SB/T 11094—2014、SB/T 11095—2014 的规定。

【质量标准】

1. 水分　不得过 18.0%。

2. 总灰分　不得过 2.0%。

3. 浸出物　热浸法测定,用稀乙醇作溶剂,不得少于 2.5%。

猪苓

【别名】豕苓、粉猪苓、野猪粪、地乌桃、猪茯苓、猪灵芝、狶猪矢、豕橐等。

【来源】本品为多孔菌科真菌猪苓 *Polyporus umbellatus*(Pers.)Fries 的干燥菌核。

【产地】野生品和栽培品均有。主产于陕西、河南、河北、四川、云南等地。传统认为云南猪苓产量最大,陕西的猪苓品质最佳。

【采收】利用蜜环菌菌种或菌种进行人工栽培时,一般 2~3 年即可收获。全年都可以采收,以夏、秋季采收为好。色黑质硬的称为老核,这就是商品猪苓,也就是第一代第二代猪苓。光彩鲜嫩的灰褐色或黄色猪苓,一般核体松软,可作种核。

【加工】菌核挖回来后,除净泥砂和菌索,直接晒干或烘干。

【成品性状】

1. 猪屎苓　分为选货和统货。选货:呈条形、类圆形或扁块状,有的有分枝。表面黑色、灰黑色或棕黑色,皱缩或有瘤状突起。体轻,质硬,断面类白色或黄白色,略呈颗粒状。气微,味淡。一等:单个菌核在 6 g 以上。二等:单个菌核 3~6 g。三等:单个菌核 3 g 以下。统货:呈条形、类圆形或扁块状,有的有分枝。表面黑色、灰黑色或棕黑色,皱缩或有瘤状突起。个大,形如猪屎。体轻,质硬,断面类白色或黄白色,略呈颗粒状。气微,味淡。

2. 猪屎苓片　分为选片和通片。选片:干货。为不规则的厚片,周边皱缩,黑色、灰黑色或棕黑色;切面类白色或黄白色,略呈颗粒状;体轻,质硬。切片大且均匀,直径不小于 24 mm。无发霉、虫蛀、伤痕现象。统片:干货。为不规则的厚片,周边皱缩,黑色、灰黑色或棕黑色;切面类白色或黄白色,略呈颗粒状;体轻,质硬。切片直径大小不一,略带伤痕现象。

3. 鸡屎苓   分为统货和统片。选货:呈条形、类圆形或扁块状,有的有分枝。长 3 ~ 9 cm。表面黑色、灰黑色或棕黑色,皱缩或有瘤状突起。个小,形如鸡屎。体轻,质硬,断面类白色或黄白色,略呈颗粒状。气微,味淡。统片:为不规则的厚片,表面黑色、灰黑色或棕黑色,片较小。体轻,质硬,断面类白色或黄白色,略呈颗粒状。气微,味淡。

【包装】可选用无公害材料进行包装。包装袋上要注明品名、规格、产地、批号、包装日期、生产单位、采收日期、贮藏条件、注意事项,并附有质量合格的标志。标签应符合 GB/T 191—2008 的规定。

【贮存】置阴凉干燥处贮藏,贮藏过程中注意防潮、防鼠、防虫蛀、防霉变、防串味等。应符合 SB/T 11094—2014、SB/T 11095—2014 的规定。

【质量标准】

1. 水分   不得过 14.0%。

2. 总灰分   不得过 12.0%。

3. 酸不溶性灰分   不得过 5.0%。

4. 含量测定   本品按干燥品计算,含麦角甾醇不得少于 0.070%。

银耳

【别名】白木耳、雪耳、银耳子、白耳子、白耳、桑鹅、五鼎芝等。

【来源】本品为银耳科真菌银耳 *Tremella fuciformis* Berk. 的干燥子实体。

【产地】主产于四川、云南、福建、贵州、安徽等地。四川省通江县被称为"中国银耳之乡"。

【采收】当四朵银耳长到碰在一起时(约 35 d),就可取掉纸罩直接加水,并加温到 26 ℃ 3 d,空气相对湿度 100%,待耳片全部展开,没有苞芯,耳瓣色白,半透明,稍有弹性,每朵 100 ~ 150 g 重时,停止喷水 1 d,就可采收,采收时用锋利无锈小刀,沿耳根割下,去掉老耳根留下白色菌丝。

【加工】将采下的耳朵取掉带头用清水漂洗,然后两朵对起来挤掉水分。晾 3 d,再底朝上晾干。

【成品性状】分为四级和等外。一级:足干,银耳色白,耳肉肥厚,耳片松放,片大,整朵呈圆形,有光泽,无杂质,无蒂头,无烂耳,直径在 6 cm 以上。二级:足干,耳片色白而略显微黄,耳肉肥厚,整朵呈圆形,较大,有光泽,无杂质,无蒂头,无烂耳,直径在 4 ~ 6 cm。三级:耳足干,耳片色白而略显微黄,耳肉略薄,整朵呈圆形,略带些小耳基,无杂质,无蒂头,无烂耳,直径在 2 ~ 4 cm。四级:足干,耳片色白带米黄色,碎小,耳片肉薄,整朵似圆形,略带有斑点,耳基明显不净但无霉烂,无僵结,直径 1 ~ 2 cm。等外:足干,耳片色黄,肉薄,朵形不一,略带蒂头,有耳基,无火烧朵及黑朵,无碎末,有斑点,僵结沉重,但无异味,有食用价值。

【包装】可选用无公害材料进行包装。包装袋上要注明品名、规格、产地、批号、包装日期、生产单位、采收日期、贮藏条件、注意事项,并附有质量合格的标志。标签应符合 GB/T 191—2008 的规定。

【贮存】置阴凉干燥处贮藏,贮藏过程中注意防潮、防鼠、防虫蛀、防霉变、防串味等。应符合 SB/T 11094—2014、SB/T 11095—2014 的规定。

【质量标准】本产品需要符合中华人民共和国农业部 NY/T 834—2004 标准。

第十五章 动物类中药材的加工

水蛭

【别名】蛭蛲、至掌、虮、蚑、马蜞、马蛭、蜞、马蟥、马鳖、红蛭、水琪、蚂蝗蜞、黄蜞、水麻贴、沙塔干、肉钻子、蚂蟥等。

【来源】本品为水蛭科动物蚂蟥 *Whitmania pigra* Whitman、水蛭 *Hirudo nipponica* Whitman 或柳叶蚂蟥 *Whitmania acranulata* Whitman 的干燥全体。

【产地】蚂蟥产于河北、山东、安徽、江苏等地。水蛭产于全国各地,主产于山东、江苏、湖北、四川等地。柳叶蚂蟥产于河北、安徽、江苏、福建等地。

【采收】夏、秋二季捕捉。

1. 诱捕法 取一小竹篓,竹篓的边上留有小洞,竹篓里放入凝固的鸭血、猪血或鸡血,将竹篓放入水中。水蛭对有血腥味的物质特别敏感,于是纷纷钻进竹篓,提起竹篓即可获得。也可用稻草扎成两头紧中间松的草把代替竹篓。

2. 网捕法 水蛭对水的动静十分敏感,用网兜搅动水面,即会从泥土中、水草间游出来,此时可用网兜捕捉。

【加工】

1. 生晒法 将水蛭用线绳或铁丝穿起,悬挂在阳光下曝晒,晒干即可。

2. 水烫法 将水蛭洗净放入盆内,倒入开水,热水浸没水蛭 3 cm 为宜,20 min 后将烫死的水蛭捞出晒干。如果第 1 次没烫死,可再烫 1 次。

3. 碱烧法 将水蛭与食用碱的粉末同时放入器皿内,上下翻动水蛭,边翻边揉搓,待水蛭收缩变小后,再洗净晒干。

4. 灰埋法 将水蛭埋入石灰中 20 min,待水蛭死后筛去石灰,用水冲洗,晒干烘干。还可将水蛭埋入草木灰中,30 min 后待水蛭死后,筛去草木灰,水洗后晾干。

5. 烟埋法 将水蛭埋入烟丝中约 30 min,待其死后再洗净晒干。

6. 酒闷法 将高度的酒倒入盛有水蛭的器皿内,将其淹没,加盖封 30 min,待水蛭醉死后捞出,再用清水洗净,晒干。

7. 盐制法 将水蛭放入器皿内,放一层盐放一层水蛭,直到器皿装满为止。盐渍死的水蛭晒干即可。

8.摊晾法 在阴凉通风处,将处死的水蛭平摊在清洁的竹竿、草帘、水泥板、木板等处,晾干即可。

9.烘干法 有条件者可将处死的水蛭洗净后采用低温(70 ℃)烘干技术烘干。

【成品性状】

1.水蛭 扁长圆柱形,体多弯曲扭转,长 2～5 cm,宽 0.2～0.3 cm。分为二等。一等:背部亮黑色,腹部黑褐色,质硬,断面胶质样;无霉变、无破碎;每千克 1000 只以内。二等:背部黑色或黑褐色,腹部黑褐色,质柔韧,断面胶质样;无霉变,破损率不得过 5%;每千克 1000 只以外。

2.蚂蟥 呈扁平纺锤形,有多数环节,长 4～10 cm,宽 0.5～2.0 cm。分为二等。一等:背部亮黑色,腹部黑褐色,质硬,断面胶质样;无霉变、无破碎;每千克 588 只以内。二等:背部黑色或黑褐色,腹部黑褐色,质柔韧,断面胶质样;无霉变,破损率不得过 10%;每千克 588 只以外。

3.柳叶蚂蟥 狭长而扁,长 5～12 cm,宽 0.1～0.5 cm。背部呈深黑色,腹部棕褐色。分为二等。一等:背部亮黑色,腹部黑褐色,质硬,断面胶质样;无霉变、无破碎;每千克 387 只以内。二等:背部黑色或黑褐色,腹部黑褐色,质柔韧,断面胶质样;无霉变,破损率不得过 10%;每千克 387 只以外。

【包装】可选用无公害材料进行包装。包装袋上要注明品名、规格、产地、批号、包装日期、生产单位、采收日期、贮藏条件、注意事项,并附有质量合格的标志。标签应符合 GB/T 191—2008 的规定。

【贮存】置阴凉干燥处贮藏,贮藏过程中注意防潮、防鼠、防虫蛀、防霉变、防串味等。应符合 SB/T 11094—2014、SB/T 11095—2014 的规定。

【质量标准】

1.水分 不得过 18.0%。

2.总灰分 不得过 8.0%。

3.酸不溶性灰分 不得过 2.0%。

4.酸碱度 照 pH 值测定法测定,应为 5.0～7.5。

5.黄曲霉毒素 本品每1000 g 含黄曲霉毒素 B_1 不得过 5 μg,黄曲霉毒素 G_2、黄曲霉毒素 G_1、黄曲霉毒素 B_2 和黄曲霉毒素 B_1 的总量不得过 10 μg。

6.含量测定 本品每1 g 含抗凝血酶活性水蛭应不低于16.0 U;蚂蟥、柳叶蚂蟥应不低于 3.0 U。

蜈蚣

【别名】天龙、百脚、百足虫、天虫、吴公等。

【来源】本品为蜈蚣科动物少棘巨蜈蚣 *Scolopendra subspinipes mutilans* L. Koch 的干燥体。

【产地】主产于陕西、江苏、浙江、河南、湖北等。

【采收】人工饲养的蜈蚣,一般在 7—8 月捕收;野生蜈蚣在夏季雨后捕获。可在阴湿的地方挖一大坑,坑内放入湿鸡毛、腐草以及鱼腥类食物,上面覆盖湿草席。几天后,蜈蚣就大量钻入坑内,即可捕捉。也可在夜间蜈蚣外出活动时,用电筒照明,加以捕捉。暴雨前后,蜈蚣纷纷出洞觅食,也可此时捕捉。捕捉时,可用钉耙(或二齿耙)作挖掘工具,用竹篓贮存蜈蚣。篓中放些青草,以防蜈蚣相互残杀。先用钉耙(或二齿耙)挖出蜈蚣,轻轻压住,再用竹夹或铁钳夹进篓中。也可用示指准确重按蜈蚣的头部,迫使毒颚张开,再以拇指与中指捏起头部,将它拾起投入篓里。

【加工】捕捉到的蜈蚣用沸水烫死,用一根比蜈蚣略长的竹签,削尖两端,借竹签的弹力,一头插入蜈蚣的颚下,另一头扎入尾部的末节,使其伸直,然后放在阳光下晒干。

【成品性状】

1.蜈蚣　条呈扁平长条形,以竹签串成一排。头部暗红色,略有光泽。躯干部为棕绿色或墨绿色,具光泽。步足黄色或红褐色,偶有黄白色,易脱落。质脆,断面有裂隙。气微腥,有特殊刺鼻的臭气。分为三等。一等:长 15 cm 以上。二等:长 12~15 cm。三等:长 12 cm 以下。

2.蜈蚣皮　全体呈皱缩卷曲状,头部红褐色,躯干部为棕绿色或墨色,步足黄色。气微腥,有特殊刺鼻的臭气。长度不等。统货。

【包装】可选用无公害材料进行包装。包装袋上要注明品名、规格、产地、批号、包装日期、生产单位、采收日期、贮藏条件、注意事项,并附有质量合格的标志。标签应符合 GB/T 191—2008 的规定。

【贮存】置阴凉干燥处贮藏,贮藏过程中注意防潮、防鼠、防虫蛀、防霉变、防串味等。应符合 SB/T 11094—2014、SB/T 11095—2014 的规定。

【质量标准】

1.水分　不得过 15.0%。

2.总灰分　不得过 5.0%。

3.黄曲霉毒素　本品每 1000 g 含黄曲霉毒素 B_1 不得过 5 μg,黄曲霉毒素 G_2、黄曲霉毒素 G_1、黄曲霉毒素 B_2 和黄曲霉毒素 B_1 的总量不得过 10 μg。

4.浸出物　热浸法测定,用稀乙醇作溶剂,不得少于 20.0%。

土鳖虫

【别名】可泡虫、地鳖虫、土鳖、过街、地乌龟、节节虫、臭虫母等。

【来源】本品为鳖蠊科昆虫地鳖 *Eupolyphaga sinensis* Walker 或冀地鳖 *Steleophaga planeyi*（Boleny）的雌虫干燥体。

【产地】主产于江苏、浙江、湖北、河南、河北等地。

【采收】野生品一般在 6—7 月份采收。人工饲养品 8 月中旬以后到越冬以前,凡是前 1 年已产过卵的雌成虫,可按产卵批次依次分批分期采收,一般在 9—10 月份,用大孔筛子将土鳖虫连同饲养土一同过筛,筛出个大而又失去繁殖能力的和产完卵的雌成虫（瘪肚）,放置术桶或瓷缸等容器内以备加工处理。

【加工】

1.晒干法 将采收到的虫体中的杂质去掉,然后禁食 1 d,以消化尽体内的食物,排尽粪尿,使其空腹,这样既容易加工保存,又有利于提高药用价值。再将饿过 1 d 的虫体用清水冲洗,除去体表的污泥杂质,接着把冲洗干净的虫体放入开水中烫泡 3～5 min,烫透后捞出用清水洗净,摊放在竹帘或平板上,在阳光下曝晒 3～5 d,达到干而具有光泽,虫体平整而不碎为好。

2.烘干法 把烫死冲洗干净的虫体放入电热恒温箱内烘烤,温度控制在 50～60 ℃,待虫体干燥后即可。烘干时一定要从低温逐渐升至高温,以防烘焦虫体而影响其药用价值。如遇阴雨天,又无烘箱时,可用铁锅烘干,即将烫死洗净的虫体装入铁丝网内,置锅内烘烤,温度为 50 ℃左右,烘烤时不断翻动,使其受热均匀,以防烤焦。

【成品性状】

1.地鳖 呈扁平卵形,长 1.3～3.0 cm,宽 1.2～2.4 cm。前端较窄,后端较宽,背部紫褐色,具光泽,无翅。前胸背板较发达,盖住头部;腹背板 9 节,呈覆瓦状排列。腹面红棕色,头部较小,有丝状触角 1 对,常脱落,胸部有足 3 对,具细毛和刺。腹部有横环节。质松脆,易碎。气腥臭,味微咸。统货。

2.冀地鳖 长 2.2～3.7 cm,宽 1.4～2.5 cm。背部黑棕色,通常在边缘带有淡黄褐色斑块及黑色小点。统货。

【包装】可选用无公害材料进行包装。包装袋上要注明品名、规格、产地、批号、包装日期、生产单位、采收日期、贮藏条件、注意事项,并附有质量合格的标志。标签应符合 GB/T 191—2008 的规定。

【贮存】置阴凉干燥处贮藏,贮藏过程中注意防潮、防鼠、防虫蛀、防霉变、防串味等。应符合 SB/T 11094—2014、SB/T 11095—2014 的规定。

【质量标准】

1.杂质 不得过 5%。

2.水分 不得过 10.0%。

3.总灰分 不得过 13.0%。

4.酸不溶性灰分 不得过 5.0%。

5. 黄曲霉毒素 本品每 1000 g 含黄曲霉毒素 B_1 不得过 5 μg,黄曲霉毒素 G_2、黄曲霉毒素 G_1、黄曲霉毒素 B_2 和黄曲霉毒素 B_1 的总量不得过 10 μg。

6. 浸出物 照水溶性浸出物测定的热浸法测定,不得少于 22.0%。

蟾酥

【别 名】蛤蟆酥、蛤蟆浆、癞蛤蟆酥等。

【来 源】本品为蟾蜍科动物中华大蟾蜍 *Bufo bufo gargarizans* Cantor 或黑眶蟾蜍 *Bufo melanostictus* Schneider 的干燥分泌物。

【产 地】主产于吉林、河北、山东、四川、湖南、江苏、浙江等地。

【采 收】夏、秋季捕捉活蟾蜍后将其身体表面洗净,晾干,挤压刺激耳后腺和皮肤腺,使之分泌浆液,盛于瓷器或玻璃上。

【加 工】滤去杂质,取纯浆放入圆模型中晒干,即为团蟾酥;如涂于玻璃板上晒干,即为片蟾酥。

【成品性状】蟾酥主要有片酥、饼酥、旗子酥 3 种。当中、山东等地多产饼酥;江苏、浙江、安徽多产片酥;江苏所产棋子酥则多供出口。

1. 团酥 呈扁圆形团块或饼状,直径 3~7 cm,厚约 5 mm,茶棕色、紫黑色或紫红色,表面平滑。质坚硬,不易折断,断面光亮,胶质状。气微腥,味麻辣,粉末嗅之作嚏。遇水即泛出白色乳状液。

2. 片酥 呈不规则片状,厚约 2 mm,一面较粗糙,另面较光滑。质脆,易折断。

3. 棋子酥 扁圆形,似象棋子状。

【包 装】可选用无公害材料进行包装。包装袋上要注明品名、规格、产地、批号、包装日期、生产单位、采收日期、贮藏条件、注意事项,并附有质量合格的标志。标签应符合 GB/T 191—2008 的规定。

【贮 存】置阴凉干燥处贮藏,贮藏过程中注意防潮、防鼠、防虫蛀、防霉变、防串味等。应符合 SB/T 11094—2014、SB/T 11095—2014 的规定。

【质量标准】

1. 水分 不得过 13.0%。

2. 总灰分 不得过 5.0%。

3. 酸不溶性灰分 不得过 2.0%。

4. 含量测定 本品按干燥品计算,含蟾毒灵、华蟾酥毒基和脂蟾毒配基的总量不得少于 7.0%。

哈蟆油

【别 名】田鸡油、哈什蟆油、蛤蟆油等。

【来源】本品为蛙科动物中国林蛙 *Rana temporaria chensinensis* David 雌蛙的输卵管，经采制干燥而得。

【产地】主产于黑龙江、吉林、辽宁、四川、内蒙古等地。

【采收】采收的最适蛙龄是 3~4 年生的雌蛙，体重多在 28~40 g。捕捉时间在秋季，从 9 月下旬至 10 月末。

【加工】

1. 穿串　将捕捉来的林蛙按体重确定等级，然后进行穿串。用 12 号铁丝或同样直径的细麻绳，从林蛙的双眼穿过，不能偏离偏斜双眼。穿时，不要用力按压林蛙的下腹部，以免蛙卵污染输卵管而降低蛙油质量。根据穿串所用材料以及干燥场所的不同，确定每串 30~60 只，蛙体间距 2 cm 左右。

2. 干燥　将穿好的林蛙串两端固定在支架上，架杆间纵向距离至少为 30~40 cm，横向距离至少为 20~30 cm，最下层距地面至少 1 m 以上。为防止刚穿串的林蛙不规则地四肢运动，影响蛙油的形状和在体内位置的变化，给剥油带来不便，所以应先在室内阴干，待蛙的两条后肢变成垂直状态、死亡后，调整蛙间距仍保持 2 cm 左右，再放于室外干燥或烘干。①日晒法：9—10 月下旬，最高温度可达 20 ℃左右，饲养量较少时可选择室外日晾法。选择光照充足、通风良好、平整、无灰尘和杂草的地方做晾晒场，让蛙腹面向阳，一般晾晒 7~10 d 即可。此法经济，但干燥需时长，遇低温、阴雨天及夜间，均需搬回室内，以防出现冻油。干燥中，若遇连雨天须及时转为烘干法进行干燥，以防林蛙卵巢、肝脏等脏器发霉、腐烂，污染林蛙油而产生"黑油"。②室内干燥法：11—12 月剥油林蛙产量大，遇连雨天时，需采用室内干燥法。此法干燥速度快，且比较省力，但需要建烘干室。一种是以锅炉为热源，通过暖气片散热烘干；另一种是用烟道火墙或火坑为热源烘干。烘干室温度宜保持在 20 ℃左右，不可时高、时低或过高、过低，过低会延长干燥时间，过高会使蛙干太硬，不易软化剥油。干燥室内一定要保持空气流通，最好装有排风扇。这样一般经 4~6 d 即可干燥好。③机器干燥法：条件允许最好采用烘干箱进行干燥。温度控制在 50~55 ℃，约需 48 h 即可完全干燥。此法干燥林蛙省时、省力、无污染，且在 50~55 ℃温度下可避免蛋白质、脂肪等的变性，所以加工出来的林蛙油质量好，营养价值高。

3. 软化　将林蛙干放于 60~70 ℃的热水里，浸泡 5~10 min，然后取出放在盆或其他容器里，用湿润干净的厚布或麻袋等物覆盖，放在温暖室内进行闷润，10 h 左右，待蛙体皮肤和肌肉变软，即可取油。饲养量大、条件好的厂家可建立专门的、可人工自控温、湿度的软化池，用蒸汽熏蒸软化林蛙干。软化时，将蛙干串直接挂在软化池内的支架上，纵向距离 30 cm、横向距离 8 cm 左右，四周距池壁至少 20~30 cm，软化温度为 40~55 ℃，相对湿度 90% 左右，密封后软化 4~6 h，即可下串，置于干净容器或无毒的塑料袋内封好，送走剥油。

4. 剥油　林蛙油的剥取方法主要有 3 种。①取油时先用剪刀在其下腹端剪一"十"

字型口后或直接将下肢向背后折至头部,再剥开腹部外皮两侧,用手或刀片轻轻撬起暴露的输卵管一端,将油剥下;②将蛙头自颈部向背面折断,从蛙体背侧将蛙体的背面连同脊柱一起撕下,取出油;③从腰部向背侧折断,撕下胸骨及脊柱,从背面剥开腹部取出油块。将黏附在油块上的内脏、卵粒、血管及筋膜等杂物剔除干净,放于盘内置于通风良好、有阳光的地方晾干。干燥时注意防冻,以免影响蛙油质量。也可放在通风取暖的室内或烘干箱内进行烘干。

【成品性状】哈蟆油根据油的色泽,分 1～4 个等级。哈士蟆根据体形大小分为一等、二等 2 个等级,哈士蟆以体大取油多为佳。

1.哈士蟆　一等:干货。雌哈士蟆背部黑色或茶褐色,腹部红黄色,后肢发达,个整齐均匀,每0.5 kg(一市斤)40 个以内,每个重13 g,(二钱六分)以上。无虫蛀,无霉变。二等:干货。雌哈士蟆。每0.5 kg(一市斤)60 个以内,每个重9 g(一钱八分)以上,无虫蛀,无霉变。

2.哈蟆油　一等:(白油)干货。呈不规则的块状。表面黄白色,呈脂肪样光泽,大块整齐,无皮膜黑籽及其他杂物,干而不湿。无虫蛀,无霉变。二等:(白油)干货。表面黄色,有光泽,有碎块,皮膜黑籽不超过1%。不湿,无虫蛀,无霉变。三等:干货。表面黄而不黑,皮膜黑籽不超过5%。不湿,无虫蛀,无霉变。四等:(黑油)干货。因保管不良所致的黑红色,黑油、冻油、花油、红油,皮膜黑籽不超过10%。不湿,无虫蛀,无霉变。

【包装】可选用无公害材料进行包装。包装袋上要注明品名、规格、产地、批号、包装日期、生产单位、采收日期、贮藏条件、注意事项,并附有质量合格的标志。标签应符合GB/T 191—2008 的规定。

【贮存】置阴凉干燥处贮藏,贮藏过程中注意防潮、防鼠、防虫蛀、防霉变、防串味等。应符合 SB/T 11094—2014、SB/T 11095—2014 的规定。

【质量标准】

1.水分　不得过12.0%。

2.总灰分　不得过4.6%。

3.浸出物　热浸法,水浸出物不少于23%。

4.膨胀度　不得低于55。

5.含量测定　粗脂肪在4.18%左右,粗蛋白在55.93%左右。

蛤蚧

【别名】对蛤蚧、仙蟾、多格、蛤蟹、蚧蛇、大守宫等。

【来源】本品为壁虎科动物蛤蚧 *Gekko gecko* Linnaeus 的干燥体。

【产地】主产于福建、台湾、广东、广西、云南等地。

【采收】全年均可捕捉。5—8月为主要捕捉季节。

【加工】将活蛤蚧置于地上,用锤子对准其脑门轻击一下,使其昏死,然后将蛤蚧的额部挂于加工台铁钉上,使其腹部朝上,左手握住蛤蚧,右手持尖头利刀,刀口向上,刀尖自泄殖孔向前直切喉前部皮下,也可用剪刀从肛门剪至喉前部。刀口或剪口线不直,加工出的蛤蚧切口边缘就不直,从而影响规格和质量。除净内脏,勿伤内脏,不需清洗,用两根细竹条,竹条的长度约相当于四肢向左右伸展的长度,分别插入前肢和后肢,将四肢展开,用两根约1 cm宽的薄竹片高叉固定四肢的基部,使其挺直。用两根薄竹片,长度相当于前后肢内侧的距离,两竹片并排在一起在宽度约等于竹长度,下面一片后角修圆,将腹壁左右横撑开,以绷足为度,用一根长于全身的扁竹条,沿背部内面直伸到头腹皮下,再用棉纸条将尾和扁竹条捆成固定,以防尾折断。然后放入烘炉内烘干。检查蛤蚧干,如果成灰色,眼睛全陷入,尾瘪,用手指击头部有响声表示已经足干,待凉取出。

【成品性状】本品呈扁片状,头颈部及躯干部长9～18 cm,头颈部约占1/3,腹背部宽6～11 cm,尾长6～12 cm。头略呈扁三角状,两眼多凹陷成窟窿,口内有细齿,生于颚的边缘,无异型大齿。吻部半圆形,吻鳞不切鼻孔,与鼻鳞相连,上鼻鳞左右各1片,上唇鳞12～14对,下唇鳞(包括颏鳞)21片。腹背部呈椭圆形,腹薄。背部呈灰黑色或银灰色,有黄白色、灰绿色或橙红色斑点散在或密集成不显著的斑纹,脊椎骨和两侧肋骨突起。四足均具5趾;趾间仅具蹼迹,足趾底有吸盘。尾细而坚实,微现骨节,与背部颜色相同,有6～7个明显的银灰色环带,有的再生尾较原生尾短,且银灰色环带不明显。全身密被圆形或多角形微有光泽的细鳞。气腥,味微咸。

历史上蛤蚧按大小分档:特等(9.6 cm)、5等(9.2 cm)、10等(8.9 cm)、20等(8.6 cm)、30等(8.3 cm),不足8.3 cm者均作为小蛤蚧。商品常以"对"为单位,原来是以雌雄为一对,但现在只是以一只长尾和一只短尾搭配出售。

还有按蛤蚧加工撑开后身体中部(近前肢部)的宽度来决定。以庄数分为5个等级:特庄为宽度9.5 cm以上者;五庄为宽度8.5～9.4 cm者;十庄为宽度8～8.4 cm者;二十庄为宽度7.5～7.9 cm者;三十庄为宽度6.7～7.4 cm者;宽度不够6.7 cm的及残次的为等外品。

【包装】可选用无公害材料进行包装。包装袋上要注明品名、规格、产地、批号、包装日期、生产单位、采收日期、贮藏条件、注意事项,并附有质量合格的标志。标签应符合GB/T 191—2008的规定。

【贮存】置阴凉干燥处贮藏,贮藏过程中注意防潮、防鼠、防虫蛀、防霉变、防串味等。应符合SB/T 11094—2014、SB/T 11095—2014的规定。

【质量标准】浸出物:冷浸法测定,用稀乙醇作溶剂,不得少于8.0%。

麝香

【别名】香麝、獐子、山驴子、当门子、脐香、麝脐香、四味臭、臭子、腊子、香脐子、遗香、心结香、生香、元寸香等。

【来源】本品为鹿科动物林麝 *Moschus berezovskii* Flerov、马麝 *Moschus sifanicus* Przewalski 或原麝 *Moschus moschiferus* Linnaeus 成熟雄体香囊中的干燥分泌物。

【产地】按照产地的不同,可以分为西路香(来源于西藏、甘肃、青海、四川林区)、北路香(来源于河北、山西、内蒙古及东北地区)和中路香(来源于秦岭山区)。其中,康藏高原及四川阿坝草原为中国麝香之主要产地。

【采收】

1.猎麝取香　猎麝取香是捕到野生成年雄麝后,将腺囊连皮割下,将毛剪短,习称"毛壳麝香""毛香";剖开香囊,除去囊壳,习称"麝香仁"。

2.活麝取香　活麝取香是在人工饲养条件下进行的。麝在3岁以后产香最多,每年8—9月为泌香盛期,10月至翌年2月泌香较少。雄麝有特定的泌香反应,取香应在每年的三四月和七八月各进行1次。取香之前备好取香器具和相关药品,并禁食半天。取香时由助手先抓住麝的两后肢,再抓住两前肢,横卧绑定在取香床上。取香者左手示指和中指将香囊基部夹住,拇指压住香囊口使之扩张,右手持挖勺伸入囊内,徐徐转动并向囊口拉动挖勺,麝香即顺口落入盘中。取香后,用酒精消毒,若囊口充血、破损,可涂上消炎油膏,然后将雄麝放回圈内。取香时要特别注意,动作要轻巧,挖勺进入香囊的深度一定要适中,防止挖破香囊。当遇到大块麝香不要用力挖出,应先用小勺将其压碎,或者在香囊外用手将其捏碎之后再取出。取香时用力要适当,以免损坏香囊。

【加工】

1.麝香仁的加工　刚取出的麝香,大多混有皮毛杂物,需将杂物全部拣出,再用吸湿纸自然吸湿干燥,或置干燥器内使其干燥。干燥后的麝香装入瓶中密封保存。

2."整货"的加工　死后的雄麝割取香囊后,去掉残余的皮肉及油脂,将毛剪短,由囊孔放入纸捻吸干水分,或将含水较多的麝香放入干燥器内干燥;也可放入竹笼内,外罩纱布,悬于温凉通风处干燥,避免日晒,以防变质。以后剪去大边皮,仅留0.7~1.0 cm边皮即可。用这种加工方法所制成的成品,叫做"整货"。

3."毛货"的加工　死后的雄麝割取香囊后,剥去外皮,拣净皮毛杂物后阴干。用这种方法加工所得的麝香叫作"毛货"。

【成品性状】

1.毛壳麝香　为扁圆形或类椭圆形的囊状体,直径3~7 cm,厚2~4 cm。开口面的皮革质,棕褐色,略平,密生白色或灰棕色短毛,从两侧围绕中心排列,中间有一小囊孔。另一面为棕褐色略带紫色的皮膜,微皱缩,偶显肌肉纤维,略有弹性,剖开后可见中层皮膜呈棕褐色或灰褐色,半透明,内层皮膜呈棕色,内含颗粒状、粉末状的麝香仁和少量细毛及脱落的内层皮膜(习称"银皮")。

2.麝香仁　野生者质软,油润,疏松;其中不规则圆球形或颗粒状者习称"当门子",

表面多呈紫黑色,油润光亮,微有麻纹,断面深棕色或黄棕色;粉末状者多呈棕褐色或黄棕色,并有少量脱落的内层皮膜和细毛。养殖者呈颗粒状、短条形或不规则的团块;表面不平,紫黑色或深棕色,显油性,微有光泽,并有少量毛和脱落的内层皮膜。气香浓烈而特异,味微辣、微苦带咸。

【包装】可选用无公害材料进行包装。包装袋上要注明品名、规格、产地、批号、包装日期、生产单位、采收日期、贮藏条件、注意事项,并附有质量合格的标志。标签应符合GB/T 191—2008 的规定。

【贮存】置阴凉干燥处贮藏,贮藏过程中注意防潮、防鼠、防虫蛀、防霉变、防串味等。应符合 SB/T 11094—2014、SB/T 11095—2014 的规定。

【质量标准】

1. 杂质　本品不得检出动物组织、植物组织、矿物和其他掺伪物。不得有霉变。

2. 干燥失重　取本品约 1 g,精密称定,置五氧化二磷干燥器中,减压干燥至恒重,减失重量不得过 35.0%。

3. 总灰分　不得过 6.5%。

4. 含量测定　本品按干燥品计算,含麝香酮不得少于 2.0%。

牛黄

【别名】犀黄、丑宝、西黄等。

【来源】本品为牛科动物牛 *Bos taurus domesticus* Gmelin 的干燥胆结石。

【产地】主产于北京、河北、内蒙古、辽宁、吉林、黑龙江、陕西、甘肃、河南等地。

【采收】全年均可收集,杀牛时取出肝脏,割下胆囊如发现胆囊内有块状物,剪开胆囊,将胆汁装入纱布或罗内,下放容器收容胆汁,滤出牛黄。

【加工】将附着在牛黄上的皮膜剔除干净,立即放在吸潮纸上,稍晾一段时间,至表面收干不显水湿为度。再用吸潮纸多层轻轻包紧,亦可包扎于棉絮或灯心草中,放于干燥处,使其内在水分逐渐蒸发,直至内外全干。切忌直接曝晒,或在炉火上烘烤,以防造成龟裂现象,使牛黄破碎。

【成品性状】

1. 京牛黄　呈不规则的圆形、三角形、略方形,完整的如豆、如栗、如鸽卵,最大者如鸡鸭卵,不完整的则破裂成片块。表面和内层均为红橙色或棕黄色,深浅不一。表面细腻而略有光泽,个别表面挂有黑色光亮的薄衣,俗称“乌金衣”,有的表皮略粗糙或有龟裂现象。体质松脆,易碎裂。断面呈环形同心层,层层包裹,如树木之年轮,纹理清晰而均匀,偶有白色斑点加杂其中,或偶有白膜状物,附于层层之间。微有清香气,味微苦而回甜,并有清凉感。

2. 京管牛黄　多呈短管状,粗长如小指,管壁厚 1～3 mm,常碎断呈片块。内外均呈棕褐色,深浅不一,较粗糙,有隆起的褐色小疙瘩或龟裂。质亦松脆。断面也显重叠的形成层。但不及胆黄明显,偶有白色斑点及白膜状物,附于管黄之上。气味略与京牛黄相同,但质稍次。

3. 金山牛黄　形状与国产牛黄相似,但色泽不如国产牛黄鲜艳。表面呈棕黄色至焦棕黄色。质地略粗,微有光泽。断面亦略显粗糙,层叠纹理稍厚,亦有白斑,白膜及黑色片块。气味与京牛黄略同,但稍逊于国产。

4. 印度牛黄　形状与国产牛黄相似,唯色泽发呆,呈灰棕黄色或土黄棕色,无光泽或少光泽,麻面或光面。体稍重而较坚结。断面纹理较厚不均,并杂有黑片块及灰白色片。无香凉感并稍带土腥味而苦。

【包装】可选用无公害材料进行包装。包装袋上要注明品名、规格、产地、批号、包装日期、生产单位、采收日期、贮藏条件、注意事项,并附有质量合格的标志。标签应符合 GB/T 191—2008 的规定。

【贮存】置阴凉干燥处贮藏,贮藏过程中注意防潮、防鼠、防虫蛀、防霉变、防串味等。应符合 SB/T 11094—2014、SB/T 11095—2014 的规定。

【质量标准】

1. 水分　不得过 9.0%。

2. 总灰分　不得过 10.0%。

3. 含量测定　本品按干燥品计算,含胆酸不得少于 4.0%,含胆红素不得少于 25.0%。

地龙

【别名】蚯蚓、蠖、螾、丘蚓、蜿蟮、引无、附蚓、寒蚓、曲蟮、曲蟺、土龙、地龙子、土蟺、虫蟮等。

【来源】本品为钜蚓科动物参环毛蚓 *Pheretima aspergillum*(E. Perrier)、通俗环毛蚓 *Pheretima vulgaris* Chen、威廉环毛蚓 *Pheretima guillelmi*(Michaelsen)或栉盲环毛蚓 *Pheretima pectinifera* Michaelsen 的干燥体。前 1 种习称"广地龙",后 3 种习称"沪地龙"。

【产地】广地龙以广西横县,广东南海、灵山为道地产区,主产于广西、广东、福建。沪地龙主产于江苏及上海郊区各县。

【采收】广地龙春季至秋季捕捉,沪地龙夏季捕捉。

【加工】把收集来的地龙放进温水中,洗去其体表的黏液,再拌入草灰将地龙闷死,然后去掉草木灰,用清水洗净,及时剖开腹部,除去内脏及泥沙,洗净,晒干或低温干燥。

【成品性状】

1.广地龙　呈长条状薄片,弯曲,边缘略卷,长 15～20 cm,宽 1～2 cm。全体具环节,背部棕褐色至紫灰色,腹部浅黄棕色;第 14～16 环节为生殖带,习称"白颈",较光亮。体前端稍尖,尾端钝圆,刚毛圈粗糙而硬,色稍浅。雄生殖孔在第 18 环节腹侧刚毛圈一小孔突上,外缘有数环绕的浅皮褶,内侧刚毛圈隆起,前面两边有横排(一排或二排)小乳突,每边 10～20 个。受精囊孔 2 对,位于 7/8 至 8/9 环节间一椭圆形突起上,约占节周 5/11。体轻,略呈革质,不易折断。气腥,味微咸。

2.沪地龙　长 8～15 cm,宽 0.5～1.5 cm。全体具环节,背部棕褐色至黄褐色,腹部浅黄棕色;第 14～16 环节为生殖带,较光亮。第 18 环节有一对雄生殖孔。通俗环毛蚓的雄交配腔能全部翻出,呈花菜状或阴茎状;威廉环毛蚓的雄交配腔孔呈纵向裂缝状;栉盲环毛蚓的雄生殖孔内侧有 1 个或多个小乳突。受精囊孔 3 对,在 6/7 至 8/9 环节间。

【包装】可选用无公害材料进行包装。包装袋上要注明品名、规格、产地、批号、包装日期、生产单位、采收日期、贮藏条件、注意事项,并附有质量合格的标志。标签应符合 GB/T 191—2008 的规定。

【贮存】置阴凉干燥处贮藏,贮藏过程中注意防潮、防鼠、防虫蛀、防霉变、防串味等。应符合 SB/T 11094—2014、SB/T 11095—2014 的规定。

【质量标准】

1.杂质　不得过 6%。

2.水分　不得过 12.0%。

3.总灰分　不得过 10.0%。

4.酸不溶性灰分　不得过 5.0%。

5.重金属　取本品 1.0 g,依法检查,含重金属不得过 30 mg/kg。

6.黄曲霉毒素　本品每 1000 g 含黄曲霉毒素 B_1 不得过 5 μg,黄曲霉毒素 G_2、黄曲霉毒素 G_1、黄曲霉毒素 B_2 和黄曲霉毒素 B_1 的总量不得过 10 μg。

7.浸出物　照水溶性浸出物测定法的热浸法测定,不得少于 16.0%。

全蝎

【别名】虿、奎、杜伯、主簿虫、虿尾虫、全虫、茯背虫、蝎子等。

【来源】本品为钳蝎科动物东亚钳蝎 *Buthus martensii* Karsch 的干燥体。

【产地】我国各地均产。长江以北较多。南全蝎为产于河南者,习以为佳。东全蝎为产于山东者。习以为次。

【采收】春末至秋初捕捉。全蝎习惯在晚上 8—9 时爬出地面寻食,此时用手电筒照住,它见到亮光便停止爬行,可用筷子或镊夹将其夹放到罐子。夜晚点上香油灯,在全蝎活动的地方走一圈,全蝎闻到香油味便爬出地面,即可捕捉。在全蝎栖息地,用家用喷雾器喷洒酒和水混合液,蝎子受刺激后爬出地面即可捕捉。

【加工】

1. 盐制蝎　活蝎、食盐、温水(20～25 ℃),按10∶1.5∶40配比,先将食盐用水溶化,然后放入活蝎,浸泡6～12 h,使其吐出污物,捞入竹筛;浸泡过蝎的盐水,弃除泥水,置锅内煮沸去泡沫,再放入已经浸过的全蝎,用竹篾压紧,使盐水没过全蝎,用大火煎煮,随时补充水,约3 h左右改用小火,不再添水。要经常翻动,避免底部烧焦。同时注意逐渐减少火力,待全蝎脊背抽沟,全身僵挺,色泽光亮,锅内水基本耗光时取出,置通风干燥处晾干即得。

2. 清水蝎(又叫淡水蝎)　先将全蝎放入冷水盆中洗泡,再捞出放入沸水中继续加热,待水再沸时取出晾干。

【成品性状】本品头胸部与前腹部呈扁平长椭圆形,后腹部呈尾状,皱缩弯曲,完整者体长约6 cm。头胸部呈绿褐色,前面有1对短小的螯肢和1对较长大的钳状脚须,形似蟹螯,背面覆有梯形背甲,腹面有足4对,均为7节,末端各具2爪钩;前腹部由7节组成,第7节色深,背甲上有5条隆脊线。背面绿褐色,后腹部棕黄色,6节,节上均有纵沟,末节有锐钩状毒刺,毒刺下方无距。气微腥,味咸。

【包装】可选用无公害材料进行包装。包装袋上要注明品名、规格、产地、批号、包装日期、生产单位、采收日期、贮藏条件、注意事项,并附有质量合格的标志。标签应符合GB/T 191—2008的规定。

【贮存】置阴凉干燥处贮藏,贮藏过程中注意防潮、防鼠、防虫蛀、防霉变、防串味等。应符合SB/T 11094—2014、SB/T 11095—2014的规定。

【质量标准】

1. 水分　不得过20.0%。

3. 总灰分　不得过17.0%。

4. 酸不溶性灰分　不得过3.0%。

5. 黄曲霉毒素　本品每1000 g含黄曲霉毒素 B_1 不得过5 μg,黄曲霉毒素 G_2、黄曲霉毒素 G_1、黄曲霉毒素 B_2 和黄曲霉毒素 B_1 的总量不得过10 μg。

6. 浸出物　热浸法测定,用乙醇作溶剂,不得少于18.0%。

斑蝥

【别名】羊米虫、花斑毛、放屁虫、花壳虫、小豆虫、斑猫、花罗虫等。

【来源】本品为芫青科昆虫南方大斑蝥 *Mylabris phalerata* Pallas 或黄黑小斑蝥 *Mylabris cichorii* Linnaeus 的干燥体。

【产地】主产于河南、广西、安徽、四川、贵州、湖南、云南、江苏等地。以河南、广西产量较大。

【采收】夏、秋二季清晨露水未干时捕捉。

【加工】置容器中闷死或蒸死,晒干。

【成品性状】

1. 南方大斑蝥　呈长圆形,长 1.5 ~ 2.5 cm,宽 0.5 ~ 1.0 cm。头及口器向下垂,有较大的复眼及触角各 1 对,触角多已脱落。背部具革质鞘翅 1 对,黑色,有 3 条黄色或棕黄色的横纹;鞘翅下面有棕褐色薄膜状透明的内翅 2 片。胸腹部乌黑色,胸部有足 3 对。有特殊的臭气。

2. 黄黑小斑蝥　体型较小,长 1.0 ~ 1.5 cm。

【包装】可选用无公害材料进行包装。包装袋上要注明品名、规格、产地、批号、包装日期、生产单位、采收日期、贮藏条件、注意事项,并附有质量合格的标志。标签应符合 GB/T 191—2008 的规定。

【贮存】置阴凉干燥处贮藏,贮藏过程中注意防潮、防鼠、防虫蛀、防霉变、防串味等。应符合 SB/T 11094—2014、SB/T 11095—2014 的规定。

【质量标准】含量测定:本品含斑蝥素不得少于 0.35%。

僵蚕

【别名】僵蚕、天虫、僵虫、白僵虫等。

【来源】本品为蚕蛾科昆虫家蚕 *Bombyx mori* Linnaeus 4 ~ 5 龄的幼虫感染(或人工接种)白僵菌 *Beauveria bassiana*(Bals.) Vuillant 而致死的干燥体。

【产地】主要分布于四川、广西、江苏、浙江、安徽及山东、甘肃等地。主产地为四川中江、金堂、西昌、宜宾、攀枝花,浙江的海宁,广西的环江和安徽岳西。尤以四川产为质好。

【采收】将白僵菌菌液喷洒到四眠后的成蚕身上,室内温度控制在 20 ~ 30 ℃,湿度在 90% 以上,切忌通风。一般在接种菌种 20 ~ 24 h,蚕开始厌食,行为呆板,体表渐呈青褐色,有不同形状的黑斑点;到第 3 ~ 4 天,开始死亡;第 5 ~ 6 天,死亡量达 70%;第 7 ~ 8 天,全部死完。在蚕死亡过程中,要及时挑出死蚕摊放在饲养室内,保持同样的温、湿度,让其充分僵化。

【加工】将培养成的僵蚕晒干或烘干即成药用僵蚕,也可倒入石灰中拌匀,吸去水分后晾干,若作菌种,应阴干,严防曝晒。

【成品性状】本品略呈圆柱形,多弯曲皱缩。长 2 ~ 5 cm,直径 0.5 ~ 0.7 cm。表面灰黄色,被有白色粉霜状的气生菌丝和分生孢子。头部较圆,足 8 对,体节明显,尾部略呈二分歧状。质硬而脆,易折断,断面平坦,外层白色,中间有亮棕色或亮黑色的丝腺环 4 个。气微腥,味微咸。

【包装】可选用无公害材料进行包装。包装袋上要注明品名、规格、产地、批号、包装日期、生产单位、采收日期、贮藏条件、注意事项,并附有质量合格的标志。标签应符合 GB/T 191—2008 的规定。

【贮存】置阴凉干燥处贮藏,贮藏过程中注意防潮、防鼠、防虫蛀、防霉变、防串味等。应符合 SB/T 11094—2014、SB/T 11095—2014 的规定。

【质量标准】

1. 杂质　不得过 3%。

2. 水分　不得过 13.0%。

3. 总灰分　不得过 7.0%。

4. 酸不溶性灰分　不得过 2.0%。

5. 黄曲霉毒素　本品每 1000 g 含黄曲霉毒素 B_1 不得过 5 μg,黄曲霉毒素 G_2、黄曲霉毒素 G_1、黄曲霉毒素 B_2 和黄曲霉毒素 B_1 的总量不得过 10 μg。

6. 浸出物　热浸法测定,用乙醇作溶剂,不得少于 20.0%。

蕲蛇

【别名】祁蛇、大白花蛇、棋盘蛇、蕲蛇棍、蕲蛇肉、蕲蛇鲞、黔蛇、五步跳、龙蛇、五步蛇等。

【来源】本品为蝰科动物五步蛇 *Agkistrodon acutus*（Guenther）的干燥体。

【产地】分布于安徽、浙江、江西、福建、台湾、湖北、湖南、广东、广西、贵州等地。

【采收】多于夏、秋二季捕捉。

【加工】捕得后,剖腹除去内脏,盘成圆形,用竹片撑开后焙干,或不用竹片撑开,直接焙干。商品统称为“大白花蛇”。撑开焙干者又称为“蕲蛇鲞”;直接焙干者称为“蕲蛇棍”。

【成品性状】本品卷呈圆盘状,盘径 17~34 cm,体长可达 2 m。头在中间稍向上,呈三角形而扁平,吻端向上,习称“翘鼻头”。上腭有管状毒牙,中空尖锐。背部两侧各有黑褐色与浅棕色组成的“V”形斑纹 17~25 个,其“V”形的两上端在背中线上相接,习称“方胜纹”,有的左右不相接,呈交错排列。腹部撑开或不撑开,灰白色,鳞片较大,有黑色类圆形的斑点,习称“连珠斑”;腹内壁黄白色,脊椎骨的棘突较高,呈刀片状上突,前后椎体下突基本同形,多为弯刀状,向后倾斜,尖端明显超过椎体后隆面。尾部骤细,末端有三角形深灰色的角质鳞片 1 枚。气腥,味微咸。

【包装】可选用无公害材料进行包装。包装袋上要注明品名、规格、产地、批号、包装

日期、生产单位、采收日期、贮藏条件、注意事项,并附有质量合格的标志。标签应符合GB/T 191—2008 的规定。

【贮存】置阴凉干燥处贮藏,贮藏过程中注意防潮、防鼠、防虫蛀、防霉变、防串味等。应符合 SB/T 11094—2014、SB/T 11095—2014 的规定。

【质量标准】浸出物:热浸法测定,用稀乙醇作溶剂,不得少于 10.0% 。

金钱白花蛇

【别名】花蛇、小花蛇、百节蛇、银环蛇、金钱蛇、金钱蕲蛇等。

【来源】本品为眼镜蛇科动物银环蛇 *Bungarus multicinctus* Blyth 的幼蛇干燥体。

【产地】分布于安徽、浙江、江西、福建、台湾、湖北、湖南、广东、海南、广西、四川、贵州、云南等地。

【采收】多于夏、秋二季捕捉。在银环蛇幼蛇孵化出壳后,经过 7 ~ 10 d 的饲养,当幼蛇体长至 30 cm 左右时,即可捕杀加工成药材。

【加工】用铁钳夹住幼蛇的头颈部,先将蛇尾和蛇身放入盛有乙醇的玻璃器皿中,再将幼蛇的头部塞入,用高浓度乙醇把幼蛇醉死。将醉死的幼蛇剖腹时,最好拨去幼蛇的毒牙,以防在加工时咬人。剖腹宜从颈部至肛门处直线剖开,将内脏清除干净,并用清洁的纱布将血污、水分揩干净。最后将已剖腹的幼蛇以蛇头为中心,把蛇体弯曲卷成圆饼状,并使蛇尾含入幼蛇口中,使其首尾相连,再用两根细竹签交叉横穿过蛇体,固定成型。

对盘卷成圆饼型的幼蛇,可用烘箱或电烤箱烘干,也可用炭火慢慢烘烤,温度保持在50 ℃左右为宜,直到烘烤干透。

【成品性状】本品呈圆盘状,盘径 3 ~ 6 cm,蛇体直径 0.2 ~ 0.4 cm。头盘在中间,尾细,常纳口内,口腔内上颌骨前端有毒沟牙 1 对,鼻间鳞 2 片,无颊鳞,上下唇鳞通常各为7 片。背部黑色或灰黑色,有白色环纹 45 ~ 58 个,黑白相间,白环纹在背部宽 1 ~ 2 行鳞片,向腹面渐增宽,黑环纹宽 3 ~ 5 行鳞片,背正中明显突起 1 条脊棱,脊鳞扩大呈六角形,背鳞细密,通身 15 行,尾下鳞单行。气微腥,味微咸。

【包装】可选用无公害材料进行包装。包装袋上要注明品名、规格、产地、批号、包装日期、生产单位、采收日期、贮藏条件、注意事项,并附有质量合格的标志。标签应符合GB/T 191—2008 的规定。

【贮存】置阴凉干燥处贮藏,贮藏过程中注意防潮、防鼠、防虫蛀、防霉变、防串味等。应符合 SB/T 11094—2014、SB/T 11095—2014 的规定。

【质量标准】浸出物:热浸法测定,用稀乙醇作溶剂,不得少于 15.0% 。

乌梢蛇

【别名】乌蛇、乌风蛇、剑脊蛇、黑风蛇、黄风蛇、剑脊乌梢蛇、南蛇等。

【来源】本品为游蛇科动物乌梢蛇 *Zaocys dhumnades*(Cantor)的干燥体。

【产地】主要分布于安徽、重庆、甘肃、福建、广东、广西、贵州、河北、河南、湖北、湖南、江苏、江西、山西、陕西、上海、四川、台湾、天津、云南和浙江等地。

【采收】多夏、秋两季捕收,人工养殖的乌梢蛇可随时捕收。

【加工】

1. 盘蛇 捕得后,将蛇摔死,在腹部用利刀或剪刀从颈至肛门剖开,除左内脏,取竹针串盘成圆形,头置中央,尾端插入腹腔中,置铁丝网架上,用炭火烘干;或用柴火熏干,熏时频频翻动,至表面略呈黑色为度,再晒干或烤干。

2. 蛇棍 将蛇摔死,依上法剖腹去内脏,再将蛇体折成长 20~30 cm 的回形,并同上法干燥即得。

【成品性状】本品呈圆盘状,盘径约 16 cm。表面黑褐色或绿黑色,密被菱形鳞片;背鳞行数成双,背中央 2~4 行鳞片强烈起棱,形成两条纵贯全体的黑线。头盘在中间,扁圆形,眼大而下凹陷,有光泽。上唇鳞 8 枚,第 4、5 枚入眶,颊鳞 1 枚,眼前下鳞 1 枚,较小,眼后鳞 2 枚。脊部高耸成屋脊状。腹部剖开边缘向内卷曲,脊肌肉厚,黄白色或淡棕色,可见排列整齐的肋骨。尾部渐细而长,尾下鳞双行。剥皮者仅留头尾之皮鳞,中段较光滑。气腥,味淡。

【包装】可选用无公害材料进行包装。包装袋上要注明品名、规格、产地、批号、包装日期、生产单位、采收日期、贮藏条件、注意事项,并附有质量合格的标志。标签应符合 GB/T 191—2008 的规定。

【贮存】置阴凉干燥处贮藏,贮藏过程中注意防潮、防鼠、防虫蛀、防霉变、防串味等。应符合 SB/T 11094—2014、SB/T 11095—2014 的规定。

【质量标准】浸出物:热浸法测定,用稀乙醇作溶剂,不得少于 12.0%。

鹿茸

【别名】花鹿茸、黄毛茸、马鹿茸、斑龙珠等。

【来源】本品为鹿科动物梅花鹿 *Cervus nippon* Temminck 或马鹿 *Cervus elaphus* Linnaeus 的雄鹿未骨化密生茸毛的幼角。前者习称"花鹿茸",后者习称"马鹿茸"。

【产地】主产于吉林、辽宁、黑龙江、吉林、青海、新疆、四川、福建等地。吉林省长春市双阳区具有"中国梅花鹿之乡"之称。

【采收】

1. 锯茸 雄鹿从第 3 年开始锯茸,二杠茸每年可采收 1~2 次。每年采 2 次者,第 1 次在 6 月份,称"头茬茸",第 2 次约在立秋前后,称"二茬茸"。三叉茸每年采 1 次,约在 7 月下旬。在头天傍晚验完欲采收的鹿的基础上,于次日清晨早饲前锯茸。用特制的茸锯在珍珠盘上侧1.5～2.0 cm处下锯。锯口平面与珍珠盘平行。以七厘散、氧化锌混合均匀研成粉末作为止血药。锯茸后,将止血药放在厚纸片上,手托厚纸片将药扣于锯口,用手捻压药物均匀涂在锯口上。个别出血严重时,可将止血药在锯口捻压均匀后,用小塑料布覆盖锯口,再用草绳绑在角基上止血。

2. 砍茸　生长6～10年的老鹿或病鹿、死鹿,一般在6—7月采收加工成砍茸。

【加工】

1. 排血茸　主要是梅花鹿的三权茸和二杠茸。①排血:把注射针头插进茸端,用打气筒针头注入空气,使茸内血顺着血管从茬口处全部流出。有条件的也可用排血机进行。②消毒:将鹿茸放在高锰酸钾溶液和碱水中消毒,洗去茸上的灰尘和杂质,然后在鹿茸茬口处用粗花线将外皮叉缝数针,以防外皮滑离而影响质量。③蘸煮:目的是使茸中残留的淤血流出来,所以要注意不能让开水浸入茬口,以防血凝而影响鹿茸质量。方法是:手拿茸的注口处把其放入开水中蘸3 s,取了晾一晾再蘸3 s,如此反复进行10 min,再将再次蘸煮时间延至5 s,反复进行15 min再将每次蘸煮时间延长到20 s,反复进行30 min。当鹿茸茬口流出白沫时,说明茸内余血已出净了。然后,将茸摇动着全部没入开水中,5 s后取出凉半小时再进行清洗。④烘烤:将晾好的鹿茸挂在烘房内。第1天烘烤温度为35～40 ℃,第2天为40～45 ℃,第3天为45～55 ℃,最高不过60 ℃,直到烘干为止。

2. 带血茸　是将茸中血液的干物质全部保留在茸内的成品茸,其加工方法是不排血,连续水煮与烘烤,快速散失茸体中的水分,进而煮头,自然风干,使其干燥。①封锯口:收茸后锯口朝上立放,勿使茸内的血液流出。在锯口上撒一层面粉,待面粉被血浸湿后,用烧热的烙铁烧锯口。使锯口均匀地结上一层糊痂,以堵住"血眼"。②煮炸与烘烤:收茸后的前4 d,每天煮炸1次,烘烤1次,也有烘烤2次的。但是也必须煮炸2次,否则易瘪头。到鹿茸八分干时可视情况不定期的煮头、烘烤。每次煮炸和烘烤的温度、时间以茸的种类、大小、老嫩程度等情况灵知掌握。

3. 砍茸　将锯下的连同脑盖骨的鹿茸刮除残肉、筋膜。绷紧脑皮,然后与加工锯茸的方法相同,分别进行水煮、烘烤及风干,但水煮的时间较长,煮后需彻底挖尽筋肉,最后阴干及修正。

【成品性状】

1. 花鹿茸　呈圆柱状分枝,具一个分枝者习称"二杠",主枝习称"大挺",长17～20 cm,锯口直径4～5 cm,离锯口约1 cm处分出侧枝,习称"门庄",长9～15 cm,直径较大挺略细。外皮红棕色或棕色,多光润,表面密生红黄色或棕黄色细茸毛,上端较密,下端较疏;分岔间具1条灰黑色筋脉,皮茸紧贴。锯口黄白色,外围无骨质,中部密布细孔。具2个分枝者,习称"三岔",大挺长23～33 cm,直径较二杠细,略呈弓形,微扁,枝端略尖,下部多有纵棱筋及突起疙瘩;皮红黄色,茸毛较稀而粗。体轻。气微腥,味微咸。

二茬茸与头茬茸相似,但挺长而不圆或下粗上细,下部有纵棱筋。皮灰黄色,茸毛较粗糙,锯口外围多已骨化。体较重。无腥气。

砍茸为具头骨的茸。茸形与锯茸相同。外附脑皮,皮上密生茸毛。统货。

2. 马鹿茸　较花鹿茸粗大,分枝较多,侧枝一个者习称"单门",2 个者习称"莲花",3 个者习称"三岔",4 个者习称"四岔"或更多。按产地分为"东马鹿茸"和"西马鹿茸"。

东马鹿茸"单门"大挺长 25~27 cm,直径约 3 cm。外皮灰黑色,茸毛灰褐色或灰黄色,锯口面外皮较厚,灰黑色,中部密布细孔,质嫩;"莲花"大挺长可达 33 cm,下部有棱筋,锯口面蜂窝状小孔稍大;"三岔"皮色深,质较老;"四岔"茸毛粗而稀,大挺下部具棱筋及疙瘩,分枝顶端多无毛,习称"捻头"。

西马鹿茸大挺多不圆,顶端圆扁不一,长 30~100 cm。表面有棱,多抽缩干瘪,分枝较长且弯曲,茸毛粗长,灰色或黑灰色。锯口色较深,常见骨质。气腥臭,味咸。

【包装】可选用无公害材料进行包装。包装袋上要注明品名、规格、产地、批号、包装日期、生产单位、采收日期、贮藏条件、注意事项,并附有质量合格的标志。标签应符合 GB/T 191—2008 的规定。

【贮存】置阴凉干燥处贮藏,贮藏过程中注意防潮、防鼠、防虫蛀、防霉变、防串味等。应符合 SB/T 11094—2014、SB/T 11095—2014 的规定。

【质量标准】产品要符合中华人民共和国农业部 NY/T 1162—2006 标准。

阿胶

【别名】傅致胶、盆覆胶、驴皮胶等。

【来源】本品为马科动物驴 *Equus asinus* L. 的干燥皮或鲜皮经煎煮、浓缩制成的固体胶。

【产地】原产地为山东省聊城市阳谷县的阿城镇。主产于山东省东阿、平阳及浙江省杭州。

【采收】驴皮全年均可采收。一般来说在 10 月至翌年 5 月为阿胶生产季节。每年冬至过后驴皮较厚,质量也比较好。

【加工】阿胶制作工序为:将驴皮漂泡去毛切块—漂泡—煎熬—过滤—浓缩—加入黄酒、冰糖等辅料—冷凝—切块—阴干—擦胶—包装等,具体加工技术可分为以下 3 步。

1. 原料处理　新鲜健康驴皮,剔除残肉,置清水中浸泡 2~3 d,每天换水 1~2 次,刮去驴毛,洗净杂物,切成 10 cm 见方的小块,放人沸水中煮约 10 min,待皮卷起时捞出。

2. 煎熬浓缩　按 1∶5 的比例加入清水,煎熬 3 个昼夜,随时添足蒸发掉的水分,每 2~3 h 搅拌 1 次。待液汁黏稠、皮块变软时,改用文火煨 20 h 左右,趁热添加沸水搅拌,滤去皮渣,滤汁加少量明矾拌匀后静置沉淀。取上清液大火浓缩,浓缩到原量一半左右时,改用文火,并不时铲动锅底,以防焦化。临出锅前加入黄酒和冰糖(按每 100 kg 驴皮各7.5 kg,冰糖先溶化过滤)以矫味,用小火熬至挑起胶汁呈片状缓慢落下时,加入麻油 1.25 kg(100 kg 驴皮用量)以减低胶的黏性,搅拌均匀后停火出锅。

3. 切晾包装　将浓缩的胶汁注入预先涂过香汕的不锈钢盘中,冷却凝固后取出,切成 10 cm×4.5 cm×(0.8~1.6)cm 的长方块,晾于网架上,每隔 2~3 d 翻转 1 次,基本晾干后,码入木箱中密封暂存 5~6 d,使其胶心水分透出,胶面回软时再取出按上法反复晾几次,直至完全干燥。

【成品性状】本品呈长方形块、方形块或丁状。棕色至黑褐色,有光泽。质硬而脆,断面光亮,碎片对光照视呈棕色半透明状。气微,味微甘。

【包装】可选用无公害材料进行包装。包装袋上要注明品名、规格、产地、批号、包装日期、生产单位、采收日期、贮藏条件、注意事项,并附有质量合格的标志。标签应符合 GB/T 191—2008 的规定。

【贮存】置阴凉干燥处贮藏,贮藏过程中注意防潮、防鼠、防虫蛀、防霉变、防串味等。应符合 SB/T 11094—2014、SB/T 11095—2014 的规定。

【质量标准】

1. 水分　不得过 15.0%。

2. 重金属及有害元素　照铅、镉、砷、汞、铜测定法测定,铅不得过 5 mg/kg,镉不得过 0.3 mg/kg,砷不得过 2 mg/kg,汞不得过 0.2 mg/kg,铜不得过 20 mg/kg。

3. 水不溶物　不得过 2.0%。

4. 其他　应符合胶剂项下有关的各项规定。

5. 含量测定　本品按干燥品计算,含 L-羟脯氨酸不得少于 8.0%,甘氨酸不得少于 18.0%,丙氨酸不得少于 7.0%,L-脯氨酸不得少于 10.0%。含特征多肽以驴源多肽 A1(和驴源多肽 A2)的总量计应不得少于 0.15%。

第十六章 矿物类中药材的加工

朱砂

【别名】丹砂、辰砂、丹粟、赤丹、汞沙、朱丹、真朱、光明砂等。

【来源】本品为硫化物类矿物辰砂族辰砂,主含硫化汞(HgS)。

【产地】主产于湖南、湖北、四川、广西、贵州、云南等地。湖南新晃、贵州铜仁等地为主产区。

【采收】全年可以采收。

【加工】劈开辰砂矿石,取出岩石中夹杂的少数朱砂。可利用浮选法,将凿碎的矿石放在直径约尺余的淘洗盘内,左右旋转之,因其比重不同,故砂沉于底,石浮于上。除去石质后,再将朱砂劈成片、块状。其片状者称为镜面砂块状者称豆瓣砂,碎末者称朱宝砂。

【成品性状】本品为粒状或块状集合体,呈颗粒状或块片状。鲜红色或暗红色,条痕红色至褐红色,具光泽。体重,质脆,片状者易破碎,粉末状者有闪烁的光泽。气微,味淡。根据形状不同,商品分为朱宝砂(正洋尖砂)、镜面砂、豆瓣砂。①朱宝砂:呈细小颗粒或粉末状,鲜红色,明亮。②镜面砂:呈斜方形、长条形或不规则片状。光亮如镜。质脆,易碎。以其颜色质地不同,又分为红镜(鲜红色,质稍松)与青镜(色发暗,质较坚)两种。③豆瓣砂:又名豆砂或个砂,呈大小不等的块状,多为大个,夹有小粒者,色发暗,体重而硬,不易破碎。均以色鲜红、有光泽、半透明、体重、质脆、无杂质者为佳。

【包装】可选用无公害材料进行包装。包装袋上要注明品名、规格、产地、批号、包装日期、生产单位、贮藏条件、注意事项,并附有质量合格的标志。标签应符合 GB/T 191—2008 的规定。

【贮存】置阴凉干燥处贮藏,贮藏过程中注意防潮等。应符合 SB/T 11094—2014、SB/T 11095—2014 的规定。

【质量标准】含量测定:本品含二价汞以汞(Hg)计,不得过 0.10%,含硫化汞(HgS)不得少于 96.0%。

雄黄

【别名】黄食石、石黄、黄石、鸡冠石等。

【来源】本品为硫化物类矿物雄黄族雄黄,主含二硫化二砷(As_2S_2)。

【产地】主产于主要分布于贵州、湖南、湖北、甘肃、云南、四川、安徽、陕西、广西等地。

【采收】全年可以采收。雄黄在矿中质软如泥,见空气即变坚硬,一般用竹刀剔取其熟透部分,除去杂质泥土。

【加工】采挖后,除去杂质。或由低品位矿石浮选生产的精矿粉。

【成品性状】本品为块状或粒状集合体,呈不规则块状。深红色或橙红色,条痕淡橘红色,晶面有金刚石样光泽。质脆,易碎,断面具树脂样光泽。微有特异的臭气,味淡。精矿粉为粉末状或粉末集合体,质松脆,手捏即成粉,橙黄色,无光泽。

【包装】可选用无公害材料进行包装。包装袋上要注明品名、规格、产地、批号、包装日期、生产单位、贮藏条件、注意事项,并附有质量合格的标志。标签应符合 GB/T 191—2008 的规定。

【贮存】置阴凉干燥处贮藏,贮藏过程中注意防潮等。应符合 SB/T 11094—2014、SB/T 11095—2014 的规定。

【质量标准】含量测定:本品含三价砷和五价砷的总量以砷(As)计,不得过 7.0%。本品含砷量以二硫化二砷(As_2S_2)计,不得少于 90.0%。

自然铜

【别名】然铜、石髓铅、黄铁矿、接骨丹、方块铜、川然铜等。

【来源】本品为硫化物类矿物黄铁矿族黄铁矿,主含二硫化铁(FeS_2)。

【产地】主产于四川、广东、湖南、云南、河北及辽宁等地。传统认为产于四川姜堰市的自然铜品质最优。

【采收】全年可以采收。

【加工】采挖后,拣取黄铁矿石,去净杂石、泥土及黑锈,敲成小块,除去杂质。

【成品性状】本品晶形多为立方体,集合体呈致密块状。表面亮淡黄色,有金属光泽;有的黄棕色或棕褐色,无金属光泽。具条纹,条痕绿黑色或棕红色。体重,质坚硬或稍脆,易砸碎,断面黄白色,有金属光泽;或断面棕褐色,可见银白色亮星。

【包装】可选用无公害材料进行包装。包装袋上要注明品名、规格、产地、批号、包装日期、生产单位、贮藏条件、注意事项,并附有质量合格的标志。标签应符合 GB/T 191—2008 的规定。

【贮存】置阴凉干燥处贮藏,贮藏过程中注意防潮等。应符合 SB/T 11094—2014、SB/T 11095—2014 的规定。

【质量标准】含量测定:本品含铁(Fe)应为 40.0%~55.0%。

炉甘石

【别名】甘石、卢甘石、芦甘石、羊肝石、浮水甘石、炉眼石、干石等。

【来源】本品为碳酸盐类矿物方解石族菱锌矿,主含碳酸锌($ZnCO_3$)。

【产地】主产于广西、湖南、四川等地。

【采收】全年可以采收。

【加工】采挖后,洗净,晒干,除去杂石。

【成品性状】本品为块状集合体,呈不规则的块状。灰白色或淡红色,表面粉性,无光泽,凹凸不平,多孔,似蜂窝状。体轻,易碎。气微,味微涩。

【包装】可选用无公害材料进行包装。包装袋上要注明品名、规格、产地、批号、包装日期、生产单位、贮藏条件、注意事项,并附有质量合格的标志。标签应符合 GB/T 191—2008 的规定。

【贮存】置阴凉干燥处贮藏,贮藏过程中注意防潮等。应符合 SB/T 11094—2014、SB/T 11095—2014 的规定。

【质量标准】含量测定:本品按干燥品计算,含氧化锌(ZnO)不得少于 40.0%。

石膏

【别名】大石膏、玉大石、白虎、冰石、细理石等。

【来源】本品为硫酸盐类矿物石膏族石膏,主含含水硫酸钙($CaSO_4 \cdot 2H_2O$)。

【产地】主产于广西、湖南、四川等地。

【采收】全年可以采收。

【加工】采挖后,除去泥沙杂质,洗净,晒干。

【成品性状】本品为纤维状的集合体,呈长块状、板块状或不规则块状。白色、灰白色或淡黄色,有的半透明。体重,质软,纵断面具绢丝样光泽。气微,味淡。

【包装】可选用无公害材料进行包装。包装袋上要注明品名、规格、产地、批号、包装日期、生产单位、贮藏条件、注意事项,并附有质量合格的标志。标签应符合 GB/T 191—2008 的规定。

【贮存】置阴凉干燥处贮藏,贮藏过程中注意防潮等。应符合 SB/T 11094—2014、SB/T 11095—2014 的规定。

【质量标准】

1. 重金属　不得过 10 mg/kg。
2. 砷盐　含砷量不得过 2 mg/kg。

3. 含量测定　本品含含水硫酸钙($CaSO_4 \cdot 2H_2O$)不得少于95.0%。

芒硝

【别名】马牙硝、土硝、盆硝等。

【来源】本品为硫酸盐类矿物芒硝族芒硝,经加工精制而成的结晶体。主含含水硫酸钠($Na_2SO_4 \cdot 10H_2O$)。

【产地】主产于河北、河南、山东、江苏、安徽等地。

【采收】全年可以采收。

【加工】采挖后,投入热水溶解,滤过,滤液静置,待析出结晶,取出,干燥,习称"皮硝"。

【成品性状】本品为棱柱状、长方形或不规则块状及粒状。无色透明或类白色半透明。质脆,易碎,断面呈玻璃样光泽。气微,味咸。

【包装】可选用无公害材料进行包装。包装袋上要注明品名、规格、产地、批号、包装日期、生产单位、贮藏条件、注意事项,并附有质量合格的标志。标签应符合 GB/T 191—2008 的规定。

【贮存】置阴凉干燥处贮藏,贮藏过程中注意防潮等。应符合 SB/T 11094—2014、SB/T 11095—2014 的规定。

【质量标准】

1. 干燥失重　应为51.0%~57.0%。

2. 重金属　不得过10 mg/kg。

3. 砷盐　含砷量不得过10 mg/kg。

4. 酸碱度　取本品1.0 g,加水20 mL 使溶解。取10 mL,加甲基红指示剂2 滴,不得显红色;另取10 mL,加溴麝香草酚蓝指示液5 滴,不得显蓝色。

5. 含量测定　本品按干燥品计算,含硫酸钠(Na_2SO_4)不得少于99.0%。

钟乳石

【别名】石钟乳、虚中、钟乳、公乳、留公乳、芦石、夏石、黄石砂等。

【来源】本品为碳酸盐类矿物方解石族方解石,主含碳酸钙($CaCO_3$)。

【产地】主产于广西、广东、云南、贵州、四川、湖北、陕西、山西、甘肃等地。

【采收】全年可以采收。

【加工】采收后除去杂石,洗净泥污,晒干。

【成品性状】本品为钟乳状集合体,略呈圆锥形或圆柱形。表面白色、灰白色或棕黄色,粗糙,凹凸不平。体重,质硬,断面较平整,白色至浅灰白色,对光观察具闪星状的亮光,近中心常有一圆孔,圆孔周围有多数浅橙黄色同心环层。气微,味微咸。

【包装】可选用无公害材料进行包装。包装袋上要注明品名、规格、产地、批号、包装日期、生产单位、贮藏条件、注意事项,并附有质量合格的标志。标签应符合 GB/T 191—2008 的规定。

【贮存】置阴凉干燥处贮藏,贮藏过程中注意防潮等。应符合 SB/T 11094—2014、SB/T 11095—2014 的规定。

【质量标准】含量测定:本品含碳酸钙($CaCO_3$)不得少于 95.0%。

紫石英

【别名】萤石、氟石、赤石英等。

【来源】本品为氟化物类矿物萤石族萤石,主含氟化钙(CaF_2)。

【产地】主产于浙江、辽宁、河北、甘肃等地。

【采收】全年可以采收。

【加工】采收后除去杂石,洗净泥污,晒干。

【成品性状】本品为块状或粒状集合体。呈不规则块状,具棱角。紫色或绿色,深浅不匀,条痕白色。半透明至透明,有玻璃样光泽。表面常有裂纹。质坚脆,易击碎。气微,味淡。

【包装】可选用无公害材料进行包装。包装袋上要注明品名、规格、产地、批号、包装日期、生产单位、贮藏条件、注意事项,并附有质量合格的标志。标签应符合 GB/T 191—2008 的规定。

【贮存】置阴凉干燥处贮藏,贮藏过程中注意防潮等。应符合 SB/T 11094—2014、SB/T 11095—2014 的规定。

【质量标准】含量测定:本品含(CaF_2)不得少于 85.0%。

赭石

【别名】代赭石、钉头赭石、红石头、锗石等。

【来源】本品为氧化物类矿物刚玉族赤铁矿,主含三氧化二铁(Fe_2O_3)。

【产地】产于河北、山西、广东等地的铁矿。

【采收】全年可以采收。

【加工】采收后除去杂石,洗净泥污,晒干。

【成品性状】本品为块状集合体,呈不规则块状,或略带方形,多具棱角。灰黑色或棕褐色,条痕黑色,具金属光泽。体重,质坚硬,断面不整齐。具磁性。有七腥气、味淡。

【包装】可选用无公害材料进行包装。包装袋上要注明品名、规格、产地、批号、包装日期、生产单位、贮藏条件、注意事项,并附有质量合格的标志。标签应符合 GB/T 191—2008 的规定。

【贮存】置阴凉干燥处贮藏,贮藏过程中注意防潮等。应符合 SB/T 11094—2014、SB/T 11095—2014 的规定。

【质量标准】含量测定:本品含铁(Fe)不得少于 45.0%。

磁石

【别名】吸铁石、活磁石、灵磁石、磁铁石、玄石、磁君、慈石、处石、元武石、吸针石、熁石、摄石、铁石、戏铁石、延年沙、续末石、拾针、绿秋、伏石母、玄武石、帝流浆、席流浆、瓷石、熁铁石、雄磁石等。

【来源】本品为氧化物类矿物尖晶石族磁铁矿,主含四氧化三铁(Fe_3O_4)。

【产地】分布于河北、山东、江苏、湖北、广东、福建、四川、云南等地。

【采收】全年可以采收。

【加工】开采后,除去杂石,选择具有吸铁能力者供药用。

【成品性状】本品为块状集合体,呈不规则块状,或略带方形,多具棱角。灰黑色或棕褐色,条痕黑色,具金属光泽。体重,质坚硬,断面不整齐。具磁性。有七腥气、味淡。

【包装】可选用无公害材料进行包装。包装袋上要注明品名、规格、产地、批号、包装日期、生产单位、贮藏条件、注意事项,并附有质量合格的标志。标签应符合 GB/T 191—2008 的规定。

【贮存】置阴凉干燥处贮藏,贮藏过程中注意防潮等。应符合 SB/T 11094—2014、SB/T 11095—2014 的规定。

【质量标准】含量测定:本品含铁(Fe)不得少于 50.0%。

参考文献

[1]卫莹芳.中药材采收加工及贮运技术[M].北京:中国医药科技出版社,2007.

[2]张振凌.中药加工炮制与商品规格[M].乌鲁木齐:新疆科技卫生出版社,1996.

[3]国家药典委员会.中华人民共和国药典:2020年版,一部[M].北京:中国医药科技出版社,2020.

[4]南京中医药大学.中药大辞典[M].上海:上海科学技术出版社,2006.

[5]王国强.全国中草药汇编[M].北京:人民卫生出版社,2014.

[6]国家中医药管理局.中华本草[M].上海:上海科学技术出版社,2005.

[7]龙全江.中药材加工学[M].北京:中国中医药出版社,2006.

[8]龙全江.中药材采收加工技术[M].南京:江苏教育出版社,2012.

[9]董淑炎.新编保健中药深加工技术[M].北京:中国林业出版社,2003.

[10]秦民坚,郭玉海.中药材采收加工学[M].北京:中国林业出版社,2008.

[11]卫莹芳.中药材采收加工及贮运技术[M].北京:中国医药科技出版社,2007.

[12]王世清.中药加工、贮藏与养护[M].北京:中国中医药出版社,2006.

[13]王求淦.中药产地采集加工技术[M].南昌:江西科学技术出版社,1996.

[14]李向高.中药材加工学[M].北京:中国农业出版社,2004.